JN284811

ACT（アクセプタンス&コミットメント・セラピー）をはじめる

セルフヘルプのためのワークブック

著
スティーブン・C・ヘイズ
スペンサー・スミス

訳
武藤　崇
原井宏明
吉岡昌子
岡嶋美代

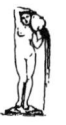

星 和 書 店

Seiwa Shoten Publishers

2-5 Kamitakaido 1-Chome
Suginamiku Tokyo 168-0074, Japan

Get Out of Your Mind & Into Your Life
The New Acceptance & Commitment Therapy

by
Steven C. Hayes, Ph.D.
with
Spencer Smith

Translated from English
by
Takashi Muto
Hiroaki Harai
Masako Yoshioka
Miyo Okajima

English Edition ©2005 by Steven C. Hayes and Spencer Smith
and New Harbinger Publications, 5674 Shattuck Avenue, Oakland, CA 94609
Japanese Edition © 2010 by Seiwa Shoten Publishers, Tokyo

日本語版への序

日本のアクセプタンス＆コミットメント・セラピーは
新たなステージへ

　何かと何かを一緒にしてみる。すると、そこからまったく新しい何かが生まれる。そのようなことが時として起こることがあります。「1＋1が2以上になる」といったことが起こりうるのです。まさに、その良例がアクセプタンス＆コミットメント・セラピー（ACT）であると言えるでしょう。もちろん一般的な心理療法と同じように、ACTにおいても、臨床における深遠な問題や人間に関する問題が取り扱われます。しかし、このACTという心理療法は、実験的に検証された基本原理が基になっているのです。また、ACTは行動心理学から生まれました。しかし、ACTの基本となっている研究は言語や認知の理解に基づいているのです。

　今、ACTは世界中に広がりを見せています。そして、この心理療法は再び東洋に戻ってきました。ただし、それは心理的柔軟性やその獲得に関する新たな知見とともに戻ってきたのです。ACTの研究は、日本でも徐々に発展しつつあります。重要なACTのプロセス研究（e.g., Takahashi, Muto, Tada, & Sugiyama, 2002）の実施に尽力してくれた武藤崇博士には、特に感謝しています。武藤博士は、今あなたが手にしているこの本の翻訳に中心的に関わり、この翻訳書の効果を無作為化対照試験によって検証しました（Muto, Hayes, & Jeffcoat, in press）。あなたが手にしている翻訳書が、セルフヘルプ（自助）本の中の選り抜きの一冊であると言えるのは、本書が出版される前に、Muto et al.（in press）の研究によって実証的な検証が行われているからなのです。この研究は、ネバダ大学の日本人留学生を対象として行われました。ランダムに選ばれた半数の留学生には、このセルフヘルプ本を与え、残りの学生はウェイティング・リスト統制群に割り当てられました。留学生は故郷を離れ、文化や公用語も異なる社会で生活することが求められます。ですから、非常に大きなストレスを抱えていることも少なくありません。セルフヘルプ本を与えた群では、本を読み終えた後に、一般的なメンタルヘルスに改善が認められました。そして、その効果はフォローアップ期にも維持されていました。抑うつやストレス、また不安を呈する学生は、本を与えなかった群と比較して改善を示していました。主要なアウトカム変数における改善は（多くの領域でその改善は大きいものでしたが）、ACTモデルについての学習の程度および心理的柔軟性における変化と関連していました。この研究の結果から、この本を注意深く読むことは、あなたやあなたのクライアントが直面しているさまざまな問題に役立つ可能性がある、

と自信をもって言えるのです。

　実証性を重視する心理療法において、心理的にオープンであって、集中していて、柔軟であること、そして、それらのスキルを価値に沿った行為と関連づけられることがさまざまな症状のクライエントに対して有用であることが徐々に明らかにされています。そして、これらの知見は、エビデンスにもとづく心理的介入において、多くの場合に中心的な考えとなりつつあります。さらに、研究によって、ACTはこれらの目標を達成するうえで素晴らしい方法論であることが示唆されています。ACTのアプローチは、非常に広範囲にわたって適用することが可能ですから、一度ACTモデルを学習すると、次々とさまざまな領域に適用することができるようになります。それは、特定の問題に役立てるために本書を利用している個人の方にも当てはまりますし、ACTを実践しているセラピストについても同様のことが言えるでしょう。つまり、ACTには、一般大衆の文化と心理療法の文化の両者に理解されうるアイディアが含まれているのです。

　日本においても、その発展の経過が示されていますし、利用の拡大も確認されています。ACTへの関心は、年々増していると言えるでしょう。この翻訳書の出版は、日本においてACTが新たなステージに達していることを示唆するものです。多くの人が、臨床現場や実験室、また日常生活においてACTの方法論を探求することになるでしょう。

　読者のみなさんへの私からの提案は、まずは素早く、1日か2日でこのワークブックをざっと読んでみてください。それから2〜3日、この本を少し脇に置いておいてください。そして、もしその本があなたにささやくようなら、再び本を手に取り、今度は慎重にエクササイズにも取り組みながらじっくりと読み進めてください。エクササイズを行っている際に行き詰まってしまうようなことがあれば、そのエクササイズは飛ばしてもよいでしょう。ただし、後で戻ってきて、すべてのエクササイズに取り組むようにしてください。この作業には、1〜2カ月程度かかることもありますが、最終的には、自分や周りの人たちとともに生きる新しい方法を学ぶことになるでしょう。そして、自分の問題がどのようなものか、自分はどのように成長しているのか、ということが今までと違って見えるようになるでしょう。また、どうしたらマインド（頭脳）による問題解決モードから距離をとれるようになれるのか、どうしたらライフ（人生）においてより開放的な場所を見つけられるようになれるのか、それを学ぶことができるのです。このような多くのアイディアは、もともと東洋で生まれました。しかし、今まさに、ACTという新しいかたちとなって、日本に戻ってきたのです。この本が、あなたの人生と日々の生活に変化をもたらすことを願っています。

Steven C. Hayes
University of Nevada
Fall, 2010

参考文献

Muto, T., Hayes, S. C., & Jeffcoat, T. (in press). The effectiveness of Acceptance and Commitment Therapy bibliotherapy for enhancing the psychological health of Japanese college students living abroad. *Behavior Therapy*.

Takahashi, M., Muto, T., Tada, M., & Sugiyama, M. (2002). Acceptance rationale and increasing pain tolerance: Acceptance-based and FEAR-based practice. *Japanese Journal of Behavior Therapy*, 28, 35-46.

目　次

日本語版への序　iii

はじめに　マインドの沼から…　——————————————————　1
　ACT：それは何？　そして、どのように役に立つの？　1
　苦悩：心理的な「底なし沼」　5
　人間の苦悩はどこにでもある　7
　マインドフルネス、アクセプタンス、そして価値　10
　　● マインドフルネス　10
　　● アクセプタンス　11
　　● 価値に基づいた生き方とコミットメント　12

第1章　苦悩の"ひみつ"：苦悩は苦痛以上のもの　——————————　15
　人は苦悩する：いつの時代でも、どこの国や地域でも　17
　　エクササイズ　あなたの「苦悩のリスト」を作ってみましょう　21
　苦痛から生まれる問題　24
　　エクササイズ　痛みがどこかに行ってしまった。さぁ、どうなる？　26
　苦痛から生まれる問題：再考　28
　価値に基づいた人生を生きる：今までとは違う生き方　29

第2章　言語の"ひみつ"：ことばがあるから苦悩が生まれる　——————　31
　ことばの持っている特徴とは何か？　31
　　● この考え方はまったく新しいというわけではありません　32
　　　　関係フレーム　33
　　エクササイズ　「何か」と「何か」を関係づけてみましょう　33
　　● それは幼児でもできます　34
　　● 言語能力が私たちに与えてくれるメリット　38
　　エクササイズ　「ネジ、歯ブラシ、そしてライター」
　　　　　　　　　——あなたなら、どうしますか？　38
　　● どうして、役に立つスキルが、あなたを苦しめることになるのでしょう？　40

ことばが苦悩を生み出す理由　42
　・自分の考えを抑え込もう（抑制しよう）とする　42
　　エクササイズ　真っ白な消防車　43
　　エクササイズ　その考えについて考えないように！　44
　・思考にとって「真」であることは、感情にとっても「真」となります　46
　・考えることのトラップと行動の先有傾向　46
あなたがこれまでしてきたこと　47
　　エクササイズ　対処方略のワークシート　48
　　　「対処方略」の日記　49
取り除こうとするときに生じる問題——問題の増幅と悪循環　50
体験の回避　51
　・対処方略ワークシートの評定をあらためて考えてみましょう　52
マインド・トレイン　54

第3章　回避の誘惑 ―――――――――――――――― 57
なぜ、効果のないことをしてしまうのか？　57
「体験の回避」は効果的でないことをアクセプトする（受け容れる）　61
　・チャイニーズ・フィンガー・トラップ　63
それでは、何からはじめましょうか？　64
　・レスポンサビリティ（責任）とレスポンス・アビリティ（応じる-ことが-できる）　64
　　エクササイズ　「自分を責める」ことで活力がわいてくる？　65
　　エクササイズ　あなたの経験が語ることに耳を傾けてみましょう　68
やってみましょう！　69
　　エクササイズ　今、あなたが感じたり考えたりしていることは何ですか？　70

第4章　「何もしない」をする?!：ウィリングネス「超」入門 ―――― 71
ルールを適用できない！　72
アクセプタンスとウィリングネス　74
　・なぜ、ウィリングネスなの？　76
　　エクササイズ　どうして、ウィリングネスが重要なのですか？　80
ウィリングネスと苦痛　80
　　エクササイズ　いやがらずに、自分から、息を止めてみる　81

あなたのウィリングネスは本物か？　85

第5章　マインドと〈あなた〉（前編）：マインドと「距離」をとる⁈ ── 89
思考が生み出すもの　92
> **エクササイズ**　あなたが、今、考えていることは何ですか？　94

- 唾液の効用　95

なぜ思考はそのような影響力をもっているのか　96
- 体験の回避と認知的フュージョン　98
- 思考が苦痛の原因　100
- 「苦痛日記」を1週間つける　100
    「苦痛日記」の例　101
> **エクササイズ**　あなたの「苦痛日記」をつけてみましょう　104

- 「苦痛日記」を見直してみましょう　106

思考から見るのではなく、思考を見る　108
マインド・トレイン　109
> **エクササイズ**　マインド・トレインをただ観察する　109

第6章　マインドと〈あなた〉（中編）：買ってはいけない ── 113
脱フュージョン：「思考」と「その思考が指し示す物事」を分離しましょう　115
- お茶、お茶、お茶　116
> **エクササイズ**　「お茶」ということばをできるだけ速く言ってみましょう　117

- 思考が生み出すもの　120
    ことば遊びをしましょう　120
- 私的な体験に、そのままラベルを貼ってみましょう　124
> **エクササイズ**　あなたの考えにラベルを貼ってみましょう　124

- 自分の思考が「浮かんでは消える」のを観察しましょう　125
> **エクササイズ**　流れに漂う葉っぱ　126

- 自分の思考と感情を客観的に見てみましょう　127
> **エクササイズ**　考えや感情を記述してみましょう　127

- いろんな声　130
    とてもゆっくり言う　130
    違う声で言う　130
    歌にする　130

        　　ラジオ番組にする　131
　・「記述」vs.「評価」　131
　　　エクササイズ　「記述」と「評価」の違いを検討してみましょう　133
　・その他の脱フュージョンの技法　135
　自分自身の脱フュージョンの方法を作りましょう　139
　・脱フュージョンを使用するタイミング　140

第7章　マインドと〈あなた〉（後編）：3つの〈私〉 ─────── 143
　あなたの「自己の概念化」について考えてみましょう　143
　自己に対する3つの捉え方　147
　・概念化された自己　147
　　　エクササイズ　あなたの物語をもう一度語ってみましょう　148
　・継続的な自己認識のプロセスとしての自己　151
　・観察者としての自己　152
　観察者としての自己にふれてみましょう　155
　・チェスのメタファー　156
　・あるがままの「私」でいること、私ではない「誰か」にならないこと　157
　　　エクササイズ　体験上、私は〈それ〉ではない　158
　　　　今の瞬間にふれてみましょう　159
　・練習の仕方について　160
　はじめましょう　162
　　　エクササイズ　時間軸の上で自分の考えを追跡する　162
　　　エクササイズ　身体的な感覚を観察してみましょう　164
　　　エクササイズ　暗黙の評価を脱フュージョンする　166
　次のステップへ　168

第8章　マインドフルネス：Just Do It！ ───────────── 169
　日々の練習について　169
　練習しましょう！　171
　　　エクササイズ　私はここにいる　172
　　　エクササイズ　黙って歩く　175
　　　エクササイズ　決まったカテゴリーに分ける　175

| エクササイズ | ほしぶどうを食べる 176
| エクササイズ | お茶を飲む 178
　　マインドフルに食べる 179
| エクササイズ | マインドフルに食べる 180
| エクササイズ | クラシックを聴く 180
| エクササイズ | 足を意識して、文章を読む 182
　　メディテーション（瞑想） 183
| エクササイズ | 只管打坐 184
文脈の中でのマインドフルネス 189

第9章 〈それ〉はウィリングネスではない ── 191
何をアクセプトすることが必要なのでしょうか？ 192
| エクササイズ | あなたがアクセプトすべきことは何ですか？ 194
ウィリングネスのゴール 197
- ウィリングネスでは「ない」もの 197
　　ウィリングネスは「欲しがること」ではありません 197
　　ウィリングネスは「条件つき」ではありません 199
　　ウィリングネスは「試すこと」ではありません 201
　　ウィリングネスは「信じること」ではありません 202
　　ウィリングネスは「自己欺瞞（自分をあざむく）」ではありません 203
　　「ごまかしのウィリングネス」はもちろんウィリングネスではありません 203
　　ウィリングネスである vs. ウィリングネスでない 205

第10章 ウィリングネス：ジャンプの仕方、教えます ── 209
ウィリングネスのものさし 211
ジャンプしよう 213
| エクササイズ | ウィリングネスの「ものさし」のワークシート 215
自分のスキルを使って、新しいスキルを学びましょう 215
| エクササイズ | 感情をカタチにする 216
| エクササイズ | そのターゲットは、どんな□□をしているでしょう？ 217
- 問題と距離をとる 220
| エクササイズ | 空き缶モンスター 221
| エクササイズ | 「今、この瞬間」をアクセプトする 234
　　ジャンプをしたことが大切 240

第11章 〈これ〉が価値だ！ ——————————— 241
選択された人生の方向としての価値 243
- 方向 244
- 選択 245
  - 「選択をする」ということは、どういうことなのか？ 247

「価値」と「価値ではないもの」 249
- 価値は「ゴール」ではありません 250
- 価値は「感情」ではありません 251
- 「痛み（苦痛）」と価値 251
- 価値は「結果」ではありません 252
- 価値は「私たちの道がいつも真っすぐである」と言っているわけではありません 253
- 価値は「未来」の話ではありません 253
- 価値と失敗 254
- 価値はいつも「完全」です 255
  - 価値を選択するということ 256

第12章 選ぶのは〈あなた〉 ——————————— 259
あなたは誰に仕えますか？ 259
> **エクササイズ** 自分自身の葬儀に出席する 260

さらにもう一歩：価値の10領域 268
- 結婚／恋人／親密な対人関係 270
- 子育て 271
- 家族関係（「結婚／恋人／親密な対人関係」および「子育て」以外） 271
- 友人関係／社会的対人関係 272
- キャリア／職業 272
- 教育／訓練／個人的な成長と進歩 273
- レクリエーション／レジャー 273
- スピリチュアリティ 274
- 社会貢献 274
- 健康 275

価値のランキングとその検証 276
コミットメントを伴うアクション 278

第13章　コミットメント＆アクション ―――― 279

大胆にステップを踏み出しましょう　281
- ロードマップを作りましょう：ゴールの設定　281
- ゴールを設定しましょう　283
  - **エクササイズ**　ゴール・ワークシート　286
- 歩み続けましょう：ゴールを達成するためのステップとしてのアクション　288
  - **エクササイズ**　具体的なアクションを積み重ねてゴールを達成する　289
- いくつかのバリア　291
  - **エクササイズ**　予測できるバリア　294

さまざまな旅のマップたち　295

効果的なアクションのパターンを築きましょう　297
- あなたが築いていく大局的なアクションのパターンに対して実行責任をもちましょう　297
- あなたの利益にならない柔軟性を欠いたアクションのパターンを崩しましょう　299
  - パターンを壊していきましょう　300
- あなたがそう言ったから……（「言行一致」を確立・維持する）　302
- 「まだ取り組めていない」という焦りや罪悪感を脱フュージョンしましょう　304
- 分かち合ってみましょう　305
- 自分の価値に敏感であり続けましょう　305
  - **エクササイズ**　価値ある生活　305
- 絶望的な徒労感、許し、そして修復へ……　308

誰のライフですか？（再び）　310

おわりに　ライフの海へ！ ―――― 311

付録　ACTの背景にある価値とデータ　319
理論と基本原則　319／治療のアウトカム　320／本書について　321／ACTのセラピー　322／ACTにおけるトレーニング　322／専門的な心理的介入の補助としての利用　323

文献　324

はじめに
マインドの沼から…

人は、苦悩するものです。
しかし、**苦悩**は、**苦痛**と同じではありません。
苦悩とは、苦痛以上のものなのです。

　人は、自分のさまざまな精神的な苦痛と日々悪戦苦闘しています。やっかいな感情や思考、不愉快な記憶、望んでもいないのに生じてしまう衝動や興奮と戦っています。そして、そのような苦痛について、さらに考え、心配し、憤り、はたまた先々のことまでさらに考えてしまい、それによってさらに恐怖に駆られてしまいます。苦悩とは、そのようにして生じる苦しみです。つまり、苦悩とは、苦痛以上のものなのです。
　しかし、同時に、人は最悪な体験に何度も出くわしても、大きな勇気や深い思いやりをもって、前に進んでいこうとする驚くべき力も持っています。たとえ傷つくとわかっていても誰かを愛し、死ぬとわかっていても未来に思いを馳せることができます。人生が無意味に思えてしまうようなことばかりだったとしても、人は理想を抱き続けることができます。時には、「今、この瞬間」をありありと感じ、生きている充実感を感じ、そこに自分の価値が反映していることを感じることがあります。
　この本には、苦悩するだけの人生から、どうやって活き活きと人生を過ごしていけるようになるかが書かれています。ただし、「あなた」の人生を取り戻すには、まずは自分自身に打ち勝たなければならない、ということを言おうというのではありません。そうではなく、どうしたら、あなたの過去と、あなたの消してしまいたい記憶と、あなたの恐れと、そしてあなたの悲しみとともに（「〜があるにもかかわらず」ではありません！）、「今、この瞬間」を活き活きと生きることができるかについて書かれているのです。

● ACT：それは何？　そして、どのように役に立つの？

　この本は、アクセプタンス＆コミットメント・セラピー（Acceptance and Commitment Therapy；ACT）に基づいています（「ACT」は「アクト」と読みます）。ACTは、認知行動療法のいわゆる「第三の波」のひとつとされる、最新の科学的な心理療法です[20]。そして、人のマインド*の働きに関する基礎的な研究プログラムである「関係フレーム理論（Relational Frame Theory；RFT）」に基づいています[22]。これらの研究知見によると、心理的な問題を解決するために使う方法の多くは、実のところ、かえって苦悩を生んでしまい、逆に問題を深くしてしまうということなのです。それを比喩で言い換えてみると、次のようになります。そもそも人間のマインド自体は、人間が厳しい環境に打ち勝とうとするときに有効に働く「すばらしい道具」です。しかし、もともと道具であったマインドが、主人である人間の言うことを聞かなくなり、刃向かうようになってしまうのです（まるで、近未来のSFにあるような「人工知能 vs. 人類」といった図式です）。

　とても難しい心理的問題を、どうしたら解決できるかを考え、その考えを実行に移したのに、皮肉なことにさらにその問題が慢性化してしまい、手に負えないような状態になってしまったということはありませんか。それは思い違いなんかではありません。実は、論理的なマインドは、もともと心理的な問題を解決できるようにはデザインされていないのです。マインドに、できるはずのないことを要求してしまったために、そのような皮肉な状態が生じてしまっただけなのです。つまり、苦悩というものは、マインドが心理的な問題解決をしようとして生じた結果にすぎません。

　今言ったことは、とても奇妙な話に聞こえるかもしれません。とくに、心理的な問題をなんとかしようとして、この本を手にした方にとっては、そのように聞こえるでしょう。うつ、不安、薬物乱用、トラウマ、ストレス、燃え尽き、慢性疼痛、喫煙などの問題を解決しようとしてセルフヘルプ本に助けを求めることは何も特別なことではありません。なぜなら、こういった問題の克服は、究極の目標であるばかりか、特定の手段を用いて解決するべき目標でもあるからです。

　たとえば、ストレスを克服するには、まずストレスフルな感情を取り除かなければなりません。禁煙をするにはタバコを吸いたいという衝動をなくす必要があります。不安障害を克服するには、代わりにリラックスする方法を学んだり、過度に心配してしまわないようにすることを学んだりしなければなりません――。以上の対処方法は一般的なものと言えるでしょう。しかし、この本では、心理的な問題を解決するという目標が、そのままその目標を達成するための手段にならない、ということをお話ししていこうと思います。そして、皆さんに知っていただきたいことは、

最新の心理学理論によれば、

---

*訳注）日本語の「こころ」はheartの意味に近いため、ここでは「こころ」の理性的、論理的な側面を強調するために、mindはそのままカタカナを使用しています。

> より良い生き方へ導いてくれると考えられている常識の多くは、
> 実のところ、リスキーで、しかも不必要なものです

ということなのです。

学術的な研究によれば、ACT は多くの一般的な心理的問題に対して効果があり[26]、さらに ACT を下支えしているモデルも絶大な支持を受けている[25]のです。それらの知見については、この本の中でも紹介していきます。

なぜ、実証的な研究知見や説明を知ることが重要になってくるのかというと、この本は一見すると、奇妙に、右に左に、行きつ戻りつしながら進んでいくように書かれているからなのです。そのような書き方は、時に、皆さんを混乱させてしまうかもしれません。しかし、それはある程度、避けることができないことなのです。というのも、ACT が疑問を投げかけているものは、人が抱える心理的な問題に対する文化に根ざしたもっとも伝統的な考え方にあるからです。研究知見によれば、ACT の方法とその考え方はおおむね適切であることが明らかにされています。そして、概念やその手続きは効果的であることが確証されています（ACT とその構成要素に関する研究の一部については「付録」を参照）。しかし、そうだからといって、それらを簡単に理解できるものでもないのです。また逆に、ACT の考え方や方法をすでによくご存じだとしたら、この本はあまりお役に立つことはないでしょう。

では、ここで、読者の皆さんが検討していくことになる、常識とは異なる ACT の考え方・捉え方について、ここでいくつか挙げてみましょう。

- 心理的な苦痛はノーマルなものです。苦痛は重要なものです。そして、誰もが苦痛を感じます。
- 心理的な苦痛を意図的に取り除くことはできません。あなたにできることは、それを人為的に増加させないようにすることだけです。
- 苦痛と苦悩は、異なる2つの心理的な状態です。
- 自分の苦悩を明確にしていく必要はありません。
- 苦痛をアクセプタンスする（受け容れる）ことは、苦悩を取り除くためのひとつのステップです。
- 自分が価値あるものと考える生活は、今すぐにでもはじめることができます。ただし、そのためには、自分のマインドの呪縛から解き放たれ、自分のライフ（生活や人生）を生きていく方法を学ぶ必要があります。

究極的に、ACT があなたに問うているのは、考え方・捉え方の根本的な変革です。つまり、自分の個人的な体験をどのように扱っていくかということを変えることなのです。ただし、ACT によって、あなたのうつや怒り、心配やストレス、あるいは低い自

尊心のようなものが、少なくとも今すぐに変わるということはお約束できません。しかし、生活のバリア（障壁）となっている、こういった問題の役割は変えることができます。しかも、場合によっては、その役割をすぐにでも変えることができます。以上のことは、私たちの研究が明らかにしてきた事実なのです。ACT は、重い心理的な問題にアプローチする新しい方法を提供します。この新しいアプローチは、あなたの心理的な問題やそれが生活に及ぼしている影響に対して、実際的で実質的な変化をもたらすことができるのです。

　比喩的に言えば、精神疾患の機能と、実際の生活上に現れている問題の形態（表面的な問題）とを区別することは、今まさに戦争が行われている戦場に立っている人と同じような状況にあると言えるかもしれません。戦況は思わしくありません。その人の戦いぶりは激しさを増すばかりです。敗北は破滅を意味します。その戦いに勝たなければ、価値のある生活など送ることはできません。だから、その戦いはなお続いていくことになります。

　しかし、その人は「本当のこと」を知らないのです。それは、

いつでも、戦場を立ち去り、「今、この瞬間」から別の生活をはじめることができる

ということなのです。戦いは続いていて、戦場も見えているかもしれません。戦場の風景は戦っていたときと同じかもしれません。しかし、その戦争の勝敗は、今や、さほど重要ではありません。生き方を変える前にもっていた「自分の人生をはじめるには、まず勝たねばならない」という一見すると論理的な思考を捨ててしまったからです。

　このメタファー（たとえ話）は、心理的な問題の「外見上の見た目（形態）」と「実質（機能）」との違いを表現しようとしています。戦争はあなたが戦っていようと、ただ見物していようと、同じように見え、同じように聞こえます。外見上の見た目は同じままです。しかし、そのインパクト（その実質的なもの）は、まったく違います。あなたの人生のために戦うことと、あなたの人生を生きることとは、同じではないのです。

　皮肉にも、私たちの研究では、実質が変わってしまうと、その外見上の見た目も変わってしまうことが示されています。戦士が戦場を離れ、「戦争のことは戦争に任せる」ことができれば、それは視野から消えてしまうことすらあるのです。それは、まるで1960年代に言われていたスローガンのように……。

「戦いたいヤツに戦わせておけばいいじゃないか。
だって、誰も帰って来やしないんだから」

　このメタファーのように、自分の体験についても同じことなのです。ACT では、問題の表面的な形態ではなく、その機能に注目します。自分の落ち込みに対して、従来と

まったく違ったアプローチを学ぶことで、それが生活に与えていた影響力を簡単に変えることができるのです。抑うつ的な感情や思考に対して落ち込むという表面的な形態が変わらなかったとしても（変わらないことに気づいていたとしても）、この本に書いてある方法に従っていれば、心理的な落ち込みの実質が変化する（つまり、その影響力が変化するという）可能性は、はるかに大きいのです。

　その意味では、この本は、今までのセルフヘルプ本とは違います。私たちが新しい理論を使って援助しようとするのは、あなた自身の苦痛に対する戦争に打ち勝とうとすることではありません。あなたの内なる戦いからあなたを引き離し、あなたが本来求めている生活がはじめられるようにお手伝いすることなのです。それでは早速、はじめることにしましょう。

苦悩：心理的な「底なし沼」

　さきほどの「戦場」のメタファーにあったような「戦争に勝利しようとする代わりに、戦場から立ち去る」という、この直感に反する考え方は、とても奇妙に聞こえてしまうかもしれません。そのため、それを実行するには、新たに多くのことを身につける必要があります。とはいえ、それはいたってまともなことです。あなたはすでに、他の状況では似たようなことをしているはずです。つまり、これからあなたが身につけなければならないことは、常識的なことではありませんが、それをまったく知らないというわけではないのです。

　それでは、今から、次のような状況を思い浮かべてください。誰かが「底なし沼」の真ん中で立ち往生しているところに、あなたが出くわしたとしましょう。その人に届くようなロープや木の枝はありません。できることはただ1つ、その人と話をすることだけです。その人は「助けて！　ここから出してくれ」と叫んで、そして恐怖に追い詰められた人がよくする行動をしはじめます。そうです。それは、脱出しようとジタバタ「もがく」という行動です。脱出したいと思うような状況（たとえば、イバラの土地とか泥の水たまり）に足を踏み入れた場合、99.9％の確率で効果的な行動とは、そのやっかいなものから、さまざまなやり方で脱出しようとすることだと思います。

　しかし、底なし沼の場合はそうはいきません。沼から出るには、片方の足を持ち上げ、もう一方を動かす必要があります。ところが、底なし沼の場合には、その一般的な対処方法が最悪な思いつきとなります。片方の足を上げたとたん、もう半分の面積に、その人の全体重がかかることになります。これは下向きの力が倍になることを意味します。さらに、上げようとする足のまわりに泥がまとわりつくために、片方の足をさらに踏ん張ることになります。その結果はただ1つ。その人はさらに深く、沼に沈んでいってしまうのです。

　このような展開にならない場合もあります。その人に何か役に立つことを言ってあげ

られるでしょうか。もし、あなたが、底なし沼の性質を理解していたら、水面との接触面積を最大にするために「もがくのをやめて『大の字』に寝て！」と叫んであげることができます。この体勢なら、その人は沈むことはなく、丸太のように転がってそこから脱出できるはずです。

　底なし沼から抜け出そうとする場合、沼との接触面積を最大にするということは、私たちの直感に反しています。泥沼から脱出しようともがいている人にとって、泥沼とべったりとくっつくことが、より賢く、より安全な行動だということはまったく理解できないでしょう。

　私たちの生活も、これととてもよく似ています。ただし、自分の内なる底なし沼が、ある意味「本当に底なし」であるところに大きな違いがあります。トラウマとなっている記憶という沼が、完全に消え去るのは具体的にいつになるのでしょうか。両親や仲間から受けた過去の仕打ちという苦しい沼が、完全になくなるのはいつのことでしょうか。それでは、ここで、あなたがもっともイヤで問題となっている自分の内面を思い浮かべてください。思い浮かびましたか？　それができたら、次の質問について考えてみてください。「今、思い浮かべたことが自分にとって、1カ月前も問題になっていましたか？　半年前は？　1年前は？　5年前は？　この問題は、いったい何年続いていますか？」

　多くの人にとって、自分のもっとも深刻な心配事は最近の出来事ではありません。そのような深刻な心配事は、長い間、何年間も自分の内に抱えてきたものです。このことが示しているのは、一般的な問題解決の方法がほとんどうまくいかないということなのです。長年、その心配事をなんとかしようと苦労してきたのに、なぜ、それはなくならないのでしょう？　もし、その問題解決の方法がちゃんと効いていたら、それはすでになくなっているはずではありませんか？

　実は、それがなくならないのは「一般的な問題解決の方法それ自体が、問題の一部だから」なのです。それは、ほとんどの精神的な奮闘・努力が長きにわたってなされてきたという事実から明らかです。まるで、大きな問題から自由になろうとして、もがけばもがくほどに「底なし沼」にはまっていくかのように……。

　あなたがこの本を手にしたのには理由があるはずです。何らかの心理的な泥沼にはまっていて、そこから自由になる方法を必要としているのではありませんか。いくつもの「解決法」を試してみたもののうまくいかず、その努力もむなしくさらに沈み込んでしまい、今もその苦悩が続いているのではありませんか。

　実は、意外なことに、あなたの苦痛は、いろんなことを教えてくれる味方なのです。それは、これから進んでいくべき方向について、いろいろと有益な情報を与えてくれることでしょう。だから、あなたは、心理的な苦痛を体験したことのない人には、決して巡りあうことのないチャンスを手にしているのです。なぜなら、この「心理的な苦痛に対する直感に反する解決方法」は、常識的な解決方法をいろいろ試し、万策尽きてしま

ったときになって初めて、目の前に現れるからです。人間のマインド（とりわけ、あなた自身のマインド）がどのように機能しているのかを知れば知るほどに、あなたは「今まで入ったことのない小さな道」を見つけられるようになるでしょう。あなたは、もう十分に苦悩を味わってきたのですから……。

　この本は、あなたがはまっている泥沼から抜け出すことを助けるためにあるのではありません。そうではなく、それとうまく折り合いをつけていくためにあるのです。あなたを苦悩から解放し、もっと価値があり、もっと有意義で、もっと尊厳をもった生き方ができる力をもてるようにするためにあるのです。今まで格闘してきた心理的な問題は、厳密に言えば、そのまま残るかもしれません（もちろん、残らないかもしれません）。しかし、たとえその問題が残ったとしても、それは、あなたの望む生活にまったく邪魔にならないものになることでしょう。

人間の苦悩はどこにでもある

　この本は、一般的な心理学に関する本とは異なる前提からはじめられています。それがどのように異なっているかは、このイントロダクションの冒頭に示しておきました。それは、

人は、苦悩するものです

という文です。私たちが前提としていないのは「特別なことをしなくても、ノーマルな人間はハッピーなのである。ハッピーでなくなってしまうのは、人とは違う特別な過去や生物学的な欠陥のせいなのだ」というものです。その代わりに前提としているのは

苦悩（悩むこと）は、ノーマルなことです。
ただし、こころを穏やかにしておく方法を体得している人は意外と少ないのです

というものです。「なぜ、そうなのか」を説明するのは難しい問題です。この本は、それについてお話ししていきます。

　驚くべきことに、ヒトという種は、他の動物には文字どおり想像もつかないような問題をあまりにも多く抱えています。たとえば、自殺に関するデータを検討してみましょう。自殺は、あらゆる人間の集団において発生します。そして、自殺しようかと真剣に考えることは、驚くほどありふれたものです。人生を通じて、人が自殺をしたいという思考と格闘する確率は、ほぼ50％です。その程度は、それほど深刻ではないものから、少なくとも2週間以上も続く深刻なレベルのものまであります[7]。この惑星上のほとんど100％の人が、人生のどこかのポイントで自殺しようと考えると言われています。こ

とばを覚える前の子どもは別としても、ことばを覚えたての子どもでも、その例外ではありません[7]。一方、人間以外の動物で自殺する動物がいるということは未だに確認されていません。

　表面的な問題は次から次へと移っていきますが、基本的な苦悩のパターン自体は同じです。それが繰り返されているだけなのです。つまり、ほとんどの人は苦悩するものなのです。たとえ、傍目には成功した人生を送っているように見える人でも、悩みはあるのです。それでは、次のことを自分に問いかけてみてください。「悩んだ経験のない人を実際に何人知っている？　たとえば、深刻な心理的な問題、社会的問題、人間関係の問題、仕事上の問題、心配、うつ、怒り、セルフコントロールの問題、性的な悩み、死への恐怖などに悩んだことがないという人を」。おそらく、ほとんどの人が、そのリストに挙げた人の数はごく少数あるいはゼロでしょう。

　それは、科学的データによっても裏づけられています。それでは、いくつか例を挙げてみましょう。任意の時点で成人全体の約30％が重篤な精神疾患をもっています。約50％の人は人生のどこかの時点でそのような疾患を経験します。そのうち、80％の人が複数の重篤な心理的な問題を抱えています[31]。そして、アメリカ人は心理的な苦痛を軽減するために膨大なお金を費やしています。

　たとえば、抗うつ剤は100億ドル産業となっています。しかし、その薬の効果はプラセボ（偽薬）より平均して20％しか良好ではなく、その差が小さすぎて臨床的に有意ではありません[32]。実際、抗うつ剤の消費量は、河川を汚染し魚に蓄積してしまうほどです[55]。しかし、このような統計結果は、（悲しいかな）あまり問題視されることはありません。たとえば、メンタルヘルスケアが簡単に利用できる場合でも、受診した人たちの半分程度しか重度な精神疾患と診断されません[56]。残りの半分の人たちは、職場や結婚生活、子どもとの関係で問題を抱えたままです。あるいは、生きる目的をなくした（ハイデガーなどの哲学者たちが「実存的な死」と呼ぶもの）ために悩んだり、キルケゴールが言うような「不安」（未来に思いをはせることによって生じる現時点での不安）のために悩んだりするのです。たとえば、結婚を例に考えてみましょう。結婚とは、人が結ぶ関係の中でもっとも重要で自発的な大人の関係と言えるでしょう。しかし、その約半分のカップルは離婚してしまい、再婚も以前の結婚よりうまくいくということもないようです[34]。忠誠、虐待、結婚の幸福に関する気が滅入るような統計結果によれば、現在もなお続いている結婚の多くが不健康な人間関係に基づいているということです[48]。

　このような暗い話は、簡単に続けていくことができます。人が直面するような代表的な行動上の問題がますます増えていっても、そのような悩みを抱えないとしたら、逆に、そのほうが「異常」なのではないでしょうか。

　なぜ、こうなるのでしょうか。もし私たちが、荒廃した社会に生き、貧困にあえいでいる人たちについて議論しているのなら、そうなってしまうのは理解できます。たとえば、スーダン人の子どもが反政府軍の暴力から逃れなければならないという状況を考え

れば、その子どもの不幸を理解するのは難しくありません。津波で何もかも失い悲しみに暮れるインドネシアの母親が感じる苦悩は計り知れませんが、彼女のひどい環境を思えば、そのことを想像することは難しくありません。しかし、読者の皆さんの中で、このような状況にある方は、ほとんどいないでしょう。戦争や危機的な自然災害に見舞われた人の生活と、自分自身の生活を比べてみれば、それは理解できるはずです。ところが、多くの問題において、知的で成功をおさめている人たちが、世界のどこかにいる正反対の運命にある人たちより、ハッピーであるかというと、必ずしもそうではないのです。経済の発展を謳歌している国に住んでいる人たちのほうが、厳しい経済状態にある国で生きている人たちよりも、社会的あるいは対人関係的な問題（自殺など）が少ないかというと、そうでもないのです[7]。どうして、こうなるのでしょうか。

　この疑問を自分自身の生活に当てはめて考えてみましょう。たとえ、あなたが有能で、人生の他の場面でそれが発揮されているとしても、悩んでいるものがあり、それをなんとかしようと思い続けている。そういった状況ではありませんか。問題を解決しようと頑張ってみたが、未だに本当の解決策が見つからない。そうではありませんか。実際、あなたは今までも多くの解決策を試してきたのではありませんか……。そして、今また自分を救ってくれそうな本を買おうとしています。なぜ、こうなってしまうのでしょうか。

　この本を読み進めるとき、次の問いをこころに忘れないでください。

　　　　なぜ、人の苦悩は、こんなにもいたるところにあるのか。
　　　　なぜ、自分の苦悩は変えることがそれほどまでに難しいのか。
　　　　いったい、苦悩に対して、自分ができることは何なのか。

　今から、この問いについて詳しく検討していきましょう。少なくとも部分的には、その答えを提供することができるでしょう。

　ただし、このような問いをするのは、決して上から目線、あるいは斜に構えた見方によるものでは決してありません。もちろん、あなたは努力が足りない、だから問題がそのままなのだ、ということを言っているわけでもありません。この本は、自分自身を慈しむように他者を慈しむというスタンスに基づいて書かれています。つまり、セラピストとクライエントとが（いや、おそらくすべての人が）共通して体験する「もがきや苦しみ」から生み出されたのが、この本なのです。このような問いは、私たちが自分自身に問いかけたものであり、時に絶望の淵から発せられたものでもあります。しかし、科学は思いもよらない答えを提供しはじめています。あなたによってダイレクトに役立つもの、それを提供しつつあるのです。

マインドフルネス、アクセプタンス、そして価値

　ACTは、あなたを何らかの個人的な悟りのようなものへと導くフレーズやことわざを集めたものではありません。確かに、ACTに含まれる原理には有史以来の古いものもあります。しかし、セラピーの主要な部分は新しい原理に基づいています。ACTは人間の認知に関する新しいモデルに基づいているのです。このモデルに基づいて、この本で紹介されているACT固有のテクニックが開発されています。そして、そのテクニックは、問題に対するアプローチの仕方を変え、あなたの人生の方向を変えることを援助するようにデザインされているのです。そのテクニックを大きく3つのカテゴリーに分類することができます。そのカテゴリーとは、①マインドフルネス、②アクセプタンス、③価値に基づいた生き方、の3つです。

◆マインドフルネス

　マインドフルネスとは、自分の体験を観察する方法のことです。それは、東洋において何世紀もの間、さまざまなメディテーション（瞑想）という形態で実践されてきました。近年、西洋の心理学の研究によって、マインドフルネスを実践することには著しい心理的効用があるということがわかってきました[24]。実際に、マインドフルネスは、西洋のさまざまな心理学の流れの中で治療効果を向上させる手法として採用されつつあります[59]。

　私たちのアプローチに含まれる多くの部分がマインドフルネスに関係しています。古くから存在するこの実践に対してACTがもち込んだものは、マインドフルネスという重要な構成要素についての「モデル」であり、その個々の要素を「変化させるための新しい方法論」に高めたことです。数週間、数カ月、あるいは数年にわたるメディテーションは、役に立つ可能性があります。しかし、マインドフルネスを向上させるただ1つの実践というわけではありません。また、ゆっくりと何千年もの時間をかけて進化してきたメディテーションという実践をさらに向上させるためには、新しい方法が多忙な現代社会では必要なのです。

　この本の中で、あなたの学習を援助することは「自分の思考をその新しい方法を使って見る」ということです。思考というものは、自分の世界を見るためのレンズのようなものです。人は誰でも自分専用のレンズにこだわり、自分の体験をどのように解釈するかということをそのレンズに委ねてしまっています。時には、自分自身がどんな人物であるかということまでも、それに任せてしまいます。つまり、もし、あなたが今、心理的な苦痛というレンズに囚われていれば、あなたは「私はうつだ」と言ってしまっているはずです。この本では、このような思考に囚われてしまう危険性について理解していただき、その危険を回避するための具体的方法を提供します。

ことばの幻想から解き放たれていくと、毎日生じる多くのことばのレンズに気づくようになります。そして、そのどれにも囚われないようになっていきます。また、自分への気づきが高まっていって、より全体を見ることができるようになると、特定の認知的なレンズへの執着がなくなっていきます。さらに、特定のテクニックを使うことによって、苦痛の視点から世界を見るのではなく、自分の苦痛を見ることができるようになります。そして、そのように見ることができるようになると、内面をなんとかしようとするのではなく、「今、この瞬間」にやるべきことがたくさんあるということに気づくようになっていきます。

◆アクセプタンス

ACTでは苦痛と苦悩とを明確に区別します。人間の言語がもっている特性のために、私たちは何かの問題に出くわしたとき「それをどのように解決しようか」という観点から理解しがちです。つまり、底なし沼から抜け出そうと、もがいてしまうのです。外界の出来事であれば、それは99.9％の確率で効果的です。たとえば、捕食しようとする外敵、寒さ、ペスト、洪水といった望ましくない出来事から、いかに自分の身を守るかを考えられたのは、何にもまして重要なことでした。そのおかげで、ヒトという種はこの惑星で支配的立場になることができたのです。

しかし、内的な体験を理解しようとして、そのような「問題を解決しようとする」方略を用いると、不幸な結末を迎えることになってしまうのです。そして、内的な苦痛に直面した場合でも、いつもの決まったやり方（物事を固定的に捉え、それを分類して、取り除くという手順）をしようとしてしまいます。しかし、実際のところ（すでにご承知のとおり）、私たち人間の内的な出来事は、外的な出来事とはまったく違います。人は時間の流れの中を生き、その時間の流れはたった1つの方向にしか流れることはありません。決して2つの方向には流れていきません。それと同じように、心理的な苦痛にも時間の流れがあり、その意味では、その流れを取り除いたりすることはできないのです。むしろ重要になってくるのは「それをどのように扱い、進めていけるか」ということなのです。

アクセプタンス＆コミットメント・セラピー（ACT）における「アクセプタンス」とは、次のような考えに基づいています。それは「苦痛を取り除こうとすればするほど、苦痛が増幅し、それに絡めとられ、ついにはトラウマ的なものに変化してしまう」という考えです。そして、そのようなことにかかわり合っている間、あなたの生活は顧みられることなく、ずっと脇に押しやられたままになっています。この本で紹介しようとしている、それに代わる方略とは——今、ここでそれを言うと誤解されそうなので、言うのをためらってしまいますが——苦痛をアクセプタンスするということなのです。ここで言う「アクセプタンス」とは、ニヒル（虚無的）な自己敗北感のことでも、苦痛を我慢し耐え忍ぶということでもありません。それらとは、まったく違うものです。そのよ

うな重く、悲しく、暗い「アクセプタンス」とは、ほとんど正反対なものです。ここで意味するのは、「今、この瞬間」を積極的にしっかりと抱きしめるということなのです。

多くの人が、そのような積極的なアクセプタンスをトレーニングされてきたことはありません。ですから、今は、その言わんとしているところがわからなくてもまったく問題はありません。逆に、それについて何かをしようとはしないでください。そもそも、アクセプタンスを説明するのは難しいものだからです。そして、自分の体験を積極的に受け止め、それを生きるということを学んでいくのが、この本でこれから焦点化しようと思っていることなのです。それまでは、こころを広くもち、少々お待ちくださいませんか——そして、現時点でアクセプタンスについて理解できたことがあったとしても、その理解が必ずしも正しいものではないかもしれません。そのような可能性があるということを少し気に留めておいてください。

◆価値に基づいた生き方とコミットメント

あなたは今、自分が望む生活をしていますか。あなたの生活は、あなたにとって、もっとも意味のあるものに焦点が当てられていますか。あなたは、活き活きと何かに従事していますか、それとも自分の心理的な問題に囚われていますか。

心理的な問題をなんとかしようとしているとき、私たちは自分の生活や人生を停滞させてしまっています。そうしてしまうのは「きちんとした生活が再び送れるようになるには、まず苦痛を減少させる必要がある」と信じているからです。しかし、もし「今、この瞬間」から、こうありたいと思う生活ができるとしたら、どうでしょう？　もし仮に、そうなったとしても問題ありませんよね。もちろん「そうなることを信じろ」というのではありません。ただ、そうなる可能性だって、まったくないわけではないはずです。せめて、この本を読もうとするくらいのことはあってもいいとは思いませんか。

自分の求める生き方を自覚し、自分の夢を現実にする方法（この本では、その方法を「コミットメント」と言います）を学ぶことは、簡単なことではありません。それは、あなたの、そしてすべての人のマインドが、次から次へと「罠（トラップ）」を仕掛け、次から次へと「壁（バリア）」を造ってしまうからなのです。この本の第1〜10章では、その「罠」から自由になる方法と「壁」をすり抜ける方法を学んでいきます。そして、第11〜13章では、自分が本当はどのような生活を望んでいるのかということについて考えていきます。そして、無益なマインドのマネジメント（取り仕切ること）から、ライフ（人生）のエンゲイジメント（取り組むこと）へと、完全に移行させるための方法をご紹介しましょう。

ここでは、私たち（著者たち）が述べてきた主張について、あなたが同意しなければならないということはありません。また、ここまで少し説明をしてきた方法について、あなたが理解していなければならないということもありません。私たちがお願いしたいのは、ある「旅」におつきあいいただきたいということなのです。その「旅」では、あ

なた自身や他の人たちが抱える苦悩の複雑さについて、根本的なところから焦点を当てていきます。この「旅」は、今まさに行われている「ゲーム」それ自体を根本から変えようとするものです。それは、「ゲーム」に勝利するための新しい戦略ではありません。とはいえ、ACTは万能薬ではありません。しかし、その科学的な知見は、多岐にわたり、かつ好意的なものです（巻末の「付録」参照）。この本で、この新しい知見を使えるようにお手伝いできると思います。

　しかし、是非とも、この本に書かれていることを疑ってかかってください。疑い抜いてくださってもかまいません。そのような懐疑的な姿勢に対して、この本で学ぶ方法を積極的に適用していただけるなら、疑うということは決して害にならないでしょう。また同様に、この本に書かれていることに、希望をもち、信じようとしてください。というのも、これから紹介する観点から考えることができてはじめて、それが役に立つようになるからです。あなたは、ポジティブなもの、ネガティブなもの、その他いろいろなものが合わさって、一人の人なのです。体験、思考、感情、身体感覚、行動的な傾向といった、あなたの「ありとあらゆるもの」を引き連れて、この発見の「旅」に出発しようではありませんか。

　あなたには、もう失うものなんてありません。マインドという深い沼から抜け出して、ライフという広い海へと飛び込んでみる。そんなに悪くない選択だとは思いませんか？

第1章

苦悩の"ひみつ"
苦悩は苦痛以上のもの

あなたが、この本を開いたのは、次のような理由からではないでしょうか。

傷ついて、どうしていいのかわからない。
何年もうつや不安障害に悩まされてきた。
苦痛を紛らわそうとして、今までずっとアルコールや薬物に溺れてきた。
人間関係がうまくいかない。
生きること自体に意味があるのかを疑っている。
精神的な混乱をなんとかしようとして、セラピーを転々としてきた。
……。

そんな行き詰まりを何百万もの人が感じています。そして、あなたはそのうちの一人です。人生を活き活きと積極的に生きられない。そればかりか、疎外感、無気力、無感動、完全に精神的にまいっている──そんな行き詰まりを感じている。
もし、あなたがもがき苦しんできたのだとしたら、いろんな「なぜ？」に悩まされてきたのではありませんか。たとえば、

なぜ、自分はそれを克服できないのだろう？
なぜ、気分が良くならないのだろう？
なぜ、人生はこんなにも苦しいのだろう？
なぜ、セラピーは効かないのだろう？
なぜ、自分はノーマルな人間になれないのだろう？
なぜ、ハッピーになれないのだろう？

そのような「なぜ？」にすぐに答えられそうにもありません。そして、その「なぜ？」のせいで、なんだか、罪悪感すら覚えてきませんか。自分の感情的な苦痛のせいで、その苦痛をなんとかしようとしてもがくことで、かえってジリジリと追い詰められ、

自分の人生が狭まっていくような感じになっていませんか。

　もし、あなたの頭の中で、今もその戦いが行われていて、それに勝とうとするのではなく、そこから抜け出す方法があったとしたら、どうですか？　ただし、その戦いが終わるという意味ではありません。それは続いていくかもしれません。そうではなくて、そんな戦場の内側（その勝敗が、あなたの安否を決めるような）で生きようとするのをやめる、ということなのです。もしそれができるとしたら、どうでしょうか。

　この本は、自分の「ものの見方」を検討するということをお手伝いします。心理的な苦痛がどのようなもので、どう働いているかだけでなく、自分の意識がどのようなものなのか、さらには自分のアイデンティティ、つまり自分はどういう人間であるのか、ということについても考えていくことになります。場合によっては、基本的なことまで立ち返って考えていこうと思います。この本で、これから紹介する考え方や方法は、あなたを少し動揺させてしまうかもしれません。はじめは、納得できない方もいるでしょう。あなたが、今までに教わってきた問題の「解決法」と食い違うこともあるでしょう。

　ここで、あなたに３つのお願いがあります。最初のお願いは、**この本に粘り強く、積極的に取り組んでいただきたい**ということです（お願い-１）。時に、つらく思うことがあるかもしれませんが、途中であきらめずに、私たちが紹介する方法を実際に試していってほしいのです。この本には、あなたにとって大切な「何か」がきっとあります。しかし、その「何か」があるかどうかは、すぐにはわかりません。ですから、ここで紹介する考え方や方法を学んだり、使ったりして、実際にそれが自分の人生に有効であるかどうかを検討していってください。

　２つ目のお願いは、**厳格といってよいほどの公正さをもっていただきたい**のです（お願い-２）。あなたには、この本に書いてあることをそのまま鵜呑みにしてほしくないのです。あなたにしていただきたいのは、自分の体験を一瞬たりとも見逃さずに、しっかりと見る、ということなのです。あなたにとっての「本当のこと」を探究する機会として、この本を使っていただきたいのです。誰かが期待することや、あなたの周りの世界が要求すること、「本当のこと」と言われてきたこと、そしてあなたのマインドが自分に語りかけてくることでさえも、あなたがこれから実際に体験することと矛盾するのなら、少しの間、脇へ追いやっておいてほしいのです。あなたがこの方法を試すときには、実際に私たちがそばについていることができません。そのため、この本で紹介されている方法が、長期的に役に立つかどうかを知るためには、あなたは自分の体験に頼る必要があるのです。

　ただし、ここで紹介されている基本的な考え方は、今なお進展している実証的な研究知見がもとになっています。そのうちのいくつかの方法については、セラピーの文脈でない実験室研究（巻末の「付録」参照）によって検証されてもいます。その研究において、この本で紹介されているのと同じ考え方やエクササイズが検討され、その効果が実証されています。つまり、そのような十分な科学的根拠に基づいて、私たち著者は自信

をもって、これらの考え方や方法を皆さんに紹介しています。しかし、そのような信頼に足る実証データがそろっていたとしても、この本を読み進めていくときには、あなた自身の体験が何よりも重要な役割を果たすことになるのです。

　3つ目のお願いは、あなたが今「どうするか、どうしたいか」ということに関係しています。あなたには、**自分の人生を変えるために、この本を使おうとしていただきたい**のです（お願い-3）。ただし、自分の人生が変わるということを、必ずしも信じる必要はありません。では、次の質問に対する、あなたの答えは何でしょうか？

　　　あなたが、この本で紹介されている方法を学んで、そして試してみて
　　「人生を好転させるのに使えるかもしれない」と体験的に実感できたときには、
　　　　　　　　積極的に、この方法を使っていきますか？

　あなたには、この質問に「イエス」と答えられるような状態でいてほしいのです。もし、あなたの答えがイエスであるなら、スタートの準備は整っていると言っていいでしょう。もし、イエスでないなら（イエスでなくてもよいのです）、お願い-2 の「厳正な公正さ」を思い出してください）、その変化に対する抵抗感がどのくらいあるのかを探ってみてください。それは、とても重要なことです。そして、その抵抗があなたのもっとも知りたいことなのかどうかを検討してみてください。そうすることは、とても価値のあることだからです。

　具体的に話をはじめる前に、もう一言だけ付け加えさせてください。ACT は、科学に基づく援助方法を提供することに取り組んでいる臨床心理学的な立場のひとつです。もし、あなたがとても重篤な心理的状態にあるのなら、きちんと計画されたセラピーを受けるべきでしょう。ただし、そのセラピーは、科学的研究によって支持された方法を用いる「行動療法家や認知行動療法家、あるいはその他の専門家たち」によって実施されるものに限ります。また、そのようなセラピーの文脈で、ACT をきちんと理解しているセラピストによって、この本を使われれば、その効果が期待できます（そのようなセラピストを見つける方法については付録を参照）。その科学的根拠は今も増え続けており、それが ACT を支えているのです。

人は苦悩する：いつの時代でも、どこの国や地域でも

　私たちが日常生活で出会う多くの人たちは、すべてのものを手にしているように見えます。みんな、幸せそうです。自分の人生に満足しているように見えます。あなたは、おそらく、次のような体験をしたことがありませんか。

　　　　　　今日は、最悪な一日だった……。
　　　　　　帰り道をとぼとぼと歩く。
　　　　　　そして、周りを見回し、
　　　　　　こんなことをつい考えてしまう……。

　　　どうして、周りにいるみんなのように、私は幸せじゃないんだろう？
　みんなはパニック障害（あるいは、うつとか、薬物依存とか）に悩んでなんかいない。
　　　真っ黒い雲がいつも頭の上にあるような感じなんかない。
　　　　　　私のように苦悩していない。
　　　　　なぜ、私はみんなのようになれないんだろう？

　本当のところは、こうです――みんなも、あなたと同じ。私たちは皆、苦痛を抱えています。すべての人間は（ある程度長く生きていれば）自分が愛する誰かを失うという、計り知れないほどの苦しみを感じることになるでしょう。すべての人がひとりひとり、身体的な苦痛を感じるようになるでしょう。誰もが、悲しみ、恥ずかしさ、怒り、恐れや喪失感を抱えたことがあります。誰でも、困惑したり、辱められたり、恥ずかしい思いをした記憶があります。誰でも、他人からは見えない苦痛を抱えながら生きているのです。私たちは、すべてがうまくいっていて、人生は「順風満帆」であるかのように装うために、明るく、幸せそうな顔をしようとします。しかし、実際はそうではないし、そんなわけないのです。人間であるということは、地球という惑星上にいる他の生き物が感じるよりも、もっと大きく広範囲な苦痛を感じるということなのです。

　もし仮に、あなたがイヌを蹴ったら、そのイヌはキャンキャン鳴いて逃げ出すでしょう。習慣的に蹴り続けたら、あなたが近づこうとしただけで、そのイヌは、恐怖に怯え、あなたを避けるようになるでしょう。それは「条件づけ」と呼ばれるプロセスによって確立されたものです。あなたが視界になく、近づくようなことがなければ、イヌはとくに心配を感じることも、そのような素振りを見せることもありません。しかし、ヒトはまったく違います。16ヵ月あるいはもっと前から、ヒトの赤ちゃんは、物には名前があり、名前がその物体を指すことを認識しています[37]。つまり、ことばを使用する人間は、一方向の関係性を学ぶだけで、同時にもう一方の関係性を学ぶことができます。たとえば、「『@』とは『アットマーク』のことである」という関係を学ぶと、同時に「『アットマーク』とは『@』のことである」ということを認識できるのです（ただし、そのような効率の良い認識の習性が、つねに正しいとは限りません。たとえば「平家にあらずんば、人にあらず」という文章を考えてみましょう。「『平家』は『人』である」としても、「『人』とは『平家』である」とはなりません）。

　過去25年間、研究者たちによって、人間以外の動物においても、同じように効率の良い関係性の学習・認識がみられるかどうかが検討されてきました。しかし、今のとこ

第1章 苦悩の"ひみつ"：苦悩は苦痛以上のもの　19

ろ非常に限られた結果か、あるいは疑問の多い結果しか得られていません[22]。このような認識ができるかどうかが、人間とその他の動物の生活を大きく分けるポイントとなっているのです。

　言語能力は人間を特別な存在にしています。ある単語の名前を言うだけで、その名前のついたモノを思い起こすことができます。ここで、実際に、試してみましょう。では……。

傘

　今、この漢字を見たとき、あなたは何を思い浮かべましたか。どうでしょう？　そう、それは、いたって害のないものです。では、あるモノの名前が恐ろしいものであったら、どうでしょう？　その名前が、恐れを思い起こさせるモノであったとしたら……。イヌを怖がらせるには、実際に蹴るのでなく、「蹴られる！」と思わせさえすればよいのです（もちろん、実際のイヌは、そのような「言語的な恐怖」を感じてはいません）。

　これは、今まさに、あなたが置かれている状況なのです。いや、ことばを使っているすべての人間が置かれている状況と言えます。それでは、例を挙げてみましょう。

あなたが今までにしてきたことの中で、
もっとも恥ずかしかったことを思い浮かべてください。
実際に、少しの間、思い浮かべてみてください。

　どうでしたか？　この文を読むと同時に、なんらかの恐怖や抵抗感のようなものを感じませんでしたか？　しかし、実際に、それを思い浮かべたとしたら、その過去のシーンやそこでとった行動を思い出して、穴があったら入りたい気分になったはずです。そうは言っても、「今、ここ」で起こっていることは、あなたが紙に書かれた印字の配列を見たということにすぎません。それ以外は、あなたの前には何もありません。そのような恥ずかしさを感じるのは、人間の言語能力のせいなのです。つまり、（さきほど、ご説明したように）人間は1つの方向の関係性（A→B）を学ぶと、もう一方の関係性（B→A）も同時に知ることになるために、「A」というモノを「B」というモノのシンボルとして扱うことができます。そもそも「シンボル」の語源が「同じモノを投げ返す」という意味であるくらいですから……。あなたが、この本の印字をシンボルとして捉えたため、それを読んだだけで、なんらかの反応が生じたのです。だからこそ、読んだだけで、あなたの恥ずかしい過去の出来事が思い起こされたのです。

　あなたは、このようなシンボルが機能するような関係性の成立から、どうやって逃れることができるでしょうか？　逆に、イヌは苦痛を避ける術を知っています。そうです。イヌは、あなたとあなたの足を避ければよいのです。しかし、ヒトは、どうやって、苦

痛を避ければよいのでしょう？　いつでも、どこでも、苦痛はついてきます。その苦痛と結びついた「ありとあらゆるモノ」が、そうさせるのです。

　しかし、実際のところ、事態はそれよりもっとひどいと言えるかもしれません。（イヌと同じように）苦痛を感じる場面を避けて、それから逃れようとしても、私たちには、そうできないのです。そればかりか、楽しい場面でも苦痛は呼び起こされてしまいます。もし仮に、あなたの大切な人が、最近亡くなったとしましょう。そして今日、今まで見たなかでもっとも美しい夕焼けを見たとします。そのとき、あなたは、どう思うでしょうか。

　人間の場合、心理的な苦痛の引き金となるような状況を避けただけでは、そのような複雑な感情を取り除くことができません。なぜなら、そのような感情を想起させるには、その感情と結びついた言語的な関係を呼び起こすことのできる「きっかけ」なら、何でもいいからです。さきほどの「夕焼け」の例は、このプロセスを端的に表しています。夕焼けは、感情と結びついた言語的な関係を刺激するからです。たとえば、次のように……。

夕焼けが、とても「きれい」。

「きれい」なものは、誰かと共有したい。
しかし、あなたは、この夕焼けを大切な人と共有できない。
なぜなら、そこには、あなただけしかいないから。
そう思ったとたんに、悲しみが込み上げてくる。
さっきまで、その夕焼けは「きれいだけ」のものだったのに……。

　問題なのは、言語的な関係を呼び起こす「きっかけ」が、ほとんどの場合、どこにでもあるということなのです。たとえば、「恥」という印字された文字や、最近亡くなった人を思い起こさせる夕焼け……。しかし、絶望の中でも、人間は非常に論理的な行動をとろうとします。つまり、苦痛そのものを避けようとするのです。

　しかし皮肉なことに、苦痛を避けようとする方法自体が「病理的」なものになっていきます。たとえば、解離症状*や違法ドラッグは、一時的には苦痛を和らげてくれるかもしれません。しかし、後になって、苦痛はもっと強くなり、さらなるダメージを引き起こすことになります。苦痛そのものを「ない」ものとしてふるまったり、苦痛に対して無感覚になったりすることは、苦痛を和らげるかもしれません。しかし、すぐに取り

---

*訳注）トラウマなどに対する自己防衛として自己同一性を失う症状のこと。例えば、ストレスが強くかかる自己の記憶を広範囲にわたって思い出すことができなくなる、自分が自分であることに混乱するなど、という状態を示す。

除いた苦痛よりも、ずっと大きな苦痛を引き起こすことになります。

　心理的な苦痛は、いつでも生じる可能性があるのです。それは「やっと背負うことのできる重い荷物」なのです。しかも、私たちの誰もが、背負わなければならないものなのです。

　これは、人生を通じて苦悩を抱えながら、重い足取りで歩いていかねばならない、ということではありません。苦痛と苦悩は、かなり違います。たとえ、あなたが、記憶や言語によって、苦痛をすぐに引き起こしてしまうとしても、苦痛との関係の取り方を変える方法はあるからです。そして、より良い人生を、おそらく最良の人生を生きる方法はあります。

　「苦悩（suffering）」という英単語そのものが、この本で探求する方法を暗示しています。苦悩の語源は、ラテン語の"ferre"というもので、「運ぶこと」という意味です（英語の"ferry"〔フェリー〕は同じ語源になります）。"suf"という接頭辞は"sub"のひとつの変形であり、ここでの使い方では「下のほうから、上昇していき（その結果）離れる」という意味です。言い換えれば、苦悩とは、ただ単に何かを運ぶという意味ではなく、「遠くへ」運ぶという意味を含んでいるのです。さらに「苦悩」という語は、運びたくない重い荷物、あるいは運ぶことのできない重い荷物が存在している、という意味を含んでいます。なぜなら、それは「重すぎる」、「あまりに不公平だ」、あるいはまさに「自分の手に余る」と感じてしまうからです。

　話をまとめると、苦悩という英単語は「運ぶことが無理だな、イヤだなと思ってしまうような荷物を遠くへ運ぶ（あるいは、そのために遠くに運べない）」という意味が込められていることになります。この場合、「運べない」のは「その荷物が物理的に重すぎるものであるから」ではありません。つまり、苦悩の意味は、単なる「苦痛以上」のことを連想させるからです（その荷物の「実際の重さ」と「その重さに対する評価」とは違うものだからです）。この違いにまず気づくことが、苦痛に対する新たな対処方法への鍵となるのです。

エクササイズ　あなたの「苦悩のリスト」を作ってみましょう

　あなたが、今、心理的につらいと思う問題をすべて書き出して、リストにしてみましょう。まず、次頁の左側の空欄を使います。あなたの反応（たとえば、考え、感情、記憶、衝動、身体的感覚、習慣や行動傾向）と、その反応が生じている「外的もしくは状況的な出来事」の組み合わせを書いてください。というのも、この本では、あなたが、どのような状況で、どのように反応（対処）するかについて焦点を当てていくからです。心理的な問題は、明らかに、特定の状況と関係しているものがあるからなのです。たと

えば、「私の上司」という書き方は、あなたが体験する困難さをうまく表現できません。「上司と一緒にいるとイライラする」とか「上司の一言で落ち込んだ」という書き方をしてください。その方が、「状況-反応」との関係をうまく表しているからです。それでは、左側の列に、あなたを落ち込ませるような「考え、感情、記憶、衝動、身体的な感覚、習慣や行動傾向」と「外的な出来事」との組み合わせで書いてください。ただし、くれぐれも考えすぎないように。そして、あなたを悩ませ、苦痛を引き起こすものをどんどん書いていきましょう。正直に、そして注意深く、あなたの「苦悩のリスト」を作ってみましょう。

次に、そのリストが完成したら、リストアップされた問題が、どのくらいの期間続いているかを、その右横にある空欄に書いてください。

私が体験した苦痛と困難な出来事　　　　　　　　　　　　　**どのくらい続いているか**

_____　　_____

_____　　_____

_____　　_____

_____　　_____

_____　　_____

_____　　_____

_____　　_____

_____　　_____

それでは、このリストを検討していきましょう。まず、リストアップされた項目が、人生において、どのくらい影響があったのかということを「順位づけ」してみましょう。次に、以下の空欄に、それらの出来事を順位の高いものから順に並べ替えて、書き込ん

でいってください。その順位づけは、人生において苦痛や困難を引き起こす「もっとも大きなもの」から「もっとも小さいもの」へという順で書いてください。このリストは、この本の最後までずっと「ガイド役」として使っていきます。というのも、苦痛を引き起こす出来事や問題についての試金石（1つの基準）として、このリストを振り返って参照してもらいたいからです。

_____

_____

_____

_____

_____

_____

_____

_____

_____

　最後に、順位づけされたリストの右側に、各項目同士の関係を矢印で書いてみましょう。「ある項目が変われば、別の項目も変わる」というものがあったら、その2つの項目同士は何らかの関係があるということになります。たとえば、「自己批判」という項目と「うつ」という項目があったとしましょう。もし、この2つが関係していると思うなら（自己批判をすればするほど、さらに落ち込む／あるいは、そのまったく逆）、「自己批判」と「うつ」との間に両矢印（↔）を書いてください。リストの右側は、たくさんの矢印で埋まることもありますが、それでもかまいません。もし、すべてが関係しているのなら、そのように書いてください。それを知ることがまず大切なことだからです。もし、いくつかの項目が他の項目のどれとも関係していないなら、それもまた有益な情報となります。あるいは、リストの中で、その項目の順位が高ければ高いほど、そ

して他の項目との関係がより多ければ多いほど、その項目はそれだけ重要なものであると言えます。こうやっている間に、問題の順位を変えたほうがいいと思うようになったり、いくつかの項目と一緒にしたり、逆に小さい項目に分けたりしたほうがよいと考えるようになるかもしれません。もしそうなら、以下の空欄にもう一度、順位を組み替えて、このリストの完成バージョンを作ってみましょう。

_____
_____
_____
_____
_____
_____
_____
_____
_____
_____

　これが、あなたの個人的な「苦悩のリスト」です。あなたにとって、これこそが、この本で扱っていくことなのです。

苦痛から生まれる問題

　心理的な苦痛は「痛い」（だから、苦痛なのですが）。しかし、実際に感じる心理的な痛みは、そもそもの「痛み」よりも大きいものです。苦痛のせいで、自分が望んでいる生活とはかけ離れたものになってしまうことも、よくあります。当然ですが、パニック

障害のある人は、強い恐怖を体験しようとはしないでしょう。というのも、そうすることはあまりにも不快だからです。しかし、その不快さは「自分は、パニック発作が起きたことがある（今後も、その発作が起こるかもしれない）」という事実によって、さらに増幅していきます。

　あなたが、パニック障害であれば、パニックになってしまうことを恐れて、普段できていた行動ができなくなってしまったかもしれません。スーパーマーケットでパニック発作が起こってしまうのが怖くて、そこへ行けなくなっているかもしれません。他の誰かに、パニックになったところを見られたくないので、人のいる場面では落ち着かなくなっているかもしれません。たとえ、一緒にいて安心できる友達ができても、今度は、彼らの予定や空いている時間に縛られることになります（その友達とつねに一緒にいることはできませんし、お互いの予定も違うはずですから）。自分の問題になんとか対処しようと生活を工夫したにもかかわらず、人生はどんどん狭くなり、どんどん柔軟ではなくなっていきます。

　「私たちは、苦痛をどんなに多く感じているのか」について自覚的であることは、とても大切です。なぜなら、その苦痛が、他の活動の邪魔をしているからです。それでは、ここで、その問題の核心に迫る方法をひとつ試してみましょう。その方法とは、もしその苦痛が次の瞬間まったくなくなったとしたら、あなたの人生はどんなに違ったものになるかを想像してみる、ということです。では、実際に、ここでやってみましょう。

> あなたに、魔法の杖を振ると（あらあら不思議）、
> 苦痛は一瞬にしてどこかに行ってしまったのです。
> 朝、目が覚めると、ずっと苦しんできた「うつ」が
> （あるいは不安、悩み、非常に苦しんできたことなら何でも）
> すっかり消えてなくなっていたのです（理由はわからないけど）。
> それは、まるで雲が晴れるように、すっきりと。

　もしそうなったら、あなたは何をしますか。この質問は、ことば遊びか何かではありません。まさに文字どおりの意味です。あなたは、何をしますか。自分の人生をどうしたいですか。今まで、いかに心理的なもがきや苦しみが、あなたの目標や強い願望を邪魔してきたことでしょう。それでは、次のエクササイズでそれを探究していきましょう。

エクササイズ　痛みがどこかに行ってしまった。さぁ、どうなる？

もし、＿＿＿＿＿＿＿＿＿＿＿＿＿＿＿＿＿＿＿＿＿＿＿＿＿＿＿＿＿＿＿が

私にとって、たいした問題でなくなったら、

私は＿＿＿＿＿＿＿＿＿＿＿＿＿＿＿＿＿＿＿＿＿＿＿＿＿＿＿＿＿＿＿＿

＿＿＿＿＿＿＿＿＿＿＿＿＿＿＿＿＿＿＿＿＿＿＿＿＿＿＿するだろう。

もし、私が＿＿＿＿＿＿＿＿＿＿＿＿＿＿＿＿＿＿＿を抱えていなかったら、

私は＿＿＿＿＿＿＿＿＿＿＿＿＿＿＿＿＿＿＿＿＿＿＿＿＿＿＿＿＿＿＿＿

＿＿＿＿＿＿＿＿＿＿＿＿＿＿＿＿＿＿＿＿＿＿＿＿＿＿＿するだろう。

　上記の空欄を埋めてほしいのですが、まずは、その書き方をご説明しましょう。さきほど作成した、あなたの「苦悩のリスト」から項目を1つ選び出します。どれでもかまいませんが、リストの上位にあり、他の項目と関連をもっているものから、はじめてみるのがよいでしょう。おそらく、その項目は、あなたの人生をかなり縛っているものであるはずです。それでは、あなたの問題を空欄に書き込んでいってみてください。ただし「その苦痛が消えてなくなったら、どうなるか」ということについては、まだ書き込まないでください。

　次に、「その苦痛が消えてなくなったら、どうなるか」について考えてみましょう。このエクササイズの大切なポイントは、自分が抱えている問題に悩まなくなったその日に、何がしたいかということを考えることではありません。「うつがきれいさっぱりなくなった。じゃあ、ディズニーランドに行こう！」と言って、お祝いをすることではありません。大切なのは、もし感情的苦痛に関連する「もがき」や「あがき」が、もう問題ではなくなったとしたら、あなたの人生がどのように変わっていくかについて、もっと広く考えることなのです。しかし、あなたは、この考え方をしっかり理解できなくても、まだ気にすることはありません。この本の中で、このことについて、もっと本格的に取り組みます。ここでは、直感的にやってみましょう。あなたにとって、何が本当の問題であるのか、ということについて、あなたはどう考えているかという意見をもっているはずです。それに集中してみてください。

　では、考えやすくするために、3つ例を挙げてみましょう。

・もし怒りが私にとって、たいした問題でなくなったら、**もっと親密な人間関係をもてるだろう**。

・こんなにひどいストレスがなければ、**もっと自分の得意とする分野で一生懸命に仕事をして、つねに夢見ていた仕事を見つけ出そうとしているだろう**。

・こんなに心配性でなかったとしたら、**人生をもっと十分に旅し、積極的に楽しんだだろう**。

　では、さきほどの空欄に戻って「あなたの苦痛が消えてなくなったら、どうなるか」ということについて書き込んでみましょう。自分自身に正直になって、本当にあなたがどうなりたいかを考えてみましょう。あなたにとって何が価値あるものかを考えてみてください。あなたの人生に意味のあるものとは何かを考えてみましょう。

　では、もう一度やってみましょう。しかし、今度は、別の苦痛を使ってみましょう（あなたの「苦悩のリスト」のすべてについて、やってみてもかまいません）。今度は、最初に選んだものとは違う領域で、あなたの人生の違った部分に影響を与えている項目を選んでみましょう（それについて実際に考えてみると、思ったほどには違わないことに気づくかもしれません）。

もし、＿＿＿＿＿＿＿＿＿＿＿＿＿＿＿＿＿＿＿＿＿＿＿＿＿＿＿＿＿＿＿＿＿＿＿が

私にとって、たいした問題でなくなったら、

私は＿＿＿＿＿＿＿＿＿＿＿＿＿＿＿＿＿＿＿＿＿＿＿＿＿＿＿＿＿＿＿＿＿＿＿

＿＿＿＿＿＿＿＿＿＿＿＿＿＿＿＿＿＿＿＿＿＿＿＿＿＿＿＿＿＿＿するだろう。

もし、私が＿＿＿＿＿＿＿＿＿＿＿＿＿＿＿＿＿＿＿＿＿を抱えていなかったら、

私は＿＿＿＿＿＿＿＿＿＿＿＿＿＿＿＿＿＿＿＿＿＿＿＿＿＿＿＿＿＿＿＿＿＿

＿＿＿＿＿＿＿＿＿＿＿＿＿＿＿＿＿＿＿＿＿＿＿＿＿＿＿＿＿＿＿するだろう。

苦痛から生まれる問題：再考

あなたが抱える、ありとあらゆる問題は2種類の苦痛から生じています。それが、このエクササイズをしてみて気づいたことではないでしょうか。苦痛を作り出しているのは、不安、うつ、心配といったことだけではないのです。「自分が思い描いている人生を送っていない」ということも、苦痛を生み出しているのです。「この苦痛さえなかったら、あんなことやこんなことをしてみたい。でも、この苦痛がある限り、したいことなんか、できやしない」と思ってしまうからです。

「苦悩のリスト」で書き出した問題は、「〜がある」という苦痛と呼ぶことができます（つまり、それがなくなってほしいと思う問題のことです）。対人不安は、「〜がある」という苦痛の一例であると言えます。対人場面であなたが感じる不安は、そこに「ありありと存在している」からです。そのような不安は消えてなくなってほしいと思うでしょう。しかし、それを打ち消そうとどんなに努力したところで、それは消えてなくなることはありません——これが「〜がある」という苦痛なのです。

「問題が消えてなくなったら、こうなれるのになぁ」ということは、「〜がある」という苦痛とは別の種類の苦痛です。それは「〜がない」という苦痛と呼ばれるものです。たとえば、さきほどの対人不安の人について考えてみましょう。たぶん、この人は、他人とかかわることに、本当に価値があると考えています。しかし、不安が強すぎて、そうすることができないのです。他人とかかわりたいと強く願っているのに、それが叶わない。つまり、他人とのかかわりは、そこに「ない」のです。これが「〜がない」という苦痛です。あなたは苦痛の上にさらなる苦痛を、苦悩の上にさらなる苦悩を重ねてしまっているのです。つまり、あなたは、自分の思考、感情、身体的な病気といった直接的な（一次的な）苦痛に対処しているだけではないのです。あなたは、その苦痛によって、実際に送りたい人生から遠ざけられ、そして、それによって生じた「別の（二次的な）」苦痛にも向き合わなければならなくなっているのです。

それでは、あなたに、次のようなことが当てはまるかどうか考えてみてください。

「〜がある」という苦痛を避けて生きようとすればするほど、
その分だけ苦痛が増していく。そして、
その増幅した苦痛は「〜がない」という苦痛だ。

ここで、この章の冒頭でお願いしたことを思い出してみてください。あなたには、自分の体験について、公平で、オープンでいてほしいとお願いしました。たとえ、それが論理的に見えなくても、それが本当であるかどうかをしっかり見ていただきたいと。「〜がある」という苦痛を克服しようとすればするほど、「〜がない」という苦痛を感じ

てしまう。もしこれがあなたの身に起こっていることなら、あなたの人生がどんどん狭まっていくように感じられるのではありませんか。それはまるで底なし沼のようなトラップ（罠(わな)）にかかっているように感じられるかもしれません。このような感覚を体験したことがあるのなら、この本がそのような難しい状況から抜け出す出口を見つける手助けをすることでしょう。トラップにかかったような、今までのあなたの生活とは違ったものがあるのです。

価値に基づいた人生を生きる：今までとは違う生き方

多くの場合、私たちは苦痛と一体化しています。「何をするか」ではなく、「どのように感じるか」をもとにして、人生を評価してしまいます。ある意味、私たちは苦痛そのものになっているのです。さきほどやっていただいた２つのエクササイズで、あなたが埋めてみた４つの文章の答えには、今までとは違う人生の「種(たね)」が含まれています。その人生とは、次のようなものです。

あなたがすることが、
苦痛に関係づけられていないし、
その苦痛を避けることに関係していない、
そのかわりに、
本当にあなたが生きたい人生に深くかかわっている。

この本は、伝統的なやり方で、あなたの問題を解決することをお手伝いしません。そうではなくて、あなたの人生の方向を変え、それによってあなたの人生が、自らにとって価値のある人生になるようにお手伝いします。さらに、苦痛の不必要な増幅を止めることをお手伝いします。そのように方向を変えたり、苦痛の増幅を止めたりすることができたら、今まで、もがき、あがいてきた問題は減っていくでしょう。あなたの人生の前途は開け、活動の幅は広がっていき、もっと柔軟に、もっと意味のあるものになっていくでしょう。

ただし、ここで１つお願いしたいことがあります。それは、この本を読み進め、エクササイズに取り組むとき、「あなたが、価値があると思うものに基づく人生を少しずつ送れるようになってきているか（その可能性や確率が徐々にでも高まっているか）」ということをあなたの指針としていただきたいのです。というのも、今すぐに、今までの人生から抜け出して、別の人生を歩みはじめられるようにはならないからです。その前にやらなければならないことが、たくさんあるのです。なぜなら、あなたのマインドが仕掛けたトラップはそのままになっているので、物事はそんなに簡単にはいかないからです（くれぐれも、マインドがささやくアドバイスを指針としないでくださいね）。

アクセプタンス&コミットメント・セラピー（ACT）では、人に力を与えるようなプロセスを確立していきます。そのプロセスとは、生活をより良くすること、そして厄介なトラップや行き詰まりを少なくしていくことです。少しずつ、一歩一歩、そのプロセスが確立されることで、活き活きとした、価値のある、意味のある人生を歩んでいけるようになるでしょう。

　準備はいかがですか。それでは、はじめましょう。

第2章

言語の"ひみつ"
ことばがあるから苦悩が生まれる

人のマインドとは、いったい何なの？
なぜ、私たちは、窓の外を飛ぶ鳥たちと違うの？
そして、なぜ、私たちはそんなにも苦悩するの？

　このような問いは、太古の昔から（それこそ）人類を悩ませてきました。その答えはいくつかあると思います。そして、この本を読み、体験していくプロセスの中に、その答えのヒントがあるのです。

ことばの持っている特徴とは何か？

　「はじめに」で説明したように、ACTは関係フレーム理論（RFT）[22]に基づいています。そして、人間の行動というものが、かなりの部分、**関係フレームと呼ばれる「双方向の関係性」**が絡み合うネットワークに支配されています。それがRFTの基本的な前提です。このような関係性が、人間のことばや認知のもっとも重要な部分を形成しているのです。そして、それによって、直接体験しなくても、私たちは学習していくことができるのです。たとえば、ネコでも「火のついたストーブは熱い」ということを学習することができます。しかし、ストーブがそのようなものであると知るためには、ネコは少なくとも一度はストーブに触れなければなりません。一方、ヒトの子どもは「熱いストーブに触れたら火傷するよ」と、ことばで教えることができるので、熱いストーブをわざわざ触る必要はありません。外界では、こういった能力がとても有用な「道具」となります。それは、他の道具と比べることができないほどです。しかし、内的な（精神的な）ことに関しては、ことばはそうではありません。逆に、ことばが、私たちの生活をその根本から縛るようになるのです。

　私たちは20年前に、人間の思考の中核となっているものは何か、ということを発見しようとする研究を開始しました。今では、鍵となるいくつかの構成要素を取り出すことに成功できたと考えています。はっきりと言ってしまうと語弊があるかもしれません

が、人間のマインドの「中核となるもの」を発見できたと考えています。ヒトは、物事をさまざまに関係づけて考えていきます。しかし、明らかにヒト以外の動物はそうではありません。この章では、それが具体的にどのようなものであるかを明らかにしていきます。結論を先取りして言うと、ヒトは、自分たちの環境、思考、感情、行動特性、行為などの中にある対象（基本的にはどんなものでも）を、環境、思考、感情などの中にある別の対象（基本的にはどんなものでも）に、ありとあらゆる方法で（たとえば、「〜と同じだ」、「〜と似ている」、「〜より良い」、「〜とは反対だ」、「〜の一部分だ」、「〜による」など）、関係づけをしていくことができるのです。

　この特徴は、ヒトのマインドには欠かせない機能です。というのも、それこそが、進化のプロセスで獲得した重要な財産なのであり、この惑星で、ヒトという種が支配的な役割におさまることを可能にさせたものだからです。物事を関係づけて考えることができるという能力のおかげで、私たちは自分自身の環境を自覚的に分析し、道具を発達させ、火をおこし、芸術を生み、コンピューターを作ったのです。さらには税金というものまでも……。しかし、この同じ能力のために、苦悩も生み出されることになったのです。

◆この考え方はまったく新しいというわけではありません

　かつて、多くの「ことば」に関係する単語（「シンボル」など）はメタファー（隠喩）だったのです。その語源をたどると、その多くが「物事同士を関係づける」ということに焦点が当てられています。たとえば、第1章で使用した"symbol（シンボル）"ということばは、投げる（throw）という意味の古代ギリシャ語の"bol"に由来します。そして"sym"（「同じ」の意）と組み合わさることで、"symbol"が文字どおり「同じものを投げる」という意味になります。そして、マインドがことばを投げるとき（つまり、シンボルを自ら使用するとき）、そのことばは、"refer（「〜を指し示す」の意）"する対象と、ほとんど同じに見えます（ことばを発しただけなのに、まるでそれが実在しているかのように思える）。つまり、"refer"の語源が、この言語の本質的なイメージをよりはっきりと表しているのです。なぜでしょうか。まず、第1章で「苦悩する（suffer）」ということばについて考えたとき、"fer"の語源についてすでにお話ししました。"fer"は「運ぶ（to carry）」という意味です（そのことから「フェリー（ferry）」ということばが生まれました）。そして"re"には「再び」という意味があります。これらを組み合わせると、何かを"refer（言及）"するというのは「何かを再び運ぶ（つまり、運び返す）」という意味になるのです。シンボルを使って何かを指し示そうとすることは、語源的には「何かのことばを発すると、それが自分の手元に運び返されてくる」という意味になるのです。

　こうした古来の常識的な理解は、人間の思考の本質に関する、私たちの研究知見ととても類似しています。私たちがモノやコトを考えるとき、別のモノやコトと関係づけて

いきます。なぜなら、「シンボル」は、指し示しているモノやコトを「運び返す（carry back）」からです。こうしたシンボルが、関係づけの広大なネットワークの中に取り込まれていき、私たちのマインドは生み出され、生涯にわたって拡大していくのです。

以下に示したのは、関係フレームの簡単なリストです。これは完全なリストではありません（完全なリストは何ページも必要としますし、RFTの必要な部分を理解するのに重要なものでもありません）。

関係フレーム
- 等位のフレーム（たとえば、「〜と同じ」、「〜と似ている」、あるいは「〜のような」）
- 時間および因果のフレーム（たとえば、「前と後」、「もし〜ならば…」、「〜による」、「〜の元（素）」など）
- 比較および評価のフレーム（たとえば、「〜より良い」、「〜より大きい」、「〜より早い」、「〜より美しい」など）
- 対象指示のフレーム（話者の視点に関連したフレーム、「私／あなた」、「ここ／あそこ」など）
- 空間のフレーム（「近い／遠い」など）

実は、私たちが「マインド」と呼んでいるものは、このレパートリーのことを言っているだけにすぎません。そして、このレパートリーは学習によって獲得されていきます（決して最初から完全に備わっているものではありません）。そして、それによって、物事を捉えることができるようになるのです。

エクササイズ 「何か」と「何か」を関係づけてみましょう

一見、無関係な「何か」と「何か（別の）」の間に、何らかの関係性がいつでも簡単に成立していきます。ここで実際にそれを試してみましょう。それでは、以下の指示に従って、空欄を埋めてみてください。

① 空欄に具体的な名詞を1つ書いてください（どんなモノでも、動物でもかまいません）。

_____

② 空欄に、具体的な「別の」名詞を１つ書いてください。

＿＿＿＿＿＿＿＿＿＿＿＿

③ では、次の質問に答えてください。
 a) ①の名詞は②の名詞と、どんなところが似ていますか？ うまく答えられたら、次の質問に進んでください。
 b) ①の名詞は②の名詞より、どのような点が優れていますか？ うまく答えられたら次の質問に進んでください。
 c) ①の名詞と②の名詞には、どのような親子関係（あるいは上下関係）がありますか？ この質問に対する答えはなかなか出てこないかもしれませんが、じっくり考えてください（きっと出てきます）。

　最後のc)の質問がもっとも難しいでしょうが、粘り強く考えれば必ず答えは見つかります。そして、納得いく回答を思いついたとき、それがどことなく「リアル」に見えてきて、あなたが今考え出した関係性が、その「何か」と「何か」の間に実際に存在し、証明されたもののように見えてきませんでしたか（つまり、たまたま選んだもの同士ではないように見えてきませんでしたか）。

　このエクササイズでわかったことは、次のようなことです。それは、マインドは、どんなモノ同士でも何かしら関係づけることができる、ということです。専門的な用語では、「関係づけ反応」は「任意に適用可能」であると言います。しかし、日常的に「関係づけは自由自在だ」ということを実感することありません。それというのも、関連づけられたモノ同士から導き出された特徴から、マインドがその関係を正当化するからなのです。さきほど実施した簡単なエクササイズからでもわかるように、そのような正当化がいつも「真（正しい）」というわけではありません。実際のところ、ありとあらゆるモノ同士が「親子」としての関係性をもっていることなどありません。しかし、あなたのマインドは、そのような関係性をつねに導きだそうとするのです（このことは、第７章の「あなたの物語をもう一度語ってみましょう」というエクササイズに深くかかわっています）。

　◆それは幼児でもできます
　ヒトの場合（それが幼児でも）、さきほどのエクササイズの③−a)のような関係づけを実に自然にやってのけます。これはヒト以外の動物では、まず間違いなくみられません。いわゆる「言語訓練を受けた」チンパンジーでさえも、そのような関係づけがで

きないのです[13]。たとえば、ある想像上の動物に名前があって、その動物がある鳴き方をするということを幼児が学んだとしましょう。あなたは、その子に、この想像上の生き物の絵を見せながら、「これが、ガブガブよ。『ガブガブ』って言える？」と教えたとしましょう。そして、その子がそれを言えるようになったら、同じ絵を見せて、「こいつは『ウー』って鳴くんだよ。『ウー』って言える？」と教えたとします。

　この例には、3つの関係のネットワークがあります。それは、①想像上の生き物の絵、②その生き物の名前（ガブガブ）、③その生き物が発する声（「ウー」）の3つです。この3つの関係性は、①（想像上の生き物の絵）を頂点とした三角形として描くことができます（図2.1参照）。ここでのポイントは、私たちが2つの関係性しか教えなかったということなのです。つまり、①→②（「絵」→「その生き物の名前」）、①→③（「絵」→「その生き物の鳴き声」）という2つの関係だけです。

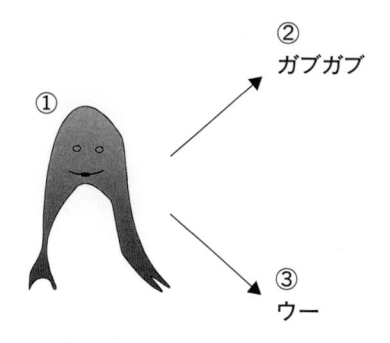

図2.1：ガブガブの絵（図中のイラスト：①）、名前（「ガブガブ」：②）、鳴き声（「ウー」：③）の関係性
絵を見せて「ガブガブ」と言う（①→②）、絵を見せて「ウー」と言う（①→③）というトレーニングが直接行われた。

　ヒトの幼児やチンパンジーのような複雑な生体（有機体）は、このような関係性を学習することができます。しかし、ここから先が、ヒトとチンパンジーとは違ってきます。ヒトの場合月齢14～16カ月で（もしかすると、もっと早いかもしれません。科学者たちはいつからこの能力が発揮されるかということを今も明らかにしようとしています）、学んだ方向とは逆の関係性も、自然と理解することができるようになります。つまり、想像上の生き物の絵をいろいろ見せて、「ガブガブは、どれ？」と聞くと、その子はガブガブと教えられた絵だけを指し、他の生き物の絵を指さすことはないでしょう。ヒトは、これを直接教えられなくてもできるようになるのです。その子は、その絵が「ガブガブ」ということばを指し示すということだけでなく、「ガブガブ」ということばがその絵を指し示すということもわかっているのです。

　以上のようなことは、あまりに当たり前すぎて「どこがいったい重要なのか」といぶかしく思うかもしれません。しかし、研究によると、このプロセスは「ヒトはどのようにして思考するのか」という問いだけでなく「ヒトはなぜ苦悩するのか」という問いに関するもっとも重要な部分に関係しているのです（これについては、後ほど説明します）。関係性を反転させる（A→BならばB→A）という能力は、この絵と生き物が発する声との間の指示対象関係についても同様に可能です。この年齢の子どもに「どっ

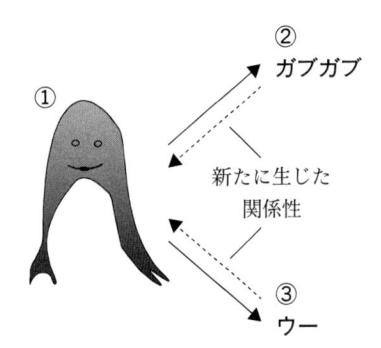

図2.2：関係性のネットワークの拡大
「ガブガブは、どれ？」と言われて、その絵を指さす（点線の②→①）、「『ウー』と鳴くのは、何？」と言われて、その絵を指さす（点線の③→①）という関係性が、直接にトレーニングしないで生じた。

ちが『ウー』と鳴くのかな？」と尋ねたら、ここでもガブガブの絵を指さして、別の生き物の絵は指さすことはないでしょう。

ここまでで、私たちは、2つの関係を直接教えただけで、4つの関係を成立させることができたわけです。つまり、この例では、①→②（「絵」→「ガブガブという名前」）、②→①（「ガブガブという名前」→「絵」）、①→③（「絵」→「ウーという声」）、③→①（「ウーという声」→「絵」）の4つとなります（図2.2参照）。

そして、およそ月齢22〜27カ月で、ヒトの子どもは、これらすべての関係性を関係づけするようになる（反転する関係性も含めて）と言われています[37]。「ガブガブは、なんと鳴く？」と聞くと、子どもは「ウー」と答え（②→③）、「『ウー』と鳴くの、誰だ？」と聞くと、「ガブガブ」と答える（③→②）でしょう。子どもは、先の4つの関係性を生み出すだけでなく、この三角形の中にある、まだ教えられていない2つの新しい関係性も生成させることができるのです。この想像上の生き物をあらわす絵はガブガブだと教えられ（①→②）、そしてその絵は「ウー」という声を出すのだと教えられました（①→③）。しかし、ガブガブということばと「ウー」という声との間の関係性（②→③、③→②）は一切教えられていないのです。それにもかかわらず、子どもはこの関係性のネットワークをつなぐことができるのです。ここに、この三角形のすべての「辺」が閉じて、完全な三角形となったのです。教えられた2つの関係性から、6つの関係性が生成されたわけです（図2.3参照）。

さらに、これらの事象のうちの1つが何か怖いもの、あるいは楽しいものに関係づけられると、関係づけられた他の対象もすべて怖いもの、あるいは楽しいものになります。たとえば、あなたが「ウー」と言ったときに、誤っておむつのピンをその子に引っかけてしまい、その子はそのとき大泣きしたとしましょう。そのような体験をした後、その子は、ガブガブと言われたり、ガブガブの絵を見せられたりすると、泣くようになるかもしれません。逆に、はじめて「ウー」と言われたときに甘いものをもらったら、「ウー」という声が聞こえたときには何かおいしいものをもらえると期待するかもしれません。

これまでの研究では主に「〜と同じ」という関係性が検討されてきました。25年間

におよぶ研究にもかかわらず、ヒト以外の生き物でも、十分訓練すれば、何にでも適用できる「〜と同じ」という関係性を作り出すことができるかどうかについては、未だに統一的な見解が得られていません[21]。ヒトは成熟するにしたがって、この章で挙げたような比較関係や因果関係など、他の多くの関係フレームを学んでいきます。そして「ヒトは、どのようにして、これらの関係フレームを作り出すのか」ということがRFT研究の主なテーマなのです。今では、そういったいろいろな関係

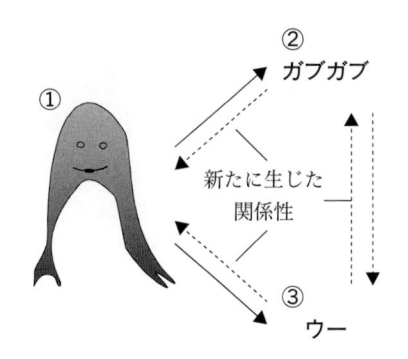

図2.3：ガブガブの絵、名前、鳴き声という3つの関係性が完全に確立した状態
直接にトレーニングしないで、「ガブガブ」という名前と「ウー」という鳴き声との双方向の関係性が生じた（点線の②→③、点線の③→②）。

性を、それを未習得な子どもにも教えられるようになってきています[2]。しかし、今ここで大切なのは、ヒトがこのような関係性に基づく思考を、自然に行えるようになるということです。そのようなことができるために、人間という存在は、自分の住む世界を根本から変えることができるのです。

　個々に学習される関係性（たとえば、「〜と同じ」「〜より（大きい）」「〜の反対」など）は、どれも図2.3の三角形のように関係性を生成し、ネットワークを形成していきます。しかし、特定の関係性やネットワークの内容は、それぞれに異なっています。たとえば、「〜の反対」という関係性を認識でき、「アイス」が「熱い」の反対であり、「アイス」は「ホット」の反対でもあるということを学んだ子どもは、それ以上の訓練を受けなくても、その逆の関係性（つまり、「ホット」は「アイス」の反対、「熱い」は「アイス」の反対ということ）を理解し、それらが複合した関係性（「ホット」と「熱い」は同じということ）も理解することができるようになるでしょう。もし、この子どもが「熱い」コーヒーで火傷したとすると、この子は、「ホット」コーヒーを避けて、「アイス」コーヒーは避けないでしょう。

　以上のようなことが、苦痛を抱えている人にとって、美しい夕焼けさえも心安らぐものではなくなってしまう（第1章でお話ししたように）ということの理由のひとつなのです。たとえ、「うれしい」ということばが「悲しい」の反対であったとしても、「うれしさ」が「悲しさ」という状態を呼び起こすことだってあるのです。というのも、この2つのことばは（たとえ、それが「反対」の関係にあったとしても）、関係づけられていることには変わりないからです。同様に、リラックスがパニックを引き起こすきっかけにもなる（常識的にはリラックスできないからパニックになると考えがちですが）ということの理由なのです[52]。イヌはそうなりません。しかし、ヒトはそうなります。

◆**言語能力が私たちに与えてくれるメリット**

このような関係性を生成させる能力は、たかが7万5千年～10万年ほど前からのものにすぎません。そして、それが洗練されていったのは、それよりもずっと後のこと、つまりごく最近になってからです。その後、書きことばの出現が、出来事同士を関係づける能力を本格的に発展させました。何をシンボルと捉えるかによって変わりますが、その歴史は5千年～1万年程度のものでしかありません。動物の標準からすれば、ヒトは弱く、動きも遅い生き物です。私たちはゴリラのような強さはなく、トラのような牙もなく、チーターのような速さやヘビの毒もありません。それにもかかわらず、過去1万年以上、この惑星を支配してきました。それはなぜでしょうか。それは、このような関係フレームのおかげなのです。

では、ここで、このポイントを明確にするために、おもしろいエクササイズをやってみることにしましょう。

エクササイズ 「ネジ、歯ブラシ、そしてライター」
──あなたなら、どうしますか？

以下の簡単な問題を考えてみましょう。あなたのマインドがそれにどう対応するかを注意深く観察してください。

板にマイナスのネジが取り付けられていて、それを取り外したいとしましょう。そうしたいのに、あなたは普通の歯ブラシとライターしか持っていないとします。さて、あなたなら、どうしますか？ 少し、それについて考え、思いつくことを書き出してください。それは断片的なものでもかまいません。

_____

_____

_____

何も思いつかなければ、歯ブラシはプラスチックでできていることを思い出してください（さあ、自分のマインドを注意深く観察して、思いつくことを書き出してみてください。それは断片的なものでもかまいません）。

_____

_____

_____

　まだ何も思いつかなければ、プラスチックは、石油から作られることを思い出してください（さあ、思いつくことなら何でもよいですから、書いてみてください。それは断片的なものでもかまいません）。

_____

_____

_____

　まだひらめかなければ、プラスチックは溶けるということを考えてください（さあ、自分のマインドの動きを注意深く観察してください）。

_____

_____

_____

　まだ何も思いつかなければ、溶けるとプラスチックは加工しやすくなるということを思い出してください。それによって、マインドに浮かぶ考えを書いてください。

_____

_____

_____

それでも何も浮かばなければ、やわらかいプラスチックは好きな形に変形できることを思い出してください（さあ、自分のマインドの動きを注意深く観察してください）。

_____

_____

_____

まだ何も思いつかなければ、溶けたプラスチックは冷えると固まることを思い出してください。そして、歯ブラシとライターだけを使って、ネジを外すためのアイディアを書きとめてください。

_____

_____

_____

◆どうして、役に立つスキルが、あなたを苦しめることになるのでしょう？

　ネジが固く締められていなくて、溶けたプラスチックがマイナスの溝にうまく入っていれば、めでたくネジを外すことができたはずです（たぶん、歯ブラシの端をライターで熱して溶かし、それが変形できるうちにネジに押し付け、プラスチックが硬くなるのを待ったのではないでしょうか）。では、さきほど、自分が考えたことや書いたものをふりかえって検討してみましょう。

　あなたが考えたことの中に、次のようなものが含まれていたかどうかを検討してみてください。それは、①対象に名前をつけ、その特性を記述した、②時間的な関係（時間的な順序）と、随伴的な関係（もし〜したら…になる）を記述した、そして③予想されたさまざまな結果を比較・評価した、の３つです。自分のアイディアを文字どおり「絵（視覚化）」にすることができましたか？　歯ブラシを見て、その持ち手の端を溶かすということをイメージできましたか？

　このエクササイズを通して、なぜ人間が、この惑星で支配的な種となったのか（よいかどうかは別として）ということを理解できたのではないでしょうか。以下のような関係性（関係フレーム）が、言語を用いた問題解決には欠かせないのです。

① 「対象・出来事」かつ「その特性・性質」
② 「時間」かつ／または「随伴性」
③ 「評価」

　このような３つのシンプルな関係性によって、私たちは未来について考え、計画を立て、結果を評価・比較することができるのです。
　しかし、その逆に、この３つの関係性のせいで（言語がもっている他の関係性のせいではなく）、心理的な苦痛を引き起こす能力を身につけることにもなったのです。対象や出来事の名前とその性質を考えるだけで、それらをつい思い出し、考えてしまいます。たとえば、過去のトラウマを思い出し、それについて語ると、その結果として泣きだしてしまうことがあります。また、ナイフが怖いのは「ナイフには切るという性質があり、それでケガをすることもある」ということをあなたは知っているからです（実際には、そのような場面を体験したことがなくても）。
　「もし〜ならば…」あるいは「時間的な関係」によって、実際には起こらないような悪い出来事も予測できてしまうし、将来に痛みやうつが再びやってくることを恐れ、さらにいつかは誰もが死ぬということを知り、未来を心配するようになります。こういった記号的な時間の関係性の結果として、多くの人が「今、この瞬間」よりも、ことばで記憶している過去、ことばで想像した未来に生きてしまうようになるのです。
　比較や評価の関係性によって、私たちは、たとえとてもうまくやっていても、自分自身の理想と比較したり、不足している部分を発見したりするのです。他人よりもずっと悪いとか、逆にずっと良いとかを考えることもあります。他人からのマイナス評価を気にし（実際には、そんなことを言われたこともないのに）、その結果、社交不安になったりするのです。
　こういったプロセスは、極めて根源的なものです。では、次の悲しいニュース記事を読んでください。その記事に登場する６歳の女の子を思い浮かべてみてください。

　　　フロリダ州ダニア、６月16日（AP通信）── ６歳の女の子が今日、「お母さんと一緒にいたい」と兄弟たちに言い残し、走行中の列車に飛び込み、死亡。当局によれば、その子の母親は病気で余命わずかだった。　　　　　　　　（ニューヨーク・タイムズ、1993）

　２歳までは自殺というものを知りません。しかし、それから数年後には、未来について思い、自分が想像するものを評価することができたとき、死んだほうがマシだと思えてしまうようになります。その瞬間から、ことばは危険な道具となるのです。６歳の子どもが、ママと天国でも一緒にいたいと思い、列車に飛び込めるのだとしたら、あなたのようなおとなは、苦しむのには十分すぎるほどの認知的な道具をもっていることになります。

つまり、ポイントは、

    人間が苦悩するのは、ことばを持ってしまったからだ

ということもできるのです。そうであるなら、問題なのは、

  このように悲しみをも生み出してしまう言語的スキルは、その一方では、
   人間が生きるうえで欠くことのできないくらい重要なものだ。
    だから、それを使うのを止めるわけにはいかない

ということになります。つまり、これが意味するのは、

   苦悩は人間の存在条件として組み込まれている（避けられない）

ということなのです。少なくとも、私たちがそのスキル（これまで言語が果たしてきた役割）それ自体をどのようにうまくマネジメントするかを知るまでは……。

ことばが苦悩を生み出す理由

　通常の問題解決場面では、何か好ましくないことがあれば、私たちはそれをどうにかして取り除こうと思案し、実際にそれを実行に移すでしょう。床の埃（ほこり）が気になったら、掃除機を引っ張り出してくるでしょうし、雨漏りしてきたら、屋根を修繕するでしょう。つまり、人間の問題解決のやり方とは「何か好ましくないことがある場合、それを取り除く方法を見つけ、実際にそれを実行に移せばよい」ということです。まさに、これが、さきほど述べた言語的・認知的プロセスが有効である理由なのです。ところが、この方略を自分自身の内面にある苦悩に適用してしまうと、多くの場合、それが逆効果となってしまうのです。

◆自分の考えを抑え込もう（抑制しよう）とする

　何か好ましくない考えや思いが浮かんでいたとしましょう。あなたは、それに対して言語的な問題解決の方略を適用しようとするでしょう。たとえば、そういった考えや思いが浮かんだとき、そのことを考えないようにするのではないでしょうか。その結果として、どんなことが生じやすいかについて、実に多くの文献があります。ハーバード大学の心理学者、ダン・ウェグナー（Dan Wegner）[60]によれば、考えないようにしようとすると、それからしばらくの間は、その考えが頭に浮かぶ頻度が減ります。しかし、すぐに、以前よりも頻繁にそれが想起されてしまうようになる、ということなのです。

第 2 章　言語の"ひみつ"：ことばがあるから苦悩が生まれる　43

そして、その考えや思いが、自分自身の中で膨らんでいき、さらに反応（考えや思い）を生起させやすくなっていくのです。つまり、考えを抑え込もう（抑制しよう）とすることは、事態をさらに悪くするだけなのです。

エクササイズ　真っ白な消防車

では、ここで実験をしてみましょう。考えを抑え込もうとすることが、実際にうまくいかないかどうかを確かめてみるのです。

1. まず「真っ白な消防車」のイメージをありありと思い浮かべてください。過去数日間、真っ白な消防車のことを、何回考えたことがありましたか。空欄に、その回数を書いてください。

　　　　　　　　　　＿＿＿＿＿＿回

2. 次に、時計を取り出してください。そして、数分間（5分間が理想です）、「真っ白な消防車」を一瞬たりとも考えないように、最大限の努力をしてください。真剣にトライしてください。終わったらこの頁に戻ってきてください。

3. 考えないようにと努力している最後の数分間に、一瞬でも「真っ白な消防車」について考えてしまった回数を以下に書いてください。

　　　　　　　　　　＿＿＿＿＿＿回

4. それから、再度、時計を取り出して数分間（5分間が理想）、頭に浮かんだことを（何でもいいので）考えてください。終わったら、ここに戻ってください。

5. 自由に考えている間に、最後の数分間で、一瞬でも「真っ白な消防車」について考えてしまった回数を以下に書いてください。

　　　　　　　　　　＿＿＿＿＿＿回

「真っ白な消防車」のことを考える回数が増えたのではないでしょうか（ほとんどの方がそうなります）。それを頭から消そうとしているときには「真っ白な消防車」のこ

とを頭から追い出すことができたかもしれません。しかし、それがうまくいかなくなり、急にそれを考えてしまう回数が増えてしまいます。短時間は考えるのを抑制できたとしても、ある時点でそれができなくなります。いったんそうなると、考える回数が劇的に増えていきます。このことは単に「真っ白な消防車」を思い出したということとは違います。統制された実験研究によれば、参加者が消防車について言われただけで「それについて考えないようにしてください」という教示がなかった場合には、考える回数は増加しませんでした。

　何かを考えないようにしようとする場合、人は「Xについて考えるな」という言語的ルールを作り出して、それを行おうとします。しかし、このルールにはXが含まれています。そのため、ちょうど「ガブガブ」という声が想像上の生き物のイメージを呼び起こしたように、そのルールはXを思い出させることになるのです。そのため、自分の思考を抑制しようとするときには、他のことを考えなくてはならないだけでなく、それを行っている理由について考えることも同様に控えなければなりません。しかし、その努力がうまくいっているかどうかをチェックしようとすれば、考えないようにしようとしたもの（すなわち、「X」）を考えてしまうことになります。その結果として、結局Xついて考えてしまうことになるのです。つまり、心配事を抑え込もうとすればするほど、その考えや思いが増殖していってしまうのです。

　あなたが強迫的な考えや不安を抱えているとしたら、おそらくこれは、おなじみのパターンなのではないでしょうか。研究によれば、強迫観念のない人も、強迫観念をもつ人と同じように、時々、奇妙で煩わしい考えをもってしまうことがある、ということです[49]。それでは、それが強迫観念になってしまうのは、なぜでしょうか。その理由として、深刻な強迫観念をもつ人ほど、その考えを考えないようにしようと努力している、ということが挙げられています[39]。一般的な人でも、あることを考えないようにと言われた場合、「考えてはいけない」と言われたその考えを考えはじめてしまいます[39]。

　それでは、今度は、あなた自身の苦悩に影響を与える考えから1つ選んで、次のエクササイズをやってみましょう。

エクササイズ　その考えについて考えないように！

　さまざまな心理的問題も、考えるという行為と関係しています。そのため、心理的に格闘している場合、あなたの痛みの原因となる思考が繰り返し生じることになります。たとえば、あなたが落ち込んでいる場合、「私は価値のない人間だから、誰も私を愛し

てなんてくれない」とか、単に「うつ症状は、いつになったら消えるのだろう」と考えるかもしれません。あなたが全般性不安障害に苦しんでいるとしたら「用心に用心を重ねることだけが安心でいられる方法なんだ」という考えをもっているかもしれません。それでは、ここで、今抱えている苦悩に影響を与えている思考を1つ選んでみてください。今まで使ったものでもかまいません。もし可能なら、考えついたことを短い文や簡単なフレーズにして言ってみてください。この文やフレーズが頭に浮かんだら、このエクササイズをやってみてください。

1．空欄に、あなたの苦悩に影響を与えている思考を1つ書いてください。

_____

2．先週1週間で、何回それを考えましたか（正確にわからなければ、だいたいで）。

_____回

3．それでは、再度時計を出してください。数分間（ここでも5分間が理想）、それを考えないように一生懸命に努力してみてください。それが終わったら、ここに戻ってきてください。

4．それを考えないようにしている間、一瞬であっても、そのことを考えてしまった回数を書いてください。

_____回

5．さらに5分間、何を考えてもよい時間を設定してください。それが終わったら、ここに戻ってきてください。

6．それでは、今の「何を考えてもよい時間」中に、1で取り上げた苦悩に影響を与える思考を、何回考えてしまったでしょうか。その回数をここに書いてください。

_____回

　自分の思考を抑え込もうと努力しはじめたとき、どんなことがあなたの身に起こりましたか。その思考が、大したことではないように感じられたり、脇に押しやられたよう

になったり、さらには思い浮かべなくなりましたか。あるいは、逆に、さらに混乱してしまったり、無視できないような大きなものになったり、何度も思い浮かべるようになったでしょうか。あなたの感じ方が、後者であれば、このエクササイズは重要なものであったと言えるでしょう。つまり、好ましくない思考を取り除こうとする努力は、たいてい役に立たないか、それを悪化させる可能性すらあるのです。ただし、統制された実験研究で扱われているような「真っ白な消防車」のような恣意的な思考においても、同じようなことが生じるとは限りません。なぜなら、個人的でネガティブな思考のほうがすでに慢性的な思考抑制の対象となっていることが多いからです。そして、そのネガティブな思考は、すでにかなりの頻度で生じているからです。

◆思考にとって「真」であることは、感情にとっても「真」となります

これと同じプロセスは、感情についても生じます。悪い感情（たとえば苦痛）を感じないように努力すると、その感情をより強く感じてしまうようになるだけでなく、以前は何でもなかった出来事に対してもイライラするようになります[8]。このようなことは、子どもをもつ親なら、誰でも経験があるのではないでしょうか。子どもがうるさくてイライラしていて、そのうるささを無視しようとすると、かえってそれが気になるようになり、ついにはちょっとしたことで怒りを爆発させてしまうものです。

さらに、感情は思考と結びついています。研究によれば、感情を残したまま思考を抑え込もうとすると、最終的にはその感情が思考を呼び起こしてしまいます。つまり、抑制しようとする対処方法が、思考と感情の両方を呼び起こしてしまうのです[62]。

たとえば、あなたは最近体験した喪失（たとえば友人の死）が悲しく、そのことを考えないようにしているとしましょう。あなたの人生からいなくなってしまったその友人のことを頭から追い払おうと、好きな音楽をかけたりするかもしれません。結果は、どうなるでしょうか。ついには、悲しくなっただけで、その友人の死を思い出してしまうようになります。さらには、その好きな音楽があなたを悲しい気分にさせ、亡くなった友人を思い出させるようになります。ある意味で、苦痛を感じないようにすることで、逆にその苦痛を増幅させてしまうことにもなるのです。

◆考えることのトラップと行動の先有傾向

最後に、同じようなことが「行動の先有傾向」にも当てはまります。行動の先有傾向とは、考えただけで、一連の身体的・心理的な出来事（私たちに決まった形で反応させる）が生じるという、あらかじめプログラムされた行動のことです。

たとえば、アマチュア・ゴルファーなら誰でも知っていること。そうです、プレッシャーのかかった場面でパットをしようとしたときに生じる悪夢……。ある研究者たちは、次のような研究で、そのゴルファーの悪夢を検討しました。その研究者は、実験参加者に対して、床のある一点の上で振り子（ひもにおもりがついたもの）を持たせ、絶対に

動かさないように、とくに前後に動かさないように指示を出しました。さて、その結果はどうなったと思いますか？　結果は、その振り子は、左右でなく、かえって前後に振れてしまう、というものでした。これは「前後に動かしてはいけない」と考えることで、それに関係する筋肉がかえって動かされてしまう、ということによるものです[61]。この効果は、プレッシャーのかかった状況でとくに生じます。また、プレッシャーを「どこかに消えてくれ」と必死に願うと確実にそれは強くなっていきます。

　高所恐怖症の人は、これに心当たりがあるのではないでしょうか。とても高いところから崖を見下ろすと、自分が不安定になったり、何か見えない力で引っ張られるような感じになったりします。「そうならないように」と思えば思うほど、なおさらです。つまり、このような効果は、その人の頭の中だけのことではない、ということです。つまり、あなたの恐怖が何らかの筋肉を動かし、それによって崖のほうに身体が動かされるのです。その結果、不安定な感じになるというわけです。

あなたがこれまでしてきたこと

　あなたは、苦悩の原因を取り除く方法を見つけようとして、言語的に問題解決をしようしてきたのではないでしょうか。この本を開いたということは、その試みがうまくいっていなかったということなのでしょう。あなたが格闘している苦痛を取り除く方法、あるいはそれに対抗する方法として編み出してきたさまざまな対処テクニックは（先述したエクササイズでも体験した）言語に基づく問題解決行動と同じ部類の行動です。

　このことをもう少し注意深く検討してみましょう。苦痛に関連する思考や感情、身体的感覚を抑えつける、もしくは軽減させ、消滅させ、制御し、あるいはそれに対抗するために、あなたはどんな行動をとりますか。苦しみを感じないようにする方法として、あなたが使う「儀式」と言えるような習慣をすべて考えてみてください。もし、あなたが強迫性障害（OCD）に苦しんでいるのなら、この儀式的な習慣は極端なものになっているでしょう。たとえば、ひっきりなしに手を洗うという行動がそれに当たります。また、職場から家に帰る途中で感じたイライラがなかなかおさまらず、それを紛らわすために夜中にテレビをつけっ放しにするといった簡単な行動も、それに該当すると言ってよいでしょう。また、あなたの対処行動は、思考抑制や合理化といった純粋に心理的な行動であるかもしれません。あるいは、苦痛をなくすために、強迫的な運動、習慣的な喫煙、あるいはリストカットするといった意図的な自傷行為といった身体的な行動であるかもしれません。あなたがしている儀式的な習慣を洗いざらいすべて（多かれ少なかれ誰でもそういったことをやっています）、以下のエクササイズで検討していくことにしましょう。

エクササイズ　対処方略のワークシート

　まず、次頁の「対処方略ワークシート」を見てください。次に、このシートの使い方についての説明を読んでください。最初に、左端の欄に、苦しい思考あるいは苦しい感情を書いてみてください（第1章で作成した「苦悩のリスト」からもってきてもかまいません。また、今ここで、整理してみたい強い思考や感情があるようでしたら、「苦悩のリスト」にないものでもかまいません）。

　次に、左から2番目の欄に、その苦しい思考や感情に対処するために使用したことのある方略を1つ書いてください。それが終わったら、その対処方略を2つの「効果」で評価してみてください。1つ目の「効果」は、自分の対処方略が短期的にどれくらい効果的だったか、つまり、その行動によってどの程度それが改善したか、ということです。2つ目の「効果」は、その方略が長期的にどれくらい効果的だったかを評価します。

　自分の苦痛について考えたり、感じたりすることによって、苦痛全体がどれくらい強くなったか、ということについて考えてみてください。あなたの対処行動が、最終的には苦痛を軽減したでしょうか。短期的効果、長期的効果についてそれぞれ5段階評価でつけていってください。「1」は「まったく効果なし」、「5」は「非常に効果あり」という評価です。しばらく、その評定作業をしてください。あとで、この章の中で、さらに詳しくその意味を検討していきます。

　たとえば、「苦痛な思考や感情」の欄に、次のような思考を書いた人がいるとしましょう。「私には、生きる意義がわからない」と。そして、その人がいつも使っている対処方略は、ビールを飲みながら、テレビでスポーツ観戦をし、それについて考えないようにするというものだったとします。テレビを見ている間、その一連の対処方略がもつ短期的な効果は「4」と評定されました。しかし、後になって、その思考が以前よりさらに強くなったため、その長期的な効果は「1」と評定されました。

対処方略ワークシート			
苦痛な思考や感情	対処テクニック	短期的効果	長期的効果

「対処方略」の日記

　もし、自分がどんな対処をしてきたかがよくわからない場合には、まず日記の形でその情報を集めるのがよいでしょう。次頁の書式をコピーして、生活の中で心理的な苦痛を感じたときに起きたことを記録するのにそれを使ってください。まず、その状況を書き（何によって、不快な内的体験を呼び起こされたか）、次に自分の中でどんな内的な反応が生じたのかを書き（特定の思考、感情、記憶、身体的な感覚）、さらに、そのときに自分が用いた対処方略（たとえば、自分自身を紛らわす、自分の反応から抜け出す方法を考えようとする、その状況から立ち去るなど）を書き込みます。そして、1週間程度、日記の形でそれを記入してみると、自分がどんな対処方略をとり、それらがどれくらい効果的であったかがよりよく理解できるはずです。

対処方略日記の記入フォーム		
日付	状況	
不快な内面の変化： （思考、感情、内的感覚など）		
悩み／混乱のレベル： （それが最初に生じたときの）		まったく悩まない　　　　　　　　　　非常に悩む 　／混乱しない　　　　　　　　　　　／混乱する 　　　　　1　　　2　　　3　　　4　　　5
対処方略： （内面の変化に対する対処）		
短期的効果		まったく効果なし　　　　　　　　　非常に効果あり 　　　　　1　　　2　　　3　　　4　　　5
長期的効果		まったく効果なし　　　　　　　　　非常に効果あり 　　　　　1　　　2　　　3　　　4　　　5

取り除こうとするときに生じる問題——問題の増幅と悪循環

　今まで検討してきたように、言語による問題解決が自分の内面的なプロセスに適用され、やっかいな思考や感情を取り除く方法を見つけ出そうとすると、それは結果的に、逆効果になります。さらに、それには、もうひとつ重要な理由があるのです。それは、悪い結末を思い浮かべてしまうからなのです。チャレンジしなければならないことがあって、それに不安を抱いているとしましょう（たとえば、スピーチをしなければならない、など）。そこで、あなたは「不安にならないようにしよう。不安になってしまったら、これをうまくこなすことができなくなるから」と考えます。失敗することを考えてしまうと、さらに不安が強くなってしまうというのは、幼児が「ウー」ということばを聞かされていたときに、オムツのピンが引っかかったという経験をすることで、ガブガブを怖がるようになるのと同じ理由です。ネガティブな結末と、そのときの出来事が勝手に関係づけられてしまうからなのです。

　不安というのは、うまくいかないことや屈辱に対するノーマルなリアクションです。問題なのは、言語的な関係性のネットワークによって、このようなネガティブな結末を先取りして現在の状況にもち込むことにあります。たとえば、パニック障害の人は、自分が感じる不安な感情と連動して、混乱し、自制心を失い、自分を恥じ、心臓発作で死ぬといったことまでも考えてしまうことがよくあります。このような思考が、さらに不

安を呼び起こしてしまうのは、彼らが、悲惨なことが起こる可能性があるという想像上の将来と、現在とを関係づけしてしまうからなのです。もし、あなたが不安な状態に陥っているのなら、このようなことが悪循環を招きかねないことをご理解いただけるでしょう。

あなたは絶対にウソをついてはいけません！　さもないと…

　想像してください。あなたは、今、サメがウヨウヨ泳いでいる水槽の上に座らされています。そして、あなたは、世界最高性能のウソ発見器につながれています。ここで、あなたに与えられた課題は極めてシンプルなものです。その課題とは「ゼッタイに不安になってはダメ」というものです。もし、不安を感じてしまったら、この最高性能のウソ発見器が逃さず感知し、スイッチが入り、座っている椅子が180度回転。あなたはその水槽に落ちてしまうでしょう。

　さて、いったい、どうなると思いますか？　まず間違いなく、あなたは不安になるでしょう。パニック発作のときに起こることがまさにこれと同じことなのです。最初に猛烈な不安を感じ、それから恐ろしい結末を想像してしまいます。そして、あなたはそれに反応してしまうのです。そして……カチッ（スイッチが入り）、クルッ（椅子が回転し）、ドボオーン！　あなたは、サメのウヨウヨいる水槽の中へ……。

体験の回避

　言語は苦悩を生み出します。言語が**体験の回避**を生じさせるからです。体験の回避とは、たとえそうすること（回避すること）が長期的には行動的な困難さを引き起こすとしても（社交恐怖のせいでパーティーに行けないとか、気持ちが落ち込んでベッドから出たくないので運動をしない、など）、自分の体験（思考、感情、記憶、身体的感覚、行動的傾向）を避けようとしてしまうというプロセスのことです。科学で検証された心理的プロセスの中でも、体験の回避はもっとも悪いもののひとつです[26]。

　体験の回避は、第1章で議論した「〜がある」という苦痛を人工的に増幅させる傾向があります。しかも、その回避によって、結果的に前向きな行動が少なくなっていくために、体験の回避は「〜がない」という苦痛の原因（その最大のもの）になってしまいます。残念ながら、この方略は、以下の2つの理由で人間の言語に組み込まれてしまっているのです。その理由はまず、言語はその性質上、問題となっているその状況だけでなく、それに対する具体的な対応までも焦点化してしまうからです（第5章で説明する

重要なことです)。次に、言語は、どんな状況でも苦痛に結びつけてしまうことができ、かつ、それを呼び起こしてしまうものです（第1章の「夕日」の例を参照）。そのため、たとえ状況や出来事を生じさせないようにしても、苦痛は生じてしまうからなのです。

　身体の外側では「もし、それがイヤなら、それをどのように取り除くか考えよ。そして、それを取り除け」というのが、的確なルールとなります。しかし、身体の内側では、そのルールはまるで違ったものとなります。それは、

それを生じさせないようにしようとすればするほど、
逆にそれが生じてしまうようになる

というものです。現実的な言い方では、たとえば、不安という感情をもたないようにすればするほど、さらに心配になり、もっと狭く、閉ざされた生活を送るようになるのです。

　ここでちょっと戻って、自分の対処方略ワークシートを見直してみましょう。おそらく、対処方略のほとんどが自分の内面で生じているプロセスに関するものだったはずです。一般的に、こういった対処方略は、自分の内的なプロセスを短期的にはコントロールしますが、長期的にはうまくいかないだけでなく、時には悪化させてしまうのです。

　それでは、次のことを検討してみてください。あなたが個々の対処方略を編み出してきたのは、自分の体験を回避するためだったかどうか、ということです。あなたは、自分が感じていることを感じないようにする、あるいは考えていることを考えないようにする、特定の方法を作り出してきたのではありませんか。気晴らしの活動に没頭したり、自分の考えを合理化しようと奮闘したり、薬物を使って自分の感情を鎮めようとしたりすることで、あなたは苦痛に関係する思考や感情を体験するのを回避してきたのではありませんか。もし、あなたが苦悩を感じているのだとしたら、かなりの時間をこのような気晴らし的な対処方略に費やしているはずです。そのような時間を過ごしている間、あなたは自分の人生を生きていないことになるのです。

◆対処方略ワークシートの評定をあらためて考えてみましょう

　ワークシートを見直してみると、「短期的効果」の項目の評定点が相対的に高く、「長期的効果」は低いことに気づくでしょう。これは危険なトラップなのです。というのも、短期的効果は長期的効果に比べてはるかに手応えを得やすく、かつ、こういった問題解決方略は生活のほとんどの状況で短期的には機能してしまうからです。自分の怒り、心配、失望と戦うために、あなたが考えた対処方略はおそらく、短い間はそのようなネガティブな感情を追い払ってくれるでしょう（そうでなければ、その方略は使われないでしょう）。一方、長期的効果はどうでしょうか？　あなたの対処方略が長期的にあなた自身の状態を本当に変えてくれるでしょうか？

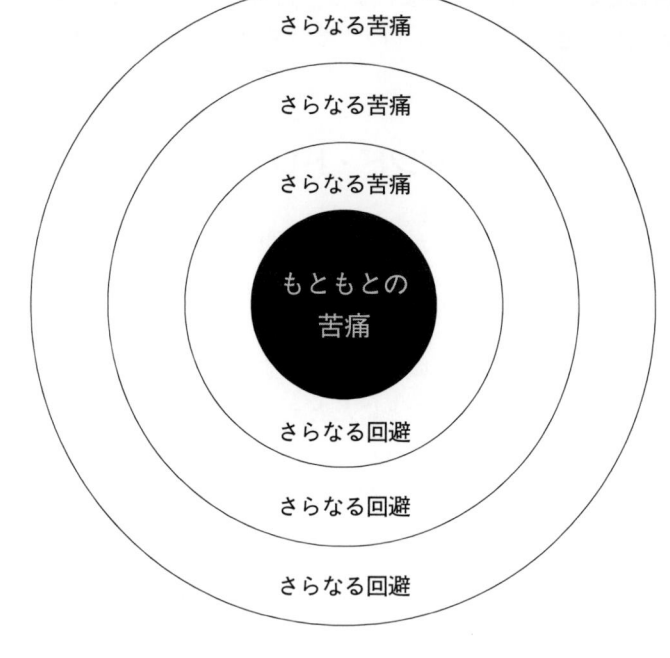

第 2 章　言語の"ひみつ"：ことばがあるから苦悩が生まれる　53

図2.4　回避すればするほど、苦痛が増大する

　おそらく、あなたがこの本を読んでいるということは、あなたの方略が苦悩にもたらす長期的な影響力は極めて小さいものであるか、あるいはそれがほとんど機能しなかったからではありませんか。結局、あなたは、短期的な効果を得ようとして毎日を忙しく過ごしているけれど、長期的に見れば、その努力は報われることはなく、ずっとそれを繰り返していくことになるでしょう。
　このような状況は、図2.4で示したダイアグラム（関係図）のようになります。人間は、もともと苦痛をもっている存在なのです。人生は、本来的に困難（たとえば、病気、貧困、喪失といったもの）を抱えています。しかし、言語が、これらの困難を人間の苦悩という大きなものへと増幅し続けるのです。私たちは、図2.4にある黒い中央をとりまく輪のように、認知的なトラップと回避によって、もともとの苦痛を増大させているのです。

　苦痛に関係している思考、感情、身体感覚から逃れようとすると、それはさらに重大なものとなり、より強く、そして頻繁に発生するようになります。そのような回避は、恐ろしい思考を真に受けてしまっています。そのために、その思考がよりリアルなものとなり、さらにトラップに深くはまっていきます。さらに、その結果、「〜がある」という苦痛が増大していきます。そして、自分の内的なプロセスと格闘している間、人生

はしばらく保留にされたまま（動かないまま）になります。その結果、「〜がない」という苦痛も増大していきます。図２.４の「黒いスポット」がどんどん大きくなっていくのです。

マインド・トレイン

　残念なことに、今まで説明してきた悪循環は簡単に改善することができません。というのも、それは、私たちの言語のノーマルな使い方と深く結びついているからです。人は「自らのマインドの中に生きる」傾向があります。すなわち、言語的なプロセスに基づいて、自分と世界とを結びつけていこうとします。自らのマインドの中に生きるということは、列車（トレイン）に乗ることにたとえることができます。列車はレールの上をそれが敷かれたままに動きます。レールが自分の行きたいところに向かって敷かれているときは問題ありません。しかし、あなた自身が行きたい方向に向かって旅行を続けているのならば、たぶん、この本を読むために停車することはなかったでしょう。望んでいる人生が「レールから外れている」ものである場合、他の選択肢は１つしかありません。それは、列車から降りる方法を学ばなければならない、ということです（少なくとも、時々は……）。

　自分のマインド・トレインに乗ることは、何の気なしにしてしまうような自動的なプロセスです。あなたは、自分のマインドが提供する考えを何の疑いもなく信じています。列車に乗ること自体は、もともと何の問題もありません。私たちは、今まで、ことばを身につけ、そして会話し、推論し、問題解決するといったことを学んできました。いったん、それらのことを身につけてしまうと、マインド・トレインは、あなたの人生にとって永遠に存在するものとなります。そのため、考えたり、思考を生み出したりすることは止められないのです。あなたのマインド・トレインは走り続けます。というのも、言語は多くの場面でとても役に立つからです。しかし、列車が休みなく走るからといって、つねにそれに乗っていなければならない、ということはありません。実際の列車でも、公共のルールに従っていれば、ずっと列車に乗っていることができます。そして、あなたは、その旅行の主人公です。ルールを尊重して、求められれば自分の切符を見せ、決められたシートにきちんと座り、停まるべきところを逃したり、自分の望まない方向に向かっていることに気づいたりしても、騒ぎたてたりはしないかもしれません。

　私たちのマインドが定めたルールと条件は、シンプルですがパワフルです。それは、信じるか、あるいは信じないかに基づいてアクションすることです。そして、自分のマインドに対するリアクションは、同意するか、あるいは反駁するかのどちらかしかありません。残念ながら、どちらのリアクションも自分の考えを額面どおりに（字義どおりに）考えるということに基づいています。自分の思考を、単なる「関係づけ」の絶え間ないプロセスとして見るのではなく、関係づけられた結果として「鵜呑み」にしてしま

い、それをもとにリアクションしています。その場合、それは「事実として」正しいか、あるいは正しくないのか、のどちらかしかありません。

　自分の思考をそのまま「真（ま）」に受けるのなら、あなたは「マインド・トレインに乗っている」状態のままです。つまり、あなたは、自分の思考に対してリアクションしているだけなのです。しかも、その思考は、あなたのマインドが純粋に「それは事実であるから」という理由で、あなたに提供しているだけのものです。同意するかあるいは反対するかは、どちらもルールの範囲内で、どちらも列車を降りることにはなりません。しかし、ルールを破ったとき、自分がこのマインド・トレインから降りたことに初めて気づきます。あなたは、時々、この列車から降りたいと思ったことがありませんでしたか。

　体験とは実際にどんなものなのか。それは、考えるだけでなく、実際に自分で体験してみなければわかりません。マインド・トレインから飛び降りるとはいったいどんなことなのか。それは、やってみなければわかりません。自分のマインドが定めたルールと条件のいくつかを破ってみませんか。どうやったら、その列車から飛び降りることができるのか。そうです、それこそがこの本が伝えたいことなのです。ここで言えることは、いったん、その列車を降りて、自分の足で地面に立つと、

　　　　　言語によって定められたレールに
　　　　ただそのまま乗っかっているのがよいのか

　　　　　　　　　　それとも

　　　　　自分の価値をよりどころとして、
　　　　その方向を選択し、生きていくのがよいのか

ということが、あなたにも見えてくるでしょう。
　ただし、これを学ぶのには時間が必要です。とはいえ、これこそが私たちが進むべき方向なのです！

第3章

回避の誘惑

　あなたが置かれている今の状況は、巨大で醜いモンスターと綱引きしているようなものではありませんか（あなたが、具体的に、うつ、心配、身体的苦痛、悲しい記憶、あるいはその他のネガティブな状況のどれに直面しているかは別として）。しかも、その綱引きには勝てそうもありません。というのも、あなたが一生懸命に綱を引けば引くほど、モンスターもそれに対抗して強く引っ張るからです。あなたとモンスターの間には、底なしの穴があるような感じさえします。そして、その綱引きに負けてしまったら、その穴に落とされ、完璧にダメになってしまいそうな感じもあるかもしれません。だから、あなたは引っ張りに引っ張る、強く、さらに強く！　そして、他の引っ張る方法、もっと良い、もっと強い方法を探します。テコの力を利用しようとして、かかとで穴を掘ったり、筋肉を増強しようとしてみたり……。とはいえ、あなたは「何か別の、もっと効果的な方法があるにちがいない」と思っています……。

　しかし、あなたがやるべきことは、まったく別のことなのです。どんなことだと思いますか。それは、この綱引きに勝つためにすることではありません。あなたがすべきことは、その綱から手を放すための方法を探すということなのです。

なぜ、効果のないことをしてしまうのか？

　悩みを抱えている人が自分の行動を冷静に振り返ることができたら、いかに「体験の回避」が効果的でないか、ということにすぐに気づくでしょう。第2章の対処方略ワークシートを完成させたときのことを思い出してみてください。そこで明らかになったのは「自分の苦痛を避けるためにしてきた行動は、長期的にみれば効果のないものだった」ということだったはずです。もし、それが効果的なものだとしたら、あなたは今、この本を手にしていないでしょう。しかし、それを理解することはとても難しいものなのです。その理由は、少なくとも5つあります。

1．何かをコントロールしようとすることは、身体の外側のことについては、とても効

果的です。そのため、自分の思考や感情についても、同様にそのやり方は効果的だろうと考えてしまいます。

　この点については思い当たる節があるでしょう。以下の空欄に、身体の外側で、意図的な問題解決によって何かをコントロールするのがうまくいった例を挙げてみてください。

_____

_____

_____

　おそらく、外的な出来事をコントロールできたという例を比較的簡単に挙げることができたのではないでしょうか。

2．あなたは「自分の思考や感情をコントロールできるようになるべきだ」ということを教えられてきました。たとえば、まだ幼かったときに、こんなことを言われたのではないでしょうか。「いい加減に、泣きやみなさい。もっと、怒られたいの！」「強い男の子は泣かないものよ！」「怖がるんじゃない！　この意気地なし！」

　それでは、子どものときのことを思い出してください。あなたは「自分の思考や感情をコントロールできるようになるべきだ」という趣旨のことを周りのおとなから言われてきたのではありませんか？　実際に言われたことを以下の空欄に書いてみてください。

_____

_____

_____

3．幼いころ、「おとな」と呼んでいた人たちは、自分の感情や思考をコントロールできているように見えました。たとえば、幼いあなたはとても怖がっているのに、お父さんはちっとも怖がっていないように見えました。あなたはよく泣いたのに、おとなが泣くところをめったに目にすることはありませんでした。そして、上記の2のメッセージと、このことが結びついて、次のようなメッセージがあなたに深く刻まれることになります。そのメッセージとは「周りの人たちがしているように、自

分の恐れや悲しみをコントロールできるようにならなければならない」というものです。では、実際にあなたは自分の感情をコントロールできるようになったのでしょうか。いや、そうではありません。単に「感情的になって、他人に迷惑をかけないように、本当はどう感じているかを言わない」ということを学んだにすぎないのです。

　あなたは、このような体験をしたことがありますか。周りの人たちのほうが自信にあふれていたり、冷静だったり、幸せだったり、感情をうまくコントロールできているように見えた、という例を、以下の空欄に挙げてみてください。

_____

_____

_____

　だんだん自分が成長していくと、周りのおとなたちが感情をコントロールできているというのは単なる幻想にすぎなかったということがわかってきます。幼いときにはわからなかったけれど、父親はそんなに冷静ではなかったり、アルコールに頼っていたり、精神安定剤を常用していたりしていた、なんてことはありませんでしたか。

　あるいは、あなたがおとなになってから、自分の幼少期を振り返ったとき、見た目にはまったく問題を抱えているようには見えなかった友達が、実は内面的にもがき苦しんでいた（自分と同じように）ということがわかった、という経験はありませんか。

　それでは、あなたが幼かったころ、完全だと思っていた人が、実際には苦しんでいた、ということに初めて気づいたのは、いつのことだったでしょうか。以下の空欄に、そのときのことを書いてみてください。

_____

_____

_____

4．おとなになるまでに「とても健康的で幸福な状態でいるために、不快な私的（内的）体験をもっていてはいけない」というメッセージをずっと受けてきたはずです。

たとえば、あなたが今まで見てきたテレビCMを思い出してみてください。ビール、タバコ、向精神薬、南の島へのバカンス、かっこいい車、ファッショナブルな洋服などなど……。このようなCMの多くが、次のようなメッセージを伝えていませんでしたか。「幸福とは、苦痛と関係する思考や感情がまったくなくなった状態を意味します──この商品をご購入いただければ、あなたの気分が良くなり、もっと幸福になれますよ」

このようなメディアからのメッセージやCMを思い出して、以下の空欄に書いてみてください。そして、以下の質問にも答えてみてください──「そこに秘められた『体験の回避』は何だと思いますか？」

_____

_____

_____

5．不快な思考や感情のコントロールは、短期的には有効であるかのように思えるときがあります。たとえば、「自分は無能だ」と繰り返し考えてしまい、それをなんとかしようとして仕事中毒になってしまったとしましょう。仕事をがむしゃらにすることで「自分は無能だ」と感じることから逃れたように見えます。しかし、中毒になるほど仕事をすると、逆にその感情をよりいっそう深めてしまうことになるのです。このプロセスは、第2章で思考抑制の話を取り上げたときにも少し検討しました。もし、あなたがネガティブ感情や思考を抱きながら、それを意識的に覆い隠そうとして、そう思わないように努力をしても、結局「自分には、やっぱりダメだ」と思うようになり、さらに落ち込んでいってしまうのです。

あなたは、このやっかいな思考をなんとかしようと思って、自分が達成した仕事の業績で埋め合わせしようとしたことはありませんか。もし、そのような理由で、中毒になるくらい仕事をしていたら、次にどんなことが起こるか、もうおわかりですね。どんなに業績を伸ばしても満足できないのです。同僚から褒められ讃えられても、全然うれしくありません。褒めてくれる同僚のことをだましているような気分にもなってきます。それというのも、自分だけが「本当のこと」を知っているからです。「もし、本当のことを、皆が知ってしまったら、どうしよう……」と考えていませんか。好意的なフィードバックも（一時的には気分が良いのですが）、結局は虚しい感じがしてきます。これは「インポスター（偽者）症候群」と呼ばれることがあります。だましている人たちから褒められて、気分が舞い上がるような人なんていませんから……。

あなたにはこのような体験がありませんか。周りの人たちから褒められたくて何かをしてみたけれど、結局は、何か違うのではないかと思ったことがあったら、以下の空欄に書いてみてください。

_____

_____

_____

●「体験の回避」は効果的でないことをアクセプトする（受け容れる）

「体験の回避」を止められない理由は2つあります。まず1つ目の理由は「不快なことがあったら、それを除去せよ」というルールが、外的な世界ではとても有効に機能するからです。もうひとつは、「体験の回避」は短期的には効果があるからです。すなわち、内的な体験に「不快なことがあったら、それを除去せよ」というルールを適用すると、短期的にはうまくいくからなのです。

たとえば、ヘビ恐怖症の人を例に考えてみましょう。友達が、皆で動物園へ行く計画を話し合っています。この人は一緒に動物園へ行くことに不安を感じています。ヘビが飼育されているエリアに友達が行くところを想像するだけでもとても怖いのに、自分がそこに行くことなんて、とてもできない……でも、友達と一緒にいたいし、動物園にいるその他の動物は見たい……それでも、結局、その人は、動物園へ行かない口実をなんとか見つけようとしてしまいます。それでは、ここで、あなたがこのヘビ恐怖症の人になったつもりで、以下の質問に対して、どちらか1つ、その回答を選んで、○で囲んでください。

- あなたは、友達と一緒に行かない口実を見つけた直後、どのように感じたでしょうか？

    ホッとした　　　不安になった

- 次に動物園に行くことを避ける可能性は大きいでしょうか、それとも小さいでしょうか？

    大きい　　　小さい

- 今後、この恐怖症は、よりいっそう強くなるでしょうか、それとも弱くなるでしょうか？

　　　　　　強くなる　　　　弱くなる

どちらが答えかは、はっきりしていますよね？
　あなた自身の状況も、このヘビ恐怖症の人と似ているのではありませんか。ネガティブな私的（内的）苦痛を避けようとするたびに、上記の質問に示したようなことになってしまうのです。そのように避けていれば、あなたは苦痛に関係する思考や感情、あるいは身体感覚と向き合わなくてすみます。あなたは、きっと、ホッとするでしょう。そして、自分の苦痛と向き合わねばならない次の機会には、その「ホッとする思い」が同じ方略を使いたいという欲求を強めることになります。しかし、あなたがこのようなことをするたびに、苦痛の中身そのものは強くなっていきます。つまり、苦痛に関係する思考や感情、あるいは身体感覚は、ますます強力になっていってしまうのです。

腹ペコの小さなトラ

　想像してください。あなたは、ある朝、玄関にかわいらしいトラの赤ちゃんがミーミー鳴いているのを見つけました。もちろん、あなたはこの愛らしい小さなトラをペットにしようと家に入れます。ひとしきり、彼（オスだったので）と遊んだのですが、相変わらずミーミー鳴き止もうとしません。「そうか、腹ペコなんだな」。あなたは、真っ赤な血のしたたるひき肉を少し与えました。それがトラの好物だと知っていたからです。あなたは来る日も来る日も、それを与えました。そして、そのペットのトラは少しずつ成長していきました。2年もすると、毎日のエサは、ハンバーグ用のひき肉からバラ肉へ、さらには牛の胴体へと変わっていきました。そして、トラはお腹が空いたときに鳴くのではなく、食事時だと思うたびに、あなたに獰猛なうなり声を上げるようになりました。かわいいペットは、いつしか手に負えない獰猛な獣に変身してしまい、望むものをもらえなければ、あなたを嚙みちぎらんばかり……。ああ、ミーミーと鳴いていたキュートな彼は、どこへいってしまったの……。
　苦痛をなくそうと努力している状態は、このペットのトラのたとえ話になぞらえることができます。「体験の回避」という赤身の肉を与えることで、あなたの苦痛はだんだんと力をつけていきます。つまり、あなたは、苦痛というトラが少しずつ大きく、少しずつ力強くなるのを助けてしまっているのです。このようにエサをやる

> ことは、一見すると賢明なやり方のように思えます。しかし、苦痛というトラは、欲しいときはいつでも「エサをよこせ」と言わんばかりに獰猛なうなり声を上げます。もし、エサを与えないようなら、あなたを食べてしまうかもしれません。つまり、エサを与える度に、苦痛はより大きく、より威嚇(いかく)的になり、さらにあなたの人生をコントロールするようになるのです。

　あなたに考えてほしいのは（そんなに簡単にはいかないかもしれませんが）、このように回避するというやり方は効果的ではない——いや、そもそも効果をもつことなんてありえない、ということなのです。回避すればするほどに、あなたが避けているものがもっと力をつけていくだけなのです。別の言い方をすれば、自分の問題に向き合うことを避ければ避けるほど、その問題は大きくなっていくだけなのです。

◆チャイニーズ・フィンガー・トラップ

　この状況は、幼いころに遊んだことのある「チャイニーズ・フィンガー・トラップ」に似ています（図3.1参照）。このオモチャのトラップ（罠(わな)）は、人差し指くらいの大きさに編んである筒です。両端に人差し指を1本ずつゆっくりと奥まで入れて、その後、それを抜こうとして引っ張ると、その筒が絡まり締めつけられます。力を入れて引っ張るほど、筒は小さくなって、かえって指が抜けなくなっていきます。その筒の素材が頑丈ならば、いったん「ハマって」しまったら、その筒から引っ張って指を抜くには関節を外さないとなりません……。実は、指を抜くには反対のことをすればよいのです。つまり、その筒を引っ張るのではなく、押し込んでみるのです。そうすると、指の周りに隙間ができて、指が簡単に抜けるようになっているのです。

　「人生はチャイニーズ・フィンガー・トラップだ」と考えてみましょう。その場合、問題となるのは、その筒から指を抜こうとすることではありません。そうではなく、自分の人生に「身動きが取れるくらいの隙間」をどれだけ多く作るか、ということなのです。もがけばもがくほど、あなたは逆に身動きがとれなくなっていきます。逆に、もがこうとすることをやめると、新しい選択ができるような余地が生まれてくるのです。

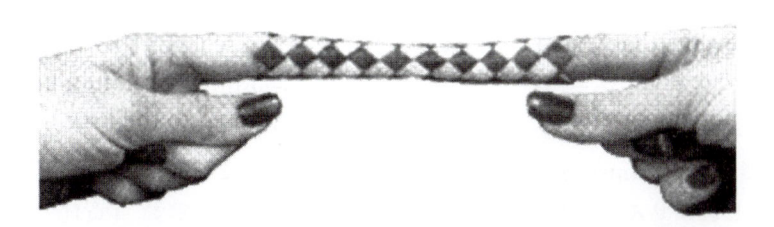

図3.1：チャイニーズ・フィンガー・トラップ

🔵 それでは、何からはじめましょうか？

　まず、一息ついてみましょう。ここまで検討してきたことからわかるように、あなたは今まで「体験の回避」にずっと囚われてきました。とはいえ、あなたは、論理的で理性的な人が誰でもすること、つまり「自分の面倒は自分でみる」ということをしてきただけなのです。ただし、それはいかさまのゲームだったのです。しかし、あなたは、それがいかさまであるとは知りませんでした。だから、あなたに落ち度はありません。そうは言っても効果がないものは効果がありません。いかさまのルーレットにお金を賭けたところで、勝ち目はありません。自分の苦痛についても同じなのです。では、ここで、積極的に一息つくことができるように、以下の文章を読んで、□にチェックを入れていってみてください。

□　自分の「体験の回避」が決して効果をもたらさない、という可能性に向かい合うことができる。

□　今まで、一生懸命に自分の苦痛をなんとかしようと努力し続けてきたことをやさしい気持ちで振り返ることができる。

□　「体験の回避」が効果をもたないからといって、自分を責めたりしない。

　では、以下に、その他の「一息つくためのアイディア」を挙げてみましょう。

＿＿＿＿＿＿＿＿＿＿＿＿＿＿＿＿＿＿＿＿＿＿＿＿＿＿＿＿＿＿＿＿＿＿＿＿＿＿

＿＿＿＿＿＿＿＿＿＿＿＿＿＿＿＿＿＿＿＿＿＿＿＿＿＿＿＿＿＿＿＿＿＿＿＿＿＿

＿＿＿＿＿＿＿＿＿＿＿＿＿＿＿＿＿＿＿＿＿＿＿＿＿＿＿＿＿＿＿＿＿＿＿＿＿＿

◆レスポンサビリティ(責任)とレスポンス・アビリティ(応じる-ことが-できる)

　2つ目として、「応じる-ことが-できる（response-ability）」をアクセプト（受け容れる）してみましょう。「責任（responsibility）」をアクセプトすることと、「応じる-ことが-できる（response-ability）」をアクセプトすることの間にたいした違いはない、と思うかもしれません。しかし、とても大きな違いがあるのです。「責任」をアクセプトすることは、しばしば間接的に「非難・批判（責任を負わせるための）」も含まれま

す。「非難」は、人の行いを変えさせ、正しいことをさせようとするときの動機づけとなります。しかし、「自分が間違っている（自己批判）」という考えをアクセプトさせることが、本当に誰かを変える動機づけになるでしょうか？

エクササイズ 「自分を責める」ことで活力がわいてくる？

　以下の空欄に、今まで経験してきたネガティブな出来事に関して、自分や他人を非難したり、批判したりしたことを書いてください。次に、それが、自分の生活を活き活きとさせ、充足させ、あるいは自由な気持ちにさせるための動機づけとなったり、勇気づけられたりしたかを、1〜10で点数をつけてみてください（動機づけられ、勇気づけられた最大値を10、最小値を1として考えてください）。

非難・批判の例	活力がわいてきた点数　1〜10

自分の人生に起きたネガティブな出来事について、自分や他の誰かを非難したとき、活き活きと力がわくような気持ちになったでしょうか。「活力がわいてきた点数」で高得点だったのは、どのくらいありましたか。このエクササイズをしているとき、活力がわいてきたことなんてなかったのではありませんか。もし、その点数が一貫して低かったら、非難する、批判することがあなたにとって効果的ではないことを意味しているのです。もし、そうすることに効果がないとすれば、明らかに、あなたには何か「別のもの」が必要なはずなのです。

　非難・批判することに代わるもの、それが「応じる-ことが-できる」をアクセプトするということ、つまり「対応できる」ことに自覚的になることを意味します。「応じる-ことが-できる」は、非難・批判することとはまったく関係がない能力です。多くの場合、あなたの苦痛は、誰かのせい（責任）ではありません。いったん母語となる言語体系を身につければ、誰でも苦痛を感じるようになるのです。仮に、悪意をもって、あなたにひどいことをしようと思っている人がいるとしましょう。そのような極端な状況でさえも（レイプや近親相姦など）、あなたは、それによって引き起こされた苦痛に「応じることができる（対応できる）」のです。

　それは、あなたの苦悩をコントロールする「ラジオの2つのダイヤル」のようなものです。2つのダイヤルのうちの1つには「苦痛・不快」とラベルが貼ってあります。苦痛や不快を低くしようと、一生懸命ダイヤルを回して調節しようとするのですが、まったく効果がありません。もうひとつのダイヤルは、ラジオの裏側にあって、あなたは、そのダイヤルがそこにあることを今まで気がつきませんでした（そのダイヤルの名前は、今はまだ秘密です。後の章で明らかにします）。そのダイヤルが裏側にあるために、ついつい手の届きやすい「苦痛・不快」を回してしまいます。そのため、苦痛や不快をコントロールしようとすることをやめることができないでいるのです。

　おそらく、あなたは「苦痛・不快」ダイヤルのコントロールの仕方が書いてあると思って、この本を手にしたのではありませんか。しかし、あなたは、自分の実体験から「誰が、その『苦痛・不快』ダイヤルを調節しているのか？」ということを理解しているはずです。それは「あなた」ですか？　あなたは、ダイヤルを調節して、自分の体験する苦痛や不快を自分の望むレベルに引き下げることができますか？　もし、あなたの答えが「いいえ」であるなら、そのダイヤルは、あなたが「応じる-ことが-できる」ものではないのです。

　では、今度は、自分自身に、次の質問をしてみてください。「ラジオの裏にある、もうひとつのダイヤルを調節しているのは、誰ですか？」。苦痛や不快が生じたとき、それに対して、あなたが何をするのかということは、誰が決めるのでしょうか？　それを決めるのは、他の誰でもありません。それは「あなた」なのです。「応じる-ことが-できる」状態にあるということは、実際に、あなたは何かしら対応できることがある（つまり、あなたは、応じることができる）ということを自覚しているのです。この本の後

の章で、あなたがつねに対応できることを探っていくことにしましょう。

　３つ目として、**思考や感情をコントロールすることに「取って代わるもの」が本当にあるかどうか検討するのをはじめてみましょう**。あなたは、これまでは、不快な思考や感情を何らかの方法で何度もコントロールしようとしてきたのではありませんか。ここであなたに示したいのは、そのような思考や感情をコントロールしようとする努力をやめたら、どんなことが起こるのかを知ってもらいたい、ということなのです。

　しかし、これは簡単なことではありません。というのも、コントロールすることは、人間のマインドにすでに組み込まれているものだからです。ここで、あなたに真剣に検討をはじめてほしいことが１つあります。それは、あなたの体験があなたに語りかけてくることを吟味・検討してほしい、ということなのです。そうするために、これから２週間、次頁のフォームを完成させてください。毎日（日付を忘れずに）、それを記録していってください（２週間分はないので、この頁をコピーしてください）。そして、その日の終わりに、以下の３つのことについて点数をつけていってください。

１．今日は、どれくらいの心理的な苦痛を体験しましたか（もし、その苦痛が、不安やうつのような特定の問題なら「苦痛」という用語の代わりに、より正確な表現を使用してください）。点数は「苦痛なし」を「１」とし、「極めて大きな苦痛あり」を「100」としてつけてください。

２．今日の苦痛に対する点数をつけた後で、今日感じた苦痛をコントロールするのに、どのくらいの努力が必要であったかを点数化してみてください。同じく「努力なし」を「１」とし、「極めて大きな努力あり」を「100」としてつけてください。

３．最後のステップは、今日どれくらい活動的に動くことができた日だったのかを点数化してみてください。もし、毎日が今日と同じようであったなら、あなたの人生はどれくらい活き活きとしたものとなるかについて、同じく１〜100で点数化してみてください。

| **エクササイズ** | あなたの経験が語る・・・ことに耳を傾けてみましょう |

日付　　苦痛　　　　　　　その苦痛に対する努力　　その努力がうまくいったか
_____　_____　_____　_____
備考（感想など）　　　_____

日付　　苦痛　　　　　　　その苦痛に対する努力　　その努力がうまくいったか
_____　_____　_____　_____
備考（感想など）　　　_____

日付　　苦痛　　　　　　　その苦痛に対する努力　　その努力がうまくいったか
_____　_____　_____　_____
備考（感想など）　　　_____

日付　　苦痛　　　　　　　その苦痛に対する努力　　その努力がうまくいったか
_____　_____　_____　_____
備考（感想など）　　　_____

日付　　苦痛　　　　　　　その苦痛に対する努力　　その努力がうまくいったか
_____　_____　_____　_____
備考（感想など）　　　_____

日付　　苦痛　　　　　　　その苦痛に対する努力　　その努力がうまくいったか
_____　_____　_____　_____
備考（感想など）　　　_____

日付　　苦痛　　　　　　　その苦痛に対する努力　　その努力がうまくいったか
_____　_____　_____　_____
備考（感想など）　　　_____

4つ目として、**コントロールに代わるものは、くやしいくらいにさ・さ・い・な・ものである**という可能性を受け容れる余地を作ってみましょう。さきほどのエクササイズで、気づいたことはどんなことでしたか。自分の苦痛との戦いに大きなエネルギーを費やしているのに、その割に生活が活き活きとしていない、というものではありませんでしたか。もし、そうなら、苦痛をコントロールしようとすることは、自分が考えるほど有効ではないのです。しかし、長年、このようなことを繰り返してきたため、苦痛をコントロールしようとすることが、唯一の正しい選択であるかのように思えてしまっているだけなのです。

　（思考や感情を）コントロールすることをやめるには、それほど多くの努力は必要としません。しかし、コントロールをしないようにすることは非常識なことのように思えます。そして、わ・か・り・に・く・い・し・、や・り・が・い・の・な・い・ことのように感じられるかもしれません。というのも、思考や感情をそのままにしておくということは、あなたのマインドがいつもの状態、つまり「言語マシーン（絶え間なく、ことばを勝手に作り続けている）」の状態とは明らかに違うものだからです。
　だからこそ、この本に載っているすべてのエクササイズを、ゆっくり、そして慎重にやっていかなければならないのです。自分の思考や感情をコントロールしようとする無益な努力をしないで、新たにここで提案している方法は、誠実さ、正直さ、懐疑、当惑、慈しみを必要とします。それは、簡単な道ではありません。この新しい道を進んでいくとき、もっとも大切な「旅のパートナー」は、意外にも自分自身の苦痛なのです。自分の苦痛をコントロールしようとし、ネガティブな体験を避けようとして、むなしく費やしてきた努力と時間を振り返り、その惨憺(さんたん)たる結果を思い返してみてください。どうでしょう？　今までとはまったく違うことをやってみませんか。やってみる価値がありそうだとは思いませんか。

🔵 やってみましょう！

　これから、実際にやっていくことにしましょう。でも、その前に、あなたが、今・、ど・こ・にいるのかをちゃんと把握しておかなければなりません。これまでのエクササイズは、まさにそれをはじめるのを手助けするようなものだったのです。ここで自覚的になっていただきたいのは、これまで悩まされてきた思考、感情、身体感覚が、どのような種類のものだったのかということです。そして、それに劣らず重要なのは、こうした思考、感情、身体感覚に対する対処方法について自覚的になることです。
　ここで、すぐに今までと違う別のことをやりはじめるのは賢い方法ではありません。実際のところ、今はまだ何かを変えようとするべきではありません。ただし、自分が今までしてきたことについて、そしてそれが実際にどのような効果をもっていたのかにつ

いて、もっと自覚的になるようにしてください。

エクササイズ　今、あなたが感じたり考えたりしていることは何ですか？

　自分自身の体験について、場合によっては普段、意識していない体験について、（逃げたり隠したりしないで）より注意深く観察してみてください。そうすると、無自覚な体験が自分のマインドにまでしみ出してくることがあります。それは、今まで見てきたとおりです。それでは、この章を終わるにあたって、あなたがこの本を選ぶきっかけとなった困り事について、今、あなたがどのように感じたり、考えたりしているかを以下の空欄に挙げていってみてください。もし、隠れていたものが見えるようになってきていたら、この機会にそれを表現してみましょう。やさしい日の光が降り注ぐテーブルの上に、そっと置いてみるような感じで……。

_____

_____

_____

_____

　これからの章では、あなたが悩んできた苦痛に対して、今までとは違ったアプローチにどんなものがあるかを探究していきましょう。一夜にして、この新しいスキルを身につけることができるとは思わないでくださいね。そのスキルを身につけるのには時間がかかります。それを成功させる秘訣はただひとつ。それは、あなた自身の体験を頼りにすることなのです。私たち（著者たち）は、あなたに「品物を確かめずに買う」ことを勧めてはいません。私たちが提供する、今までとは違ったやり方を信じてください、とお願いしているわけでもありません。私たちは、これからテーブルの上に並べていく、いろいろな新しい提案について、あなたに積極的に検討（ただし、実際に行いながら）していただきたいのです。そして、あなた自身の実際の体験に、その判断を委ねていただきたいのです（決して、あなたのマインドの方には判断を委ねないでくださいね）。

第4章

「何もしない」をする?!
ウィリングネス「超」入門

　この章を読み進めていく前に、やっていただきたいことがあります。まず、時計を用意してください。用意ができたら、誰にも邪魔されない場所に移動してください。そして、そこに腰を下ろします。では、これから「どのくらい長く息を止めることができるか」を計ってみましょう。大きく息を吸います。そのまま、できるだけ長く息を止めてください。何秒止めることができましたか。以下の空欄に、その秒数を書き込んでください。

　　　　　　私は、＿＿＿＿＿＿秒間、息を止めました。

　この章の後半で、なぜ、ここで息を止めてもらったかを説明します。
　さて、最初の2つの章で、私たちは、現在の苦悩と、それに対処しようとする努力について検討してきました。そこでは、人が考えたり感じたりすることにつきものの「落とし穴」についてお話ししてきました。人がことばを使う限り、その落とし穴にはまるものなのです。それは何も特別なことではありません。とくに、不快な内的苦痛について、ことばで考えたりすると、その痛みは逆に強くなってしまいます。私たちは、その落とし穴のことを「体験の回避」と呼ぶことにしました。そして、この「体験の回避」が心理的な苦痛にどのように影響するのかを検討してきました。その結果、「体験の回避」は問題への対処方法としてはあまり役に立たない、ということがわかりました。第3章では「なぜ、この役に立たない方法が、心理的な苦痛に対処する方法として、一般的に使い続けられているのか」についての理由を5つ述べました。
　ここまでで、私たちは「体験の回避」とはまったく異なる対処の方法（従来の意味から言えば、それを対処とは言わないかもしれません……）について、いくつかのヒントを紹介してきました。それは、ウィリングネス、アクセプタンス、「あるがままに、そのままに」といったことばであらわされるものです。この章では、この新たな方法をじっくり検討していきます。なぜアクセプタンスすることがとても重要なのかを説明し、いくつかの簡単な方法で、それを実際に体験していただきます。とはいえ、この章だけ

で、すべてを検討し尽くすことはできません。そのため、この新たな方法をあなたの問題にすぐ適用できるようになるわけではありません。あくまで、この章は、そのための「ほんの入り口」だと思ってください。

　繰り返しになりますが、この章は、これから新たに進んでいく方向にしっかりと踏み出すための簡単なイントロダクションです。そのため、実際に日常生活にアクセプタンスを積極的に適用していく前に、まず取りかからなければならないことがあります。それは、あなたのマインドがどのように行動に影響を及ぼしているか、またその影響をどうしたら断ち切ることができるのか、ということについて理解を深めることです。もちろん、この章以降も、その理解を深めるという作業は継続して行っていきます。

　アクセプタンス（ウィリングネスとも呼ばれます）というスキルは、きっと、あなたがこれまでにどこかで耳にし、実際に体験したことです。そのため、あなたはこのスキルを確実に学ぶことができます。しかし、それは決してあなたのマインドには学ぶことができないものです。そのため、そのスキルを日常生活に適用していく前に、もっとそのスキルについて学んでおくことが必要になります。あなたのマインドは、「今、この瞬間」も、あなたがこの文章を読んでいることをちゃんと意識しているのです。そして、この場合、あなたのマインドはあなたの味方ではないのです。

ルールを適用できない！

　第2章で紹介した、私的な（内的な）体験に当てはまるルールを思い出してください。それは「私的な体験（不安や恐怖など）をもちたくないと思えば思うほど、逆にそれをもつことになってしまう」というものでした。しかし、このルールに関連することで、まだお話ししていないことがあります。それは「このルールがなぜ重要なのか」ということです（第2章では、苦悩に対処するとき、このルールが重要になるとお話ししただけでした）。それでは、マインドとこのルールがどのような関係にあるのかを検討していきましょう。

　このルールが「正しい」（真実である）と仮定しましょう。これまでにあなたが経験してきたいろいろな苦悩に、このルールを当てはめてみましょう。その場合、論理的に考えて、あなたがとるべき対処方法はどのようなものになるでしょうか。数分間、この質問について、あなたのマインドに浮かんだことを次の空欄に書き出してみてください。

_____

_____

_____

_____

_____

　おそらく、あなたは、次のように考えたのではありませんか。

　　　ネガティブな私的体験が減ったり、消えたりするというのなら、
　　　　いくらだって進んでそのネガティブな体験をもてるさ。

　たとえば、あなたの問題が「不安」だとしましょう。あなたは、心配性な自分がイヤでたまりません。そして、たった今、あなたはこの問題に対処するのに役立つルールを読みました。そのルールは「もちたくないと思えば思うほど、逆にそれをもってしまう」というものでした。　このルールは、あなたの不安に対して、どんな意味をもつでしょうか。「マインド」と呼ぶ言語マシーンは、このルールを見て、どんなふうに思うでしょう？　あなたの「マインド」は、次のようにつぶやいてはいませんか。

　　　　　　　そうか。わかった。
　　　「不安になりたくないと思えば、逆に不安になる」
　　　　　　･･････そうか、じゃあ･･････
　「もっと不安になりたいと思えば、不安はなくなる」ということだな。
　　　不安になるのは絶対にイヤだ！　だから、それを試してみよう。
　　もっと進んで不安を感じようとすれば、不安は感じなくなるんだから。

　もし、こんなふうに考えたとしたら、あなたは思考のトラップにかかってしまったことになります。というのも、不安を減らそうとして、進んで不安になろうとしたのなら、結局、あなたは「本当は不安になりたくない」のです。つまり、これを試したとしても、不安はこれまで以上に強くなっていくのです。
　これは、詭弁を弄しているわけではありません。もう一度、読み直してみてください。確かに、逆説的ではありますが、この論理はおかしくはないはずです。このマインドっ

ぶやきは、そもそもマインドにできないことを無理強いしたために、堂々巡りになってしまったのです。あなたが今ここで、進んで不安を感じようとする唯一の理由が「今日、不安を感じれば、明日そして将来は不安を感じなくてもすむ。それから解放される」ということであるなら、残念ながらそれが叶うことはありません。あなたのここでの**ウィリングネス**（正確には、見せかけのウィリングネスにすぎません）が実際に意味しているのは「不安を感じたくない」ということなので、結局のところ「不安をなんとかして感じないように、心理的な苦痛をコントロールしようとすること」と同じになってしまっているのです。これは「不安を感じることにウィリングネスである（不快なものにもいやがらずに積極的に受け容れる）」こととは違います。

　これが、苦痛の原因に対処する方法を習得するのが難しい理由（わけ）なのです。それが難しいのは、多大な労力を要することだからではないのです。それが扱いにくいものだからなのです。それを扱いやすいものにするために、ここで新たな概念をご紹介しましょう。その概念とは「ウィリングネス」です。実際にウィリングネスをこの問題に適用する前に、関連する「アクセプタンス」という概念との違いについてお話ししたいと思います。

アクセプタンスとウィリングネス

　「アクセプト（accept）」は、「とる（take）」を意味するラテン語の「capere」に由来することばです。アクセプタンスは、もともと「受け取る行為」、もしくは「提供されたものを手にする」という行為を意味します。英語では、「アクセプト」は「がまんする」や「あきらめる」という意味をもつことがあります（たとえば、「あぁ、やはり受け容れるしかないのか……」といったように）。しかし、この意味は、私たちがここで扱いたいものではありません。私たちが言おうとしている「アクセプト」の意味は、「防御しないで、『今、この瞬間』、完全に受け取る」というものなのです。

　私たちは、このような「アクセプト」の意味で「ウィリング（willing）」ということばを使っています。ウィリングは、英語の中でもとくに古いことばで「選ぶこと（to choose）」という古代語から由来しています。つまり、「アクセプタンス」と「ウィリングネス」は、次の質問に対する答えとして理解することができるものなのです。

　　　　あなたは、私を丸ごと全部、受け容れてくれますか？

　アクセプタンスとウィリングネスは、なんとかしてコントロールしようとすることとはまるで正反対のものなのです。第3章に登場したラジオの裏にあるダイヤルのことを覚えていますか。そうです。そのダイヤルの名前は「ウィリングネス・ダイヤル」なのです。

　それでは、ここから「あなたは、私を丸ごと全部、受け容れてくれますか？」の本当

の意味を検討していきましょう。

　ウィリングネスとアクセプタンスという語のニュアンスは、たとえば、カシミアのセーターに触れて、その感触をそのまま感じることと似ています。つまり、感情そのままを積極的に受け取る、ということを意味しています。他の喩えで言えば、ことばの響きを感じながら詩を朗読したり、俳優が脚本家の思いを感じながら演技をしたりするように、自分が考えているということを考えながら、それに積極的に反応するということなのです。

　また、「ウィリング」すること、「アクセプト」することは、すでにひとりで観にいった映画に自分の友達を連れていくように、過去の記憶をたどりながら、その記憶に積極的に反応することです。あるいは、朝起きて、全身のストレッチをしながら、体の部分をひとつひとつ感じるように、体の感覚を感じながら積極的に反応することです。ウィリングネスとアクセプタンスとは、あなた自身や、あなたの過去、そしてすでに身につけてきたことに対する穏やかで、優しいスタンスのことなのです。そのようなスタンスがとれるようになると、自分の体験をもっとありありと感じられるようになります。それは、ちょうど壊れやすい器をそっと手に持ち、近くから静かに眺めるのに似ています。

　しかし、ウィリングネスの目標は、気分をよくすることではありません。その目標は、「今、この瞬間」をありありと感じられるようになること、そして自分が価値を置くものに向かってより効果的に進んでいけることなのです。別の言い方をすれば、ウィリングネスの目標は、あなたに湧き上がるすべての感情——たとえ、それがイヤな感情であったとしても、いや、イヤなものであればなおさら——を存分に感じることなのです。そうすることで、あなたは自分の人生をさらに余すところなく生きられるようになるのです。つまり、本質的に、ウィリングネスとは、よりよい気分になる（feel *better*）ように努めることでなく、よりよく感じ（*feel* better）られるようになることに関係しているのです。「ウィリング」すること、「アクセプト」することは、チャイニーズ・フィンガー・トラップから指を引っ張って抜こうとするのではなく、ゆっくりと指を押し入れて隙間を作るように、あなたが生きるために必要なスペースをさらに広げていくようなものなのです（図3.1〔p.63〕参照）。「ウィリング」や「アクセプト」することは、あなたが楽に呼吸できるように十分な余裕を生み出すことなのです。

　ウィリングネスとアクセプタンスというスタンスをとることで、あなたという「家」のブラインドや窓をすべて開け放ち、自由に「人生」と行き来できるようになるのです。これまでの暗く閉ざされた空間に、新鮮な空気と光を送り込むのです。ウィリングネスとアクセプタンスというスタンスをとれるということは、あなたの進もうとする道の途中に、つらい過去という水たまりがあったとしても、それを気にせず、その中をジャブジャブと進んでいけるようになることを意味しています。

　ウィリングネスとアクセプタンスによって、あなたは雲ではなく空であること、あなたは波ではなく海であることに気づくようになります。空がすべての雲を抱くように、

海がすべての波を包むように、あなたはどんな体験も包み込む大きな存在であることに気づくのです。

ただし、このような詩的な比喩(ひゆ)を読むだけで、あなたに何か実質的な変化が起きることはないでしょう。しかし、この詩的表現によって、この本でアクセプタンスを探究していくときに、その目的を感覚的に理解するために役立つのではないでしょうか。

さっきから、自分のマインドが賛成したり、反対したりしているのに気づいたら、それに対して、あなたのマインドに「ありがとう」と言ってみましょう。というのも、マインドが言うこと（「それについては賛成だ、これについては反対だ」）に対して、あなたがいちいち反応することは、マインドの思うつぼだからです（だから、その賛否に関係なく「ありがとう」と言うだけにとどめるのです）。しかし、ウィリングネスとアクセプタンスは、マインドが決して学ぶことのできないものです。幸いにも、あなたは、関係づけたり何かを表象したりといった反応（第2章を参照）以外にも、そのレパートリーをもっています。たとえ、マインドがウィリングネスやアクセプタンスを学べなくても、あなたはそれを学ぶことができるのです。

◆なぜ、ウィリングネスなの？

なぜ、ウィリングネスが重要なのでしょうか。それは、多くの科学的な文献によって、ウィリングネスの有効性が示され、一方ウィリングネスとは正反対の状態を意味する「体験の回避」の危険性が多くの文献によって示されているからです。また、この本が怒り、うつ、不安、薬物乱用、慢性疼痛（また、その他の現代人によくみられる症状や障害）から、話をはじめないのにも理由があります。それは、私たちがお教えしようとしているのは、個々の問題への対処スキルでなく、より幅広い問題に適用できるようになるためのスキルだからなのです。そのスキルは、あなたの生活を変容するための治療的な活動や主体的な努力を全般的に向上させるからです。

私たちは、10年ほど前に「体験の回避」に関する文献を整理してみました[29]。そして、その後も「体験の回避」に関する研究は多くなされています。それでは、ここで、体験の回避というプロセスが、心理的な苦悩に対していかに幅広く適用可能であるかを示すために、いくつかの心理的な問題について検討してみましょう。

身体的苦痛　ほぼすべての慢性的な痛みについて言えることですが、身体的症状（身体的な損傷の客観的診断）は、痛みの程度や失われた機能や障害とはほとんど関係がありません[9]。痛みの程度と機能の度合いの関係もあまりありません。慢性的な痛みと機能的に関係している要因は、①痛みに対するウィリングネス、②その痛みを抱えながらも、価値に基づいた活動がとれる能力なのです[43]。まさに、この2つの要因が、この本がねらいとするプロセスなのです。痛みをどのようにアクセプタンスするか、それをどのように見る（客体視できる）のか、痛みとその痛みについて考えたことをどのように

分離するか（第6章参照）、ということを体得できると、痛みの耐性は飛躍的に向上し[23]、一方、痛みがもたらす障害の発生数や病欠日数などは減少するのです[10]。

身体的なトラウマ、疾病および障害　頭部損傷、脊髄損傷、心臓発作、およびその他の身体的な疾病や損傷に関して、その身体的な病理の程度は、リハビリの成功やその後の機能障害を予測する因子としては非常に脆弱なものです。その予測を可能とするものは、クライエントによる自分自身の状態に対するアクセプタンス、そして自分の困難な状態に対して責任を負おうとするウィリングネスでした[33,44,50]。

　糖尿病のような慢性疾患において、その疾患がもたらすつらい思考や感情をアクセプタンスし、そうした思考や感情をもちながらも具体的な行為をすることにウィリングネスであることが、それをうまくセルフ・マネジメントすることにつながるのです[17]。喫煙などの健康管理上の問題においても、同様の結果が報告されています[16]。ACTでは「不快な感情を受け容れ、思考と距離を置き、そして自分にとってもっとも意味のあることに向かって進んでいこう」というウィリングネスを増大させることによって、よりよい健康のマネジメントを促進するのです[16,17]。

不安　不安になることにウィリングネスが不十分であると、さまざまな形態の不安が生じることが予想されます[28]。たとえば、同レベルの生理学的な覚醒が生じた場合、「体験の回避」が強い人は、不安を進んでアクセプタンスする人よりも、パニックになりやすい傾向があります[30]。この傾向は、「体験の回避」が強い人が、自分の不安な情動を積極的にコントロールしようとしたときに、とくに強くなります[15]。

　また、抜毛癖がある場合、「体験の回避」を示す人たちは、そうでない人たちと比べて、頭髪を抜くことへの頻繁で強い衝動や、それを抑制する能力の低さ、頭髪を抜くことに伴う高い抑うつがみられます[4]。

　さらに、全般性不安障害の人たちは、高いレベルの情動の回避を示す傾向があり[45]、不安の高さと悩みの深刻さの程度は「体験の回避」と相関があります[51]。しかし、ほんのわずかなアクセプタンスをトレーニングするだけでも、そうした人たちには効果があります。たとえば、わずか10分間の実施でも、アクセプタンスのトレーニングにより、パニック障害のクライエントが不安に対してより積極的に向き合うことができるようになりました。一方、思考を紛らわしたり、それを抑制したりするトレーニングは有効ではありませんでした[36]。また、不安障害の人に、チャイニーズ・フィンガー・トラップ（第3章参照）を使った、簡単なアクセプタンスのメタファーを教えたところ、回避や不安の症状、不安に関する思考を低減させることが可能になりました。またその効果は呼吸法を再トレーニングするよりも大きなものでした[14]。

幼少時の虐待とトラウマ　幼少時に虐待を受けた体験は、将来の抑うつと一定の相関

があります。しかし、ウィリングネスの実践は、それらの関係を変化させることが報告されています[41]。このことは、幼少時の虐待が生み出す記憶、思考、感情を積極的に体験しようとしなければ、成人してからも、その慢性的な抑うつを抱える確率が高いということです。しかし、自らの思考、記憶、感情を積極的に再度体験すれば、その虐待の体験が害の少ないものに変化します。同程度のPTSDの人でも、私的な体験を積極的にアクセプタンスしようとする人ほど、時間とともに外傷後ストレスが弱まるという研究があります[40]。

仕事のパフォーマンス　ネガティブな情動体験を積極的に体験しようとする人は、長期にわたって、良好な精神的健康と仕事のパフォーマンスが保たれます。この効果は、仕事の満足度や、情動知能の効果よりもずっと大きなものです[5,12]。

薬物乱用　典型的な薬物乱用は、ネガティブな私的体験を回避したい、という動機から生じています[53]。薬物乱用者が「薬や酒は、自分のネガティブな情動をなくしてくれる」と信じれば信じるほど、再発する危険性も高まっていきます[38]。

うつ　さまざまに分類されるうつ症状の半数近くは、アクセプタンスとウィリングネスの欠如によって説明可能です[28]。

こうした展望は、もっと多くのページを割いて、より詳細な領域について述べていくことが可能です。しかし、ここに挙げた例だけでもポイントを示すには十分でしょう。つまり、どんな感情であろうと、体験に対してウィリングネスであることが、人間の心理的機能のさまざまな領域に対してもっとも重要である、というエビデンス（証拠）が科学的な文献によって提供されているのです。

それでは、ウィリングネスはそれほど重要なのでしょうか。これを伝えるには、科学的な文献に書いてあることよりも、実際に体験した人たちが書いたもののほうが、より説得力があるかもしれません。以下の文章を読んで、そうした体験談があなたにも当てはまるかどうか検討してみてください。

- どうして、ウィリングネスが重要なのですか？
  なぜなら、自分のつらい体験を拒んで、必死にもがき苦しんでも、逆にもっとつらく、苦しくなるように思えるからです。

- どうして、ウィリングネスが重要なのですか？
  なぜなら、自分にとってもっとも価値を置くものを追い求めているときに出合う苦痛から逃げようとすると、価値に沿った行動が私にもたらしてくれる豊かな生

活までも、一緒に逃げてしまうから。

- どうして、ウィリングネスが重要なのですか？
  なぜなら、自分の過去のつらい部分を自分自身から切り離そうとすると、過去に学んだ大切なことまで手放してしまうことになるから。

- どうして、ウィリングネスが重要なのですか？
  なぜなら、そうしないと、活力も失っていくような気がするから。

- どうして、ウィリングネスが重要なのですか？
  なぜなら、ウィリングネスでないとうまくいかない、ということを自分の体験が教えてくれたから。

- どうして、ウィリングネスが重要なのですか？
  なぜなら、痛みを感じることは人として当たり前のことだから。

- どうして、ウィリングネスが重要なのですか？
  なぜなら、「体験の中で生きる」こと、つまり、その瞬間に生きることは、「マインドの中で生きる」ことよりも、潜在的により手応えを感じるような気がするから。

- どうして、ウィリングネスが重要なのですか？
  なぜなら、ウィリングネスではないままでいると、避けている痛みはおさまるどころか、よりいっそう強くなることに気づいたからです。これ以上、同じことを繰り返して、コントロールと回避に振り回されるのはうんざりだから。自分の生き方そのものを大胆に変える、今がその時だ。

- どうして、ウィリングネスが重要なのですか？
  なぜなら、私は、もう十分に悩んできたから。

> **エクササイズ** どうして、ウィリングネスが重要なのですか？

　さあ、今度はあなたの番です。思いつく回答を4つほど書き出してみましょう。抵抗を感じるようなら、ただそれに気づいて、抵抗の感情があることを感じながら、そのままの状態で質問に答えてみましょう。

- どうして、ウィリングネスが重要なのですか？

    なぜなら、_____
    _____

- どうして、ウィリングネスが重要なのですか？

    なぜなら、_____
    _____

- どうして、ウィリングネスが重要なのですか？

    なぜなら、_____
    _____

- どうして、ウィリングネスが重要なのですか？

    なぜなら、_____
    _____

ウィリングネスと苦痛

　ブラウン大学の心理学者、リック・ブラウン（Rick Brown）の研究グループ[6]の報告によれば、苦痛の感情に対して余裕をもつことができない人は、セルフコントロールに問題を抱えるということです。その中で、彼らは、セルフヘルプ本を使って、ニコチン中毒を断ち切ろうとしている慢性喫煙者の治療に取り組んでいます。

　その研究では、慢性喫煙者に対して、本格的に禁煙に取り組む前に3つの課題を与え

ました。その3つの課題とは、①できるだけ長く息を止める、②簡単だけれど紛らわしい計算問題をできるだけ速く、ギブアップするまで行う、③二酸化炭素（CO_2、不安症状を喚起します）をもう吸いたくないという状態になるまで吸い続けることでした。3つの課題すべてを、うまくこなせたほとんどの人が禁煙に成功しました。一方、課題をうまくこなせなかった人の中で、禁煙に成功した人はごくわずかでした[6]。言い換えれば、苦痛を感じないと、自分の健康管理も適切に行えないということです。つまり、体験の回避がじわじわと生活の質（quality of life；QOL）を低下させていくかもしれないというのは、不思議でも何でもないでしょう[28]。

エクササイズ　いやがらずに、自分から、息を止めてみる

　ここでは、不快な情動があっても、そのまま座っていられる能力を高めるために、アクセプタンスを使うことができるかやってみましょう。時計を用意して、2、3分間、邪魔されない場所へ移動して、そこに座ってみてください。この章の冒頭でやったように、息を止めていられる時間を計ります。ただし、今回は、息を止めている間、以下のことをしてください。以下の教示を覚えるまで何度も読んでください。息が苦しくなっても忘れてしまわないように。まだ、始めてはいけませんよ。「**スタート**」という文字を目にするまで、始めないでください。まず、以下の箇条書きの文を読んでみましょう。

- エクササイズ中に、息をしたい衝動が強くなったら、次のことを行ってください。息をしたいという感情が体のどこでわきあがり、そして、どこでなくなったかを正確に感じてください。息をしたい衝動が体のどこで感じられるかを把握してください。

- 息を止めたままでいながら、同時に、息をしたいという感情が、確かにそこにあることを認めてください。ウィリングネスのダイヤルを最大限に回して、感じることだけに集中して、この間、息はしないでください！　この体験は、あなたが普段めったに感じない何かを感じられる貴重な機会だと思ってください。

- 浮かんでくる思考のすべてに注意を向けてください。それらにコントロールされるのではなく、それらを生み出したマインドに「ありがとう」と言ってみてください。あなたが息を止めるのをおしまいにしようと思ったとき、息をさせようとする「ずるがしこい」思考を観察してください。最終的に、あなたの人生の舵を握っているのは誰ですか？　あなたですか？　それとも、あなたの言語マシーン

ですか？

- 息をしたいという衝動のほかに、浮かんでくる情動にも注意しましょう。そして、そうした情動のためのスペースを作ってみてください。

- 身体全体に注意を向け、息をしたいという衝動のほかにも、体にはいろいろな感覚があり、それらが機能し続けていることに注意を向けましょう。

- そのまま、できるだけ長く息を止めてみるという決意とともに、そのままの状態でいてください。息をしたいという衝動が強くなったら、あなたが、その衝動を丁寧にゆっくりと作り上げている様子をイメージしてください。目を閉じて、あなたの体から離れたイメージの中で、その衝動をもう一度作ることができるかを試してみましょう。同じように、あなたの胸にうずく痛みや、意識を失いそうになる不安、息をしようとする身体的な働きが起こるたびに、あなたの中に生まれてくるイヤなものを、あなたのイメージに置き換えてみましょう。そして、その衝動や感覚がどのように感じられるかに注意を向けてください。あなたがイメージした新しい衝動は同じように見えます。しかし、それはあくまであなたが作り出したものです。自分が作ったものを怖がる必要はありませんよね？

- エクササイズをはじめる前に、次のことを書き出してください。それは、このエクササイズで、あなたが息を止めることをしながら、同時に、感情や思考、感覚、衝動に注意を向けるのに有効だと思う行為を2つ程度挙げてください。もちろん、体験をコントロールしたり、抑え込もうとしたりするやり方ではなく、アクセプタンスするというやり方に沿った行為を書いてください。

以上のリストを十分に理解できたと思うまで、何度も読み返してください。エクササイズの間、本は開いたままにしてかまいません。「息をしていないときに、息をしたいと思う」ということを実際にあなたが感じている最中に、あなたがやるべきことを思い出してください。

さあ、これで、あなたには、「思考や感情をアクセプタンスし、そのためのスペースを作ることで、自分の行動（息を止めるという行動）をよりよくコントロールできるか？」ということを試す準備が整いました。

さぁ、それでは行きますよ。

スタート！

第4章 「何もしない」をする⁈：ウィリングネス「超」入門

　息を大きく吸って、できるだけ長く息を止めましょう。終わったら、息を止めていた時間を書いてください。

　　　　　　　　　　　　＿＿＿＿＿＿秒

　このエクササイズの間に、体験したことを書いてください。

＿＿＿＿＿＿＿＿＿＿＿＿＿＿＿＿＿＿＿＿＿＿＿＿＿＿＿＿＿＿＿＿＿＿＿＿
＿＿＿＿＿＿＿＿＿＿＿＿＿＿＿＿＿＿＿＿＿＿＿＿＿＿＿＿＿＿＿＿＿＿＿＿
＿＿＿＿＿＿＿＿＿＿＿＿＿＿＿＿＿＿＿＿＿＿＿＿＿＿＿＿＿＿＿＿＿＿＿＿
＿＿＿＿＿＿＿＿＿＿＿＿＿＿＿＿＿＿＿＿＿＿＿＿＿＿＿＿＿＿＿＿＿＿＿＿

　息をしないでいることへの嫌悪感が、浮かんできたり、消えたりしましたか。嫌悪感が浮かんだり、消えたりしたのは「いつ」でしたか。

＿＿＿＿＿＿＿＿＿＿＿＿＿＿＿＿＿＿＿＿＿＿＿＿＿＿＿＿＿＿＿＿＿＿＿＿
＿＿＿＿＿＿＿＿＿＿＿＿＿＿＿＿＿＿＿＿＿＿＿＿＿＿＿＿＿＿＿＿＿＿＿＿
＿＿＿＿＿＿＿＿＿＿＿＿＿＿＿＿＿＿＿＿＿＿＿＿＿＿＿＿＿＿＿＿＿＿＿＿
＿＿＿＿＿＿＿＿＿＿＿＿＿＿＿＿＿＿＿＿＿＿＿＿＿＿＿＿＿＿＿＿＿＿＿＿

　本当に息をすることが必要になる前に、あなたのマインドは、どうやってあなたに息をさせようとしましたか。

＿＿＿＿＿＿＿＿＿＿＿＿＿＿＿＿＿＿＿＿＿＿＿＿＿＿＿＿＿＿＿＿＿＿＿＿
＿＿＿＿＿＿＿＿＿＿＿＿＿＿＿＿＿＿＿＿＿＿＿＿＿＿＿＿＿＿＿＿＿＿＿＿
＿＿＿＿＿＿＿＿＿＿＿＿＿＿＿＿＿＿＿＿＿＿＿＿＿＿＿＿＿＿＿＿＿＿＿＿
＿＿＿＿＿＿＿＿＿＿＿＿＿＿＿＿＿＿＿＿＿＿＿＿＿＿＿＿＿＿＿＿＿＿＿＿

あなたのマインドがした一番「ずるがしこい」ことは何でしたか。

_____

_____

_____

_____

この簡単なエクササイズには、あなたのこれまでの人生がどのようであったかに示唆を与えるような手がかりはありましたか。とくに、あなたが苦しんできたことに関係するような手がかりはありましたか。もし、答えが「イエス」だったなら、それはどのようなものでしたか。

_____

_____

_____

_____

さて、この章の最初で、あなたが息を止めていられた時間は何秒でしたか。あなたが苦しんできた問題に、このエクササイズをすぐに応用できる可能性を見出せなかったとしても、最初の秒数と、今の秒数とを比較してみて、何か新たに気づいたことがありませんでしたか。

_____

_____

_____

_____

あなたが今行った、息をより長く止めていられるようにするための方法は、この本のこれからの章で紹介するやり方と同じタイプのものです。もし、2度目に、このエクササイズを行ったとき、さらに息を長く止められるようになったとしたら、この本の情報はあなたにとって有効であるという証拠になっています。もちろん、息をしたいというシンプルな衝動よりもっと複雑な問題に対しても、このやり方は応用できます。ここで理解していただきたいのは、問題の見かけは違っても、その基礎にある本質は同じだということなのです。あなたが、特定の行動を実行しようとして、マインドがその道を進むのをはばもうとしたら、**マインドフルネスと脱フュージョン**という方略を使いましょう（次章以降で紹介します）。そして、あなたのマインドが、あなたに与えるものをアクセプタンスして、そのまま前に進みましょう。そうすれば、あなたは、不快な思考、感情、情動があろうがなかろうが、充実した意義のある生活ができるようなよりよい状態にいられるようになるでしょう。

あなたのウィリングネスは本物か？

　第3章でお話しした「ラジオにつけられた2つのダイヤル」を覚えていますか。あなたが本当に望んでいる人生が送れる、あなたが生きたいように生きることができるとしたら、最初にあなたがしなければならないのは、ウィリングネス・ダイヤルをできるだけ回すことです。つまり、人生の中で出くわす感情、記憶、思考、身体的な感覚が何であったとしても、それらを感じることにウィリングネスであるべきだ、ということです。そして、それらを十分に感じ、それらに対して心理的なバリアを作らない、ということです。

　別の言い方をすると、健康的で、活き活きとした、意味のある、満足のいく生活を送るには、実際にその方向へ踏み出す前に、まずしなければならないことがあります。それは、自分の内側にわき上がる思考や感情をコントロールすることをあきらめる（ギブアップする）ことです。もし、あなたがしなければならないことがあきらめることだとしたら、あなたは、どの程度あきらめることにウィリングネスになれますか（実は、あなたが本当にわかっているとは見なしていないのです。だから、あなたが新たな方向に、どの程度開いているかを確かめているのです）。まったくウィリングネスではないというのを「1」、完全にウィリングネスであるというのを「100」として、次の質問に答えてください。

あなたは、
自分の内面ではなく、自分の行動に対してだけにコントロール方略を使い、
今までの過去をそのまま体験しはじめようとすることに、
どの程度ウィリングネスになれますか？

そのウィリングネスの値をここに書いてください：＿＿＿＿＿＿＿＿

　それが低い値だったとしたら、あなたはまだ「より小さい苦痛なら体験してもよい」という考えにしがみついたままなのかもしれません。しかし、あなたの体験があなたに語りかけてきたことが、もし「より小さい苦痛なら体験してもよい」だとしたら、そもそもこの本を手にしていないのではありませんか。「低い」のは、痛みが小さいことではなく、生きることに対する余裕やスペースが少ない、という意味です。あなたに「ウィリングネスはうまく機能する」ということを信じるかどうかを尋ねているわけではないのです。「もし、ウィリングネスというものが、健康的で、活き活きとした、意味のある、満足いく人生を過ごすために必要だとしたら、あなたはその方向に一歩を踏み出しますか」ということを聞いているのです。それでも、低い値のままなら、もう一度、質問の意味を再検討してみてください。そして、それにしがみついたままでいたいかどうかを検討してみてください。
　このことについて考えたとき、どんなことが思い浮かびましたか。空欄に、それを書き込んでください。

_____

_____

_____

　もし、自分にとって重要なことをしながら、あなたの個人的な過去の歴史があなたに与えるものをそのまま体験することにウィリングネスであったとしたら、あなたの人生は、今まで過ごしてきた人生と、どのように違っていたでしょうか。どのような違いがあったかを想像して、それを空欄に書いてみてください。

_____

_____

_____

_____

　想像してみても、何も違いが見つからないということもあるかもしれません。あなたのマインドは「そんなウィリングネスをもつことなんてできないよ」とか「そんなことをしたら、きっと悲惨な状態になるに決まっている」とささやいてくるかもしれません。もし、そうなら、マインドがそのように語りかけてきたことに感謝してください。言い返したりしてはいけません。苦痛は苦悩の同義語ではありません（と私たち著者は考えています）。苦悩とは、もともとの苦痛に、その苦痛を感じることにウィリングネスではない状態がプラスされたものです（と私たち著者は考えています）。しかし、私たちは、ここで、それが正しいかどうかを議論するつもりはありません。

　　　　最終的な判断を下すのは、あなたの体験なのです。

　とはいえ、もし、このようなウィリングネスを可能にするような、新しいさまざまな方法を学びはじめたいと思ったら、次を読んでいってください。

第5章

マインドと〈あなた〉（前編）
マインドと「距離」をとる?!

　この章では、あなたのマインドが、どのように思考を生み出すのか、ということについて検討していきましょう。あなたは、

　　　いつでも、どこででも、考えている……
　　　ふと気がつくと、また考え事をしていた……

ということはありませんか。「考える」ことは、ほとんど意識してするものではないので、考えているということ自体、うっかり忘れてしまいます。喩えるなら、それは、周期的に室内の空気を循環させる空調音のようなものです。つまり、マインドは、進化の過程で獲得していった「分類、予測、説明、比較、心配、判断」といったことをしながら、静かに、そしていつも動いているのです。ふだん、空調の音に気づかないように、私たちはほとんどマインドの働きを意識しないで生活しています。
　考えること以外の何かをしようとすれば、私たちはまず、考えるというプロセスをつかまえる必要があります（飛びまわっている虫をつかまえるように）。そうしておかないと、「自分の思考に自分自身が取り込まれる」という悲しい結果に行き着くことになるからです。つまり、自分自身の考えていることが、福音書に書いてある真理のように正しく思えてしまい、それが持っている破壊的な力を見落としてしまうからです。
　それでは、ここで、ちょっと想像してみてください。あなたはジョギングしています。景色をほとんど見ずに、考え事をしながら走っています。途中、分かれ道にさしかかりました。そこには「←こちらへ」という標識が立っています。あなたはそれをちらっと見て、左に曲がりました（その標識を見たかどうかもほとんど意識していませんでした）。その直後、「ビチョ！」という音がして、シューズに水がしみこむイヤな感じがしてきました。足元に目をやると、地面は前日の雨で水浸し、あたりは水たまりだらけだったのです。なんと、その標識は、近所の子どもたちが作ったニセモノだったのです！
　靴は歩くたびに「グチュグチュ」と鳴るし、そのたびにイヤな感触がするし、ジャージは泥はねで見るも無残に……。「自分の思考に自分自身が取り込まれる」というのは、

このような状況とよく似ています。毎回、靴やジャージを洗濯しても、水たまりに落ちるという根本的な問題を「解決」することはできません。

　では、どうしたらよいでしょうか。ここでは必要なのは「標識を見た瞬間に、立ち戻る」ということです。無残な結果になってしまったのは、その標識を見た瞬間、そのとおりに左に曲がってしまったからです。あなたは、まず「←こちらへ」と書かれた標識に気づく（「鵜呑み」にしたり、信じたりするのでなく）必要があります。この標識が、あなたに間違った道を選択させ、靴やジャージを泥だらけにさせた原因だからです（とはいえ、それは原因の「一部」にすぎません）。実は、この例で登場した標識は、あなたの思考そのものです。人生という道を歩んでいく過程で、マインドは日々いろんな考えを生み出し、私たちのふるまいに影響を与えています。あなたは、まずマインドが日々生み出す「標識」を意識することが必要です。それが問題解決の第一歩となります。

　認知療法の父、アーロン・ベック（Aaron Beck）は、自分が考えていることに自覚的になるプロセスを次のように言い表しました。それは「距離をとる（distancing）」というものです（ACT がもともと「すべてに対して距離をとる〔comprehensive distancing〕」と呼ばれたのも、このためです[19]）。また、ベックのアプローチばかりでなく、他の科学に基づくほとんどのセラピーにおいても、「距離をとる」という方法が使われています。しかし、それは、思考を評価し、中断させるための最初のステップとして使用されているだけです。その場合、セラピストが「距離をとる」という方法を使ってクライエントに教えることは、①思考の論理的な矛盾を見つけ、②それを支持する新しいエビデンス（証拠）を探し、③不安な思考を変化させる、ということです。それは、ニセの標識を見つけて、それを壊すか、その内容を書き換えようとすることと同じです。もちろん、そうすれば、誤って水たまりに落ちることもないし、泥はねをたくさんつけるようなことはなくなるでしょう。

　しかし、ACT のアプローチは、ベックのアプローチとは違います。私たちのアプローチはよりシンプルです。そして、現在のエビデンスによれば、ACT のほうがより効果的であることが示唆されています。ACT が援助するのは、

思考から何かを見るのではなく、
思考そのものを見る

ということなのです。さきほどの例で言えば、壁の落書きを見るように標識の文字や記号を見るということになります。その文字や記号に従ったり、抵抗したりする必要はありません。部屋の温度、CD プレーヤーから流れてくる音、空気のにおいに気づくように、それに気づくことが大事なことなのです。文字や記号それ自体が、あなたに「こうすべきだ」というメッセージを発しているわけではありません。もちろん、それがあなたの一部であるわけでもありません。落書きが「ゴシック体か明朝体か」、空気が

「熱いのか冷たいのか」、音が「リズミカルなのか単調なのか」、においが「甘いのか臭いのか」といったことを問題にしなければよいのです。大切なのは、それに気づくことです。

　思考は、何かをあらわし、何か「意味する」ものであるために、私たちに錯覚を生じさせます。考えているだけで、実際には何もしていないのに、考えたということだけで、もうすでに何かをしたような気分になったことはありませんか。ちょうど第2章で紹介した「ガブガブ」について考えたことと同じです。私たちが何かを評価し、判断します。しかし、そうすることで、その「何か」が実際より大きく、あるいは小さく思えたりします。実は、それこそが思考の働きなのです。

　人生という道を歩んでいくなかで、マインドが生み出す標識やサインは、単に「右か左か」といった方向を指示するだけではありません。その働きは、とても洗練されていて、一見すると合理的に見えます。たとえば、好きな相手と付き合い出す前、あなたは、相手と関係が深まることに不安を抱くようになったとしましょう。そんなとき、マインドはあなたに、次のようにささやくかもしれません。

　　　　　この関係は早く終わりにしたほうがいいよ！
　　　　　彼にのめり込むのは、やめたほうがいいんじゃない？
　　彼は本当に素敵な人だから、今度うまくいかなかったら、立ち直れなくなるよ。
　　　　　関係が浅いうちに別れるのがいいって。

　たとえあなたが人を愛することを強く望んでいたとしても（つまり、それがあなたの選択した生き方だとしても）、マインドはあれこれ理由づけをして、これ以上関係を深めないように説得してくることでしょう。たとえば、

　　　　彼は仕事に夢中で、あなたのことなんて本当は見ていないから……
　　　　　　　　彼は、独占欲が強すぎるから……
　　　　　優しすぎる彼といると、あなたはダメになるから……
　　　　　そんないい関係がいつまでも続くはずないから……

　筋が通っているようですが、マインドが話しかけるこうしたささやきに囚われてしまうと、あなたは本当に望む生き方（ここでは、その相手と向き合うこと）から遠ざかることになります。こうしたパターンを変えるために、あなたがしなければならないこと、それは、

　　　　　　　最初に標識やサインを見た地点に立ち戻る

ことなのです。これが、この章のポイントです！
　ただし、ここで言おうとしているのは「いつも用心深く、思考を観察しなさい」とか「無残な結果を避けるただひとつの方法は、つねに注意深くなっていることです」ということではありません。そうではなくて、ここで言いたいのは、

　　　　標識やサインがあらわれる瞬間をつかまえられるようになれば、
　あなたは、その標識やサインとの新しい関係を築く可能性を手にすることができる

ということなのです（その作業は、第6章以降で本格的にはじめます）。マインドとの新しい習慣を築くことができるようになれば、あなたはつねに用心深くなっていなくても、水たまりに落ちることなくジョギングできるようになります。もちろん「ボケッとすること」が目標ではありません。しかし、そうかと言って「つねに用心深くなっている」こともできません。また、

　　　　　その新しい習慣が良い習慣なら、それはあなたを裏切らない

はずです。むしろ、あなたの強い味方になってくれるでしょう。ただし、そのような習慣を築くためにも、思考が頭に浮かんできたときには、それを確実につかまえることが重要になってくるのです。

思考が生み出すもの

　もちろん、マインドは、あなたを危険から守り、生き抜くのを助けてくれる、という役割も持っています。そのため、マインドは絶えず、現在の出来事を分類し、過去の分析と未来の予測をするために、それらを関係づけ、行動によって得られたこと、あるいは得られそうなことを評価します。有史以来、そうした作業は脈々と続けられてきました。また、近い将来、マインドがそうした営みをやめる、ということもないでしょう。好き嫌いに関係なく、あなたの頭の中には、朝から晩まで、出来事同士を関連づける「言語生産マシーン」が存在しているのです。
　考えることをストップさせること、とくに意識してそうしようとすることはできません。一般的に、私たちは何かを意識してしようとする場合、言語的な道筋（ルール）を見つけ出し、それに従って進んでいこうとします。つまり、意識的に考えるのをやめようとするとき、私たちは「考えてはいけない」ということを考えようとするのです。思考とは、ことばの道筋そのものです。そのため、皮肉にも、それはつねに失敗する運命にあります。このポイントをより詳しく理解するには、もう一度「思考抑制の矛盾」を体験してもらった第2章のエクササイズ（白い消防車）を思い出してください。

つまり、あなたがすることは、頭に浮かんだ思考を考えないようにすることではなく、それに**ただ気づく**ことなのです。私たちは絶えず何かを考えています。しかし、考えているということ自体を意識することはあまりしません。たとえば、まばたきをすることや息をすることを意識しないように、考えるというプロセス自体があまりに当たり前すぎて、それが今まさに起こっていることに気づかないのです。

私たちは「思考」という水の中を泳ぐ魚

魚たちは、水中を自然に泳いでいます。水中にいることを「知る」こともなく、ただ泳いでいます。人が考えるというのも、これと同じです。思考は、私たちにとっての「水」です。私たちは、その中にいるので、そこに思考という「水」のあることすら、めったに気づきません。思考の中を泳ぐことは、私たちの生活では当たり前の状態だからです。魚は一度水の外に出たら、もう魚として生きることはできません。でも、もし魚が水の存在に気づくことができたら、どうなるでしょう？

> **エクササイズ** あなたが、今、考えていることは何ですか？

　今、あなたの頭に浮かんでいる考えや思いを書き出してみましょう。2、3分間で、できるだけ多く、以下の空欄に書き出していってください。

_____

_____

_____

_____

_____

_____

_____

_____

_____

_____

_____

_____

_____

　何か気づきましたか？　あなたは、いくつ書けましたか？　書いている間、そのとき考えていたことに関連して、別の考えや思いが浮かんだりしませんでしたか？　書く手が止まって「何にも思い浮かばないや」とか「もう書くことないなぁ」と思ったとき、それも思考のひとつであることに思い当たりましたか？

この数分の間に思い浮かんだことをすべて書き出すには、スペースが少なすぎたかもしれません。なぜ、書くスペースがなくなってしまったのでしょうか。エクササイズをしているとき、いろんな考えや思いが次から次へと浮かんできたのではありませんか。もし、そうだとしたら、このエクササイズをしていない他の時間も、今と同じなのではないでしょうか。つまり、何百回、いやおそらく何千回も同じような体験が、毎日毎時間、繰り返されている、ということなのです。そのような状況なら、マインドのささやきに従って「道」から外れてしまうのは、ある意味、仕方のないことかもしれません。というのも、私たちの「道」は、多くの場合、薄暗く、見通しが悪い状態にあるからです（第11章と第12章で「価値」について検討するのは、その「道」を明るく見通しのよいものにするためです）。しかも、マインドが作った標識は、至るところに乱雑に置かれていて、混乱しやすくなっています。そして、その標識に従ってしまうことで、さらにマインドの標識を頼りに前に進んでいくようになってしまうからです。
　私たちがこれから変えようとしているのは、思考をそのまま文字どおりに受け取る（思考をそのまま鵜呑みにする）という習慣です。思考をそのまま鵜呑みにすると、それに振り回されるようになるからです。ハーバード大学の心理学者エレン・ランガー（Ellen Langer）[35]は、唾液の役割を考えていくなかで、思考を文字どおりに受け取ったとき、どのような作用が生じるか、という興味深い例を紹介しています。

◆唾液の効用

　皆さんは、唾液の効用について、あまり深く考えたことはないと思います。しかし、唾液には、実はたくさんの効用があります。口の中がどれくらい温かくて、湿り気があるか、感じてみてください。口の中で舌がなめらかに動くのを感じてください。もし、口の中が完全に乾いていたら、あなたの舌は口の内側にくっついて、気持ちが悪いはずです。もし、あなたが「カラカラなのどの渇き」を経験したことがあるなら、それがどれほど不快か理解できると思います。次に「飲み込む」という動作をやってみてください。唾液によって、その動作がなめらかに、快適になるのを感じてください。
　もし、唾液がなかったら、あなたはどうなるかについて想像してみてください。のどが渇いているときに食べ物を飲み込んで、のどを詰まらせたような感じになったことはありませんか。唾液は消毒作用があり、細菌を洗い流して歯や歯ぐきを守ってくれています。そのため、唾液の分泌が妨げられると、歯が腐食したり、歯ぐきが病気になったりするのです。たとえば、覚醒剤として知られる塩酸メタンフェタミンは、ひどい口腔乾燥をもたらします。そのため、数年使用しただけで、歯が文字どおりボロボロになって、抜け落ちていきます（「メスマウス」と呼ばれる症状です）。これは、長期にわたって唾液が少なくなることで、その消毒作用が失われてしまうからなのです。
　また唾液は、食べ物の事前消化にも役立ちます。よく嚙んで飲み込むと、食べ物はス

ムーズにのどを通り、胃での消化を楽にします。ほとんど噛まずにガツガツと食べたとき、胃もたれになったことがあるでしょう。噛まないで飲み込んだ分を補おうと、胃が必死になって活動するからです。つまり、唾液は、私たちにとって、なくてはならない、すばらしいものなのです。

　それでは、今度は、曇りのないきれいなクリスタル製のワイングラスを思い浮かべてください。そして、口の中に少し唾液が出たと感じる度に、それをグラスの中に吐き出すところを想像してみてください。それをグラスがいっぱいになるまで繰り返します。

　次に、唾液でいっぱいになったグラスを手に取り、それをゆっくりと口に含んでいきます。口の中が唾液でいっぱいになったところで、それを一気に飲み干します。うまく想像できましたか？　飲み込んだとき、どんな感じがしましたか？

　いかがでしたか？　たいてい、グラスいっぱいになった唾液を飲むことを考えるなんてイヤですよね。気持ち悪い……。それこそ、考えただけでも胃がムカムカしてきそうです。

　でも、何か変だと思いませんか？　飲み込んだ唾液は、そもそもあなたの唾液だったはずです。あなたは、毎日大量の唾液を分泌して、それを一日中飲み込んでいます。唾液なしでは食べることもできません。さきほどお話ししたように、唾液には多くの効用があります。しかし、グラスいっぱいの唾液を飲むということは、私たちが想像できることの中でもかなり気持ちの悪い部類に入ります。日々行われている唾液の活動と、その唾液を飲み物と考えることには大きな差があります。「唾液って、すばらしい！」という感情が一気に「唾液だって？　気持ち悪い！」に変化してしまいます。なぜ、そのような変化が起こるのでしょうか。

なぜ思考はそのような影響力をもっているのか

　思考は何らかの意味をもっています。なぜなら、それが何かを象徴する、つまりシンボルの機能をもつからです。思考がシンボルの機能をもつのは、「他の何か」と恣意的にかつ相互的に関係しているからです。私たちが何かを考えるとき、「思考」と「その対象となっている事象や事物」との間には、双方向的な関係ができあがっているのです。思考が対象に影響を与え、対象が思考に影響を与えているのです。

　このような双方向的な関係によって、思考が有用なものになるのです。それでは、次のことについて考えてみてください。

想像してください。
あなたのいる部屋のドアや窓が外側から完全にロック（施錠）されます。
この部屋は今、完全に密室になっています。
さて、あなたは、どうやって、その部屋から脱出しますか？

マインドがどのように考えるかを注意深く観察してみてください。いくつかの選択肢が浮かんできましたか。あなたは、実際に起こるかもしれないことに象徴的に対処しようとしているのです。思考と思考を関係づけ、実際にそれをやっているかのように頭の中でシミュレーションできるのです。このようにできることが、ことばの有用な側面です。つまり、部屋を脱出する方法を実際にやってみる必要はないのです。第2章のエクササイズの「ネジ、歯ブラシ、そしてライター」を思い出してみてください。

　その一方で、問題が生じる場合があります。それは、このプロセスが a）過剰になる、かつ b）すべての思考に対して適用される、という場合です。そして、a）と b）という条件がそろっている状態で、**認知的フュージョン**（cognitive fusion）が生じるのです。認知的フュージョンとは、思考が、行動調整の原因となっているものの中で、もっとも支配的な影響力をもつようになっていることを意味します。なぜなら、これは、関係づけられた「産物（結果）」だけに注目してしまい、関係づけの「プロセス」に注意を向けられないために生じるのです。より抽象的な言い方をすれば、認知的フュージョンとは、思考が意味するとおりに、自分の思考を取り扱うということです。

　とはいえ、密室からの脱出方法をイメージするとき、このプロセスが何か悪さをするということはありません。たとえば、あなたは「携帯電話を使って、友人に電話をかけ、助けを求める」ことを考えたとします。携帯電話で友人に電話をかけるという想像上の出来事と、実際に友人に電話をかけるという出来事は、もちろん違います。しかし、実際に携帯電話を手に取り、友人の電話番号をプッシュし、その番号が入力画面に映し出される、ということを想像できたら、その想像を実際の行動に移すことはできるはずです。つまり、外的な問題解決の多くの場面では、思考は有効に機能するのです。

　しかし、違う状況では、認知的フュージョンはとても厄介なものとなります。たとえば、「私は〜だ」という表現で、あなたの苦痛を言い表すところを考えてみてください。

「私は、ものすごく落ち込んでいる」
「私は、すごく心配だ」
「私は、イライラをこれ以上がまんできない」
「私は、セラピストから強迫神経症だと言われた」
「私は、苦痛にさいなまれるのはもう疲れた」

　こうしたことばによって、あなたは「自分」と「自分の苦痛」が一体化している状態に追い込まれているのです。まさに、これが認知的フュージョンです。つまり、認知的フュージョンとは、あなたがこうしたことばを字義どおりの真実だと考えてしまい、ついには、あなた自身が本当に苦痛そのものであるかのように思えてきてしまうことです。そうなると「あなたの苦痛は、あなたそのものではない」ということが理解できなくなります。なぜなら、その思考を生み出したのは、あなたの「マインド」であるというこ

とを理解するのが難しくなっているから、ということもあります。

　同様に、多くの思考内容が評価的なものであるため、認知的フュージョンは以下のようなことも意味しています。それは、ある出来事に対して評価が付けられると、その評価は、思考の中にあるということを忘れて、あたかもその出来事のもともとの性質であるかのように思えてくるということです。このような変化は、思考だけでなく、実際の出来事の機能にもあらわれます。たとえば、唾液の生理学的な機能は嫌悪的なものではありません。しかし、さきほどのような話を聞いただけで、その機能を嫌悪的なものにさせるのです。つまり、認知的フュージョンによって、唾液を飲むことが気持ち悪くなるのです。私たちは、一日中唾液を何の問題もなく飲み続けています。もし、ことばをもたない動物なら、のどが渇いているとき「何も考えずに」グラスいっぱいの唾液を一気に飲み干すでしょう。しかし、私たち人間は、そのことを考えるだけで吐き気がしてくるのです（「その思考によって、吐き気をもよおした」と記述したところに注意してください）。

　もちろん、グラスいっぱいの唾液を飲むことが有効であるという状況はほとんどありません。ですから、たいていの場合、このように考えることをいやがっても不都合なことはありません。さきほどもお話ししたように、認知的フュージョンは役に立つことも多いのです。しかし、このプロセスが拡大しすぎると、現実がどうであるかとは無関係に、あらゆる出来事が認知的フュージョンの標的になります。そして、実際のところ、それはとても厄介なものとなります。

　イヤな出来事に対する情動的な反応は、一般にネガティブに評価されます。私たちが「不安」と呼ぶものは、たいてい嫌悪的な出来事に伴って生じます（たとえば、第１章で登場したイヌでさえも、あなたが帰宅したとき「不安」になるでしょう）。嫌悪的な出来事にふれたとき、私たちは情動的な反応を察知して、「嫌悪的な出来事」と「それに伴って生じた情動」的に「悪い」というラベルを貼ります。

　しかし、このように情動的な反応にネガティブなラベルを貼り（たとえば、不安に対して「悪いから取り除かなければいけない」とラベルを貼る）、実際にそのように努力する（不安を取り除こうとする）ことは問題解決に役立ちません。しかも、悲しみ、不安、倦怠、苦痛、不安といった出来事は、それから逃れようとするプロセスが有害となるだけなのに、その情動そのものが「悪い」と評価されたために、その情動も回避や逃避の対象となります。つまり、このことが、「不安は悪い」というシンプルな信念が多くの心理的な問題（不安障害からうつまで）と相関するという理由のひとつなのだと言えるでしょう[28]。

◆体験の回避と認知的フュージョン

　ここまで、体験の回避とは何か、なぜそのような問題が生じるのか、ということをお話ししてきました。体験の回避がいかに役に立たないか、あなたの回避方略がどのよう

に役立ってきたのか（あるいは役立たなかったか）について検討してきました。それでは、いよいよ、体験の回避と、この章で検討してきたこととを結びつけてみたいと思います。ズバリ、それを一言で言うと、

体験の回避の根本的な原因は、認知的フュージョンにある

となります。たとえば、あなたは「やっかいな内的な体験（情動や思考、記憶、身体感覚）は回避しなければならない。なぜなら、それはつらすぎて耐えられないからだ」という考えをもっているとしましょう。つらすぎて耐えられないことは、耐えてはいけない。あるいは、あなたは、それによって、傷つけられるかもしれない。そして、あなたのマインド（この本で、ずっと検討してきたように）は、傷つくことからあなたを守るためにずっとそうしてきました。あなたが「この内的体験はつらすぎて耐えられない」という考えとフュージョン（混同）するようになると、その体験自体が、まるでつらすぎて耐えられないものであるかのように変化します。つまり、あなたは最初の体験と二次的な思考を同一視するために、思考と体験をフュージョンしてしまうのです。一度、フュージョンが生じると、あなたは当然、この体験自体を回避しようとします。以上のことが「体験の回避の根本には、認知的フュージョンがある」という理由なのです。もう少しこの点を明確にするために、例を1つ挙げてみましょう。

　あなたはうつに苦しんでいるとします。「悲しい感情は耐えられない」という考えに縛られています。あなたは、そうした感情がわいてきたとき、どうしますか。おそらく、必死になってそれを避けようとするでしょう。悲しい気分を引き起こすような他人との付き合いを避けるようになるでしょう。また、あなたを落ち込ませるような場所には行かなくなるでしょう。うつの原因と思われる思考を考えること、そしてうつの原因と思われる感情を感じることを止めようとするかもしれません。このようにどんどんと突き詰めていくと、あなたが本当に進みたい方向から外れていってしまうことになります。しかし、それでも、あなたはそれを突き詰めていくことをやめられません。あなたがもっている感情がつらすぎて耐えられないものであるからです。このようなプロセスで、認知的フュージョンが体験の回避へと発展していくのです。

　このようなプロセスが正しいとすると、どんなことがわかるでしょうか。それは、あなたが出くわす標識がどのようなものであれ、それがあなたの「スイッチ」をオンにさせたら（つまり、その標識が言っていることをあなたが買ってしまったら）、自分の進みたい方向から外れて（オフ）しまい、水たまりに落ちることになってしまう、ということなのです。ということは、ここで問題となってくるのは「何が、そのスイッチになるのか」ということです。

◆思考が苦痛の原因

今お話ししたスイッチの中で、もっとも大きなものが2つあります。それは「評価（evaluations）」と「自己の概念化（self-conceptualizations）」というプロセスです。この2つのプロセスによって、思考（気分を落ち着かせようとするときに考えることも含め）は、苦痛を生み出すのです。まず、評価や自己の概念化が、マインドの中に痛みを伴う出来事を持ち込みます。そして、認知的フュージョンがもたらすもの、つまり回避によって、苦痛の影響力が増幅されます。たとえば、痛みを伴う記憶を例に考えてみましょう。どのようなものでもかまいません。ただ、イヤな記憶について考え、少しの間それを観察してください。

実はたった今、あなたはマインドが苦痛を生み出す「評価」という方法を使いました。過去の出来事を思い描き、未来を思い描くことができるのは、ことばを用いた問題解決をする場合に欠くことのできないものです。しかし、これには評価のプロセスが含まれています。というのも、ことばは、評価の能力やプロセスなしに十分な役割を果たせないからなのです。しかも、このプロセスは変更できないのです。なぜなら、変更しようとすれば、あなたはことばをもたない存在にならなければいけないからです。そのため、苦痛を取り除こうとして使用する一般的な方法（アルコールや麻薬の乱用、強迫的な活動の実施、周囲との関係の断絶）はそれ自体が、二次的な苦痛を爆発的に増やしてしまうのです。

もうひとつの「自己の概念化」というプロセスは「評価」と同じくらい重要なものです（おそらく、場合によっては、それ以上に重要なものかもしれません）。このプロセスを変化させるには、あなたは、自分自身に気づく必要があります。しかし、このプロセスに取り組む前に、あなたが避け続けてきた苦痛について検討していかなければなりません。

◆「苦痛日記」を1週間つける

来週1週間、これから紹介するエクササイズを使って、あなたの苦痛を検討していきましょう。これは、あなたが悩んでいるとき、どのような思考が浮かんでいるのかを明らかにするために行います。このエクササイズは、少し時間と労力を要しますが、とても役に立ちます。次頁のワークシートを7枚コピーして、毎日シートを1枚使って書いていってください。もし、この本のものより大きな書き込み欄が必要なら、日記帳やコンピューターで自分用のワークシートを作ってもかまいません。どんな方法を使ってもよいので「日々の痛み日記」を来週中はいつも持ち歩くようにしてください。

情動的な不快や困難な思考、痛みを伴う記憶、不快な身体感覚、イヤな衝動などを感じたら、すぐにシートや日記帳を取り出して、それを書いてください。日記は24時間に区切られています。ただし、毎時間、記入しなくてもよいのです（たとえば、起きているときは書けますが、真夜中に目を覚まして日記をつけることはないでしょう）。あ

なたが、実際に心理的あるいは身体的な不快で苦しいと感じたときに、それを書きとめるというようにしてください。

　もし、苦痛が生じた瞬間に日記をつけられない場合（たとえば、会議中など）、あとで時間のあるときに記入をしてください。このエクササイズの主なねらいは、毎日、日記をつけることで、どのような苦痛があなたを苦しめているのか、また、苦痛を感じているとき、あなたに何が起こっているのかについての一覧表を作ることなのです。

　このエクササイズは、第1章の「苦悩のリスト」で明らかになった、あなたの中心的な苦悩に焦点を当てて取り組むと、さらに価値のあるものになるでしょう。それだけに焦点を当てる必要はありませんが、その問題に関連した反応が生じた場合に、とくに注目してみるのもよいかもしれません。

　エクササイズの質問は、とても単純で、簡単に答えられるものです。まず、日記の例を見て、どのように記入すればよいのか、その感触をつかんでください。

「苦痛日記」の例

　この日記は、仕事に行き詰まり、社交面でも高い不安を抱えている男性によって書かれたものです。

曜日：月曜日

時間	①あなたは何をしていましたか？ あるいは、何が起こりましたか？	②何があなたを心理的に苦しくさせましたか？	③どのような思考が（②の欄に書いたこと以外に）その苦痛に関連して浮かびましたか？
午前 12:00			
1:00			
2:00			
3:00			
4:00			
5:00			
6:00	むかつきを感じながら目覚めた	そんなに自分は仕事をイヤなんだな	こんなくだらない仕事のために、私は自分の人生を無駄にしている
7:00			
8:00	上司とのミーティングに出席するために、運転中だった	心臓の鼓動が早まるのに気づき「どうしよう」と思った	こんな不安な気持ちを我慢することはできない
9:00			
10:00	売り込みのために「勧誘電話」をしなければならなかった	病気になりそうだと感じた。「イヤだなぁ、またか……」と考えた	もし、パニックになったら、自分をコントロールできなくなるかもしれない
11:00			

12:00	メキシコ料理屋で安い昼食をとっていた	私の人生はどこにも行き場がなさそうだ	ずっとこんなんだろうな
午後1:00	退屈していた。「ボイラ一室」で電話をしている同僚を見つけた	汗をかきはじめ、部屋から抜け出したくなった	他の人は順調にやっているのに、自分だけ苦しむのは不公平だ
2:00			
3:00	電話をしていたら、一方的に切られた	電話を叩きつけたいという強く恐ろしい衝動を感じる	みんな、自分よりうまくやっている
4:00			
5:00			
6:00	仕事が終わってホッとする	孤独とむなしさに襲われる	自分は役立たずだ
7:00			
8:00			
9:00			
10:00	ベッドに入る	孤独を感じる。「自分と一緒にいてくれる人はいない」と考えた	自分は愛される価値のない人間だ
11:00			

| エクササイズ | あなたの「苦痛日記」をつけてみましょう |

曜日：＿＿＿＿＿＿＿＿

時間	①あなたは何をしていましたか？ あるいは、何が起こりましたか？	②何があなたを心理的に苦しくさせましたか？	③どのような思考が（②の欄に書いたこと以外に）その苦痛に関連して浮かびましたか？
午前 12：00			
1：00			
2：00			
3：00			
4：00			
5：00			
6：00			
7：00			
8：00			
9：00			
10：00			

11:00			
12:00			
午後 1:00			
2:00			
3:00			
4:00			
5:00			
6:00			
7:00			
8:00			
9:00			
10:00			
11:00			

◆「苦痛日記」を見直してみましょう

　1週間、「苦痛日記」をつけてみると、あなたが苦しんでいる状況や苦痛の内容、苦痛に関連して浮かぶ思考が、前より明確になったのではないでしょうか。

　それでは、1週間の記入内容を読み返し、あなたに苦痛をもたらす特定の思考や感情、出来事があるかどうかを見てみましょう（①の欄の内容を見てください）。特定のパターンを見つけたら、以下の6行の空欄に書き出してください（6つ見つからなくても心配いりません。1つか2つでもかまいません）。

1. _____
2. _____
3. _____
4. _____
5. _____
6. _____

　次に、あなたが、どのような心理的苦痛を抱え込みやすいのかを見てみましょう（②の欄の内容を見てください）。外的な事柄は、今は横に置いて、あなたの内面で何が起こったかに集中してください。もし、外的な事柄が思い浮かんだら、①の欄に書くほうがよいかどうかを検討してください。特定のパターンを書き出している間に、それらが思考、感情、身体感覚、記憶、行動的な衝動に分類できるかどうかも考えてください。それができたら、パターンを書き、それからその分類を括弧書きで書き加えてください。それでは、以下の空欄に特定のパターンを書き出してください。

1. _____
2. _____
3. _____
4. _____

第5章 マインドと〈あなた〉（前編）：マインドと「距離」をとる?!

5. _____

6. _____

　今度は、あなたの心理的な苦痛と一緒に浮かぶ思考を見てみましょう（最後の③の欄の内容を見てください）。特定のパターンに注目してください。もし、読みながら、また別の思考が浮かんだら（つまり、「あなたが日記を読んでどんなふうに考えるか？」ということです）、それらもリストに書き加えてください。以下の空欄に、あなたが考えがちな思考のパターンを書き出してください。

　そのパターンを書くときに、それらを評価（物事に対する判断）、事前の推測（未来を推測しようとする試み）、事後の推測（過去を理解、あるいは精査しようとする試み；あなたが過去の体験について、「もし〜だったら」という記述をしている場合、これに該当するかもしれません）、自己の概念化（あなた自身についての判断；これは、「私は〜だ」という文章のかたちでよく出てきます）に分類できるかどうかも検討してください。これができたら、パターンについて記入した後で、その分類を括弧書きで書き加えてください。

　たとえば、「この不安に耐えられない」は評価になります。「私は価値のない人間だ」は評価と自己の概念化になります。以下の空欄に特定のパターンを書いてください。

1. _____

2. _____

3. _____

4. _____

5. _____

6. _____

　最後に、①、②、③に共通する、特定のパターンを書いてください。ある特定の状況では、特定の思考や感情が、別の状況よりも起こりやすいということはありますか。もし当てはまることがあれば、それらを書き出してください（たとえば、「家で一人になると、孤独や不安が生じ、自分自身に対して批判的になるようだ」など）。

1. _____
2. _____
3. _____
4. _____
5. _____
6. _____

　ここで重要なのは「ある特定のパターンに縛られて、問題解決ができない」ということを明確にすることです（たとえば、「自分を批判するのは、やめなければいけない」と考えるなど）。この問題は、また後で検討します。この段階では、もっと基本的な作業に取り組みます。あなたが日々体験していることに目を向けられるかどうかということです。今、あなたが取り組むべき課題は、日記から収集した情報と一緒に「同じテーブルに座る」ことなのです。

思考から見るのではなく、思考を見る

　おそらく、今書き出したリストを読み返すなかで、苦痛を感じているまさにその状況にいるとき、あなたは自分の思考をただ見ていることなどできないと感じたのではないでしょうか。そのとき、あなたは思考から、それを見ているのです。つまり、あなたがこれまでに何度も上書きした思考の視点から、あなたの思考の内容について考えているのです。つまり「思考から見る」というのは、そういう意味なのです。
　以下のリストに、あなたがこれまで体験してきたことが含まれていますか？

- 考えたことや感じたことをコントロールしようと努力してきた
- 自分の思考に合うように、自分自身や体験を歪(ゆが)めてきた
- 自分の思考を文字どおりにそのまま受け取り、それに基づいて人生を見る
- 直接の体験とそれに関する思考が一体化してしまい、さらなる苦痛が生まれる
- 苦悩しても何の解決にもつながらない

　以上の要素が絡み合うと、苦悩を助長する危険な状況が生まれます。この５つが当て

はまるなら、間違いなくあなたは苦しんでいるはずです。思考や感情をコントロールしようとするのでなく、ただ思考が浮かんだり、ただ感情を感じたりしている、と自覚できるようになったら、どうでしょう？ つまり、考えるという行為自体は何も危険なことはありません。むしろ、危険なのは、あなたが「自分の思考を買ってしまう」ということなのです。つまり、あなたの体験に従えば「認知的フュージョンは機能せず、自分をさらに苦しめるだけだ」ということは明白なのにもかかわらず、思考を文字どおりそのまま受け取ってしまうことが問題なのです。

マインド・トレイン

　自分の思考を文字どおり受け取っても、害にならないこともあります。純粋に外的な問題解決に取り組む場合、認知的フュージョンはほとんど害を及ぼしません。しかし、内面の世界については、そうはいきません。内面については、別に学ぶべきスキルがあるのです。それは、思考を信じたり疑ったりせず、それと格闘しないで、思考をただ見るという方法です。これは次章（第6章）で本格的に扱います。では、この作業の準備として、以下の簡単なエクササイズをやってみましょう。

エクササイズ　マインド・トレインをただ観察する

　あなたが鉄橋の上に立って、3本の線路を見下ろしているところを想像してください。鉱石を積んだ列車が線路の上をゆっくりと走り、あなたから遠ざかっていきます。それぞれの列車は、鉱石を積んだ小さな車両からなっています。3台の列車は鉄橋を抜け、どこまでもシュポシュポと音を立てながら走っています。
　では、今度は、次のような光景を見下ろしているとイメージしてください。3台はそれぞれ違った種類の鉱石を積んでいます。まず、「左側の列車」が積んでいるのは、あなたが意識している感覚、知覚、情動です。たとえば、耳に入る音や、汗ばんだ手のひら、ドキドキする鼓動、わきあがる悲しみといったものです。「真ん中の列車」は、あなたの思考を積んでいます。たとえば、評価、予測、自己の概念などです。「右側の列車」は、あなたの衝動を積んでいます。たとえば、何かから目をそらし、何かを避けたいという欲求、話題を変えようとする努力などです。言い換えれば、この3台を見下ろすことは、「あなたのマインドをただ観察する」ということを比喩的にあらわしているのです。
　それでは、静かな場所を選んで、座り心地のいい椅子を見つけてください。まず、最近、あなたが苦しんでいることについて考えましょう。目を閉じて、3台の列車を思い

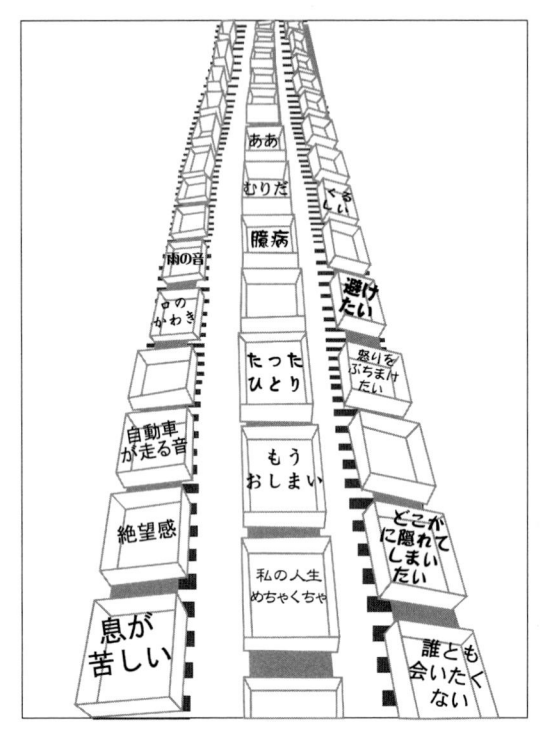

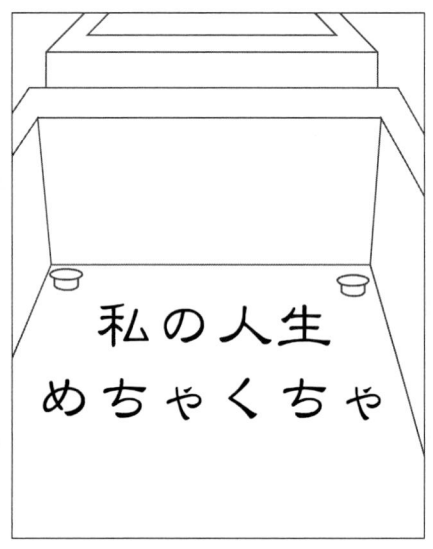

図 5.1：マインド・トレイン 　　　　　図 5.2：マインド・トレインの中で
　　　　　　　　　　　　　　　　　　　　　　　　立ち往生している状態

　浮かべてください。ここでやっていただきたいのは、あなたは鉄橋の上にいて、それらを眺めることです。あなたのマインドがどこかよそに行ってしまったことに気づく、あるいは、線路をシュポシュポと走っている車両のどれかに乗って、その内容に引っかかったり囚われたりしたことに気づくことがあると思います。それこそがとても重要な瞬間なのです。たとえば、「自分はろくな人間になれない」というあなたの判断や「この先、良いことなど起こるはずがない」という信念などに気づくということです（実は、それに気づくことがこのエクササイズの一番の目的なのです）。そのとき、あなたが「引っかかった」事柄に気づいてください。もし、そうなったときは、マインドの中でまた列車を見下ろす位置に戻って、下を見下ろしてください。鉄橋の上にいることができたら、あなたの体験は図 5.1 のように見えることでしょう。もし、あなたが内容に埋もれてしまったら、その体験は図 5.2 のように見えるはずです。
　今浮かんでいる感覚、知覚、情動は、あなたの左側の列車にある、ということを忘れないでください。あなたの思考は真ん中の列車、それに対処しようとする方略や衝動は右側の列車です。鉄橋の上に留まれるかどうかを試して、そこから離れたら、ただ起こっていることに気づいて、鉄橋の上にまた戻ってください。少なくとも 3 分以上、どんなことが生じるかをただ観察してください。

次に、以下の表に、鉄橋に立って3台の列車を観察しながら、あなたが気づいたことを書いてみましょう。

マインド・トレインの「鉱石」は?		
今の感覚、知覚、情動	思考	衝動、行為、対処の方略

　もし、心理的に埋もれてしまったり、エクササイズをはじめられなかったり、何かと一緒に降車してしまったりしたら、その直前に、どのようなことが起こっていましたか。あなたを鉄橋から立ち去らせたのは、どのような内容でしたか（よく見られる内容は、「強い情動を伴った記憶」、「エクササイズそのものに対する考え」、「あなたの将来に対する考え」などがあります）。今から2、3分の間に、以下の空欄に、それを書いてください。

_____

_____

_____

_____

あなたを「引っかけ」たのは、今書いてもらった事柄です。それはおそらく、認知的フュージョンによるものでしょう。あなたの課題は、もっと長く鉄橋の上に留まっていることです。そして、鉄橋から離れてしまったときは、より早くもとの位置に戻ることなのです。次の第6章では、この作業に本格的に取り組んでいきましょう。

第6章

マインドと〈あなた〉（中編）

買ってはいけない

　何かを思ったり、考えたりすることは、もちろん悪いことではありません。ことばと認知によって、ヒトは進化論的な側面ですばらしい発展と成功を遂げてきました。また、ことばと認知に優れた人たちは、多くの専門的な分野においてさまざまな成功を収めてきました。その過程で培われた問題解決のスキルは、私たちの住むこの世界を新たに構築し直すことも可能にしてきました。

　しかし、思考を見るのでなく、思考から物事を見ようとするとき、多くの問題が生じます。「思考から」という見方に伴う狭さや硬さは、あなたの生活全般に害を及ぼすことがあります。というのも、こころが告げるとおりに物事を受け取ることは、生活のすべての面においてベストと言える方法ではないからです。とくに、私たちの内的な情動の苦痛については、「思考から」見るという見方は、多くの場合、悪影響を及ぼすからです。

　私たちが、外的な環境にある対象に、「時間的な関係」や「評価的な関係」を当てはめるとき、いったい、どのようなことが生じているでしょうか。モノとモノとを関係づけることで、私たちは、新たな活動ができたり、将来起こることを思い描いたり、マインドが作り出すイメージを評価したりしています。このようなことを際限なく行える能力は、私たちに多くの利益をもたらします。頭の中で思考をめぐらし、そこで思いついた行為が効果的かどうかを簡単に試すことができるのも、その一例でしょう。たとえば「あの果実は、ハンマーで叩いたら割れるだろう」と考えたら、ハンマーを使って果実を叩く状況を想像し、その効果を試せばよいのです。

　しかし、内面の感情や感覚に関することになると、思考はより複雑で試しづらく、それによってあいまいになってしまいます。内的な事柄に対して、評価がどのように生み出されるかを考えてみましょう。たとえば、あなたが「自分はつまらない人間だ」といつも考えていたとします。この場合、どのような基準でその「実効性（workability）」を試せばよいのかは明らかではありません（比喩的に言えば、「つまらない人間」というハンマーで、どんな果実を叩くというのでしょう？）。思考の実効性を試すときに問題になるのは、それが正しいかどうかです。しかし、そのようなことをしても、あまり

意味はありません。なぜなら、あなたのマインドは、そこにどんな関係であっても正当化してしまうからです。次のことは、実際にやってみればすぐにわかります。今いる部屋の中の生き物以外のモノを1つ選んでください。選んだら、その批判点を見つけてください。いくつかのモノで試すと、どんなモノでも批判できることがわかると思います。

このように、自己の内面に焦点を当てて、評価の内容を直接に変化させようとすることは、あなたのマインドを窮屈にし、評価づけの姿勢をただ強めるだけです。たとえば「私は完璧だ」という考えが事実だと思って、一生懸命考えてください。そして、あなたのマインドが余裕を失っていないか、より評価的になっていないかを観察してください。少し時間をとって、真剣にそう考えてみてください。

どうでしたか？「私は完璧だ」とわかった今、世界が開け、安らぎが広がりましたか。いいえ、そんなことはないでしょう。たいていの人は、そうした考えにすぐ反論することでしょう（たとえば、「いいや、私はそんなことはない」、「私には欠点がたくさんあるから」など）。外的な世界では、あなたは果実を叩いて、問題を解決することができます。しかし、内的な世界では、あなたは問題解決をするどころか、マインドの中をぐるぐる回って、そこから出られなくなってしまうのです。

そうではないもうひとつ別の方法があります。それは、思考から見るのではなく、思考を見ることを学ぶという方法です。この方法をACTでは**脱フュージョン（cognitive defusion）**の技法と呼んでいます。脱フュージョンはACTの中心となる要素です。この技法は「あなたの思考が作り出した世界」と「刻々と変化するプロセスとしての思考」との区別を助けるものです。とりわけ、思考があなた自身に関するものである場合、脱フュージョンは、「考えているあなた」と「その考えを通じて、あなた自身に当てはめた言語的な分類」とを区別するのに役立ちます。脱フュージョンは、こころの平安をもたらします。それは、必ずしも「心理的な戦いが終わった」という意味ではなく、あなたが「戦場から立ち去った」からなのです。

「脱フュージョン」は造語です。ですから、辞書には載っていません。この造語を使うのは、日常の文脈の中で「ことばとそれが示す物事が同じものとして扱われる」ことが多いからです。このとき、2つは「溶けあって（fused）」います（フュージョンのラテン語の語源には、「一緒に注ぐ」という意味があります）。「ガブガブ」という想像上の生き物と、この生き物の「ウー」という鳴き声について、人間の赤ちゃんに形成された関係フレームと、それを表した三角形を思い出してください。この言語的な関係が形成された後で、「ウー」という音が聞こえたときに、赤ちゃんが誤ってオムツのピンに引っかかったとします。すると、ガブガブ（「ウー」という音だけでなく）は、赤ちゃんにとって恐ろしいものになるのです。

関係フレーム理論（RFT；Relational Frame Theory）では、私たちはこの効果を**機能の転換（transformation of functions）**と呼んでいます。通常、こうした問題を扱う場合、セラピストは、ガブガブに関連する恐怖を変化させようとします（たとえば、

オムツ用のピンが引っかかるといった悪い出来事が伴わない状態で、ガブガブを見るなど)。また、心理療法で成人を対象としている場合には、言語の関係性を再構築しようとします(たとえば、「ウー」は「ガブガブ」と同じではない。だから、ガブガブを恐れるのは合理的ではないといったように)。関係フレーム理論によれば、私たちは、機能の転換そのものに影響を与えることが可能です。脱フュージョンは、まさしくこのことを達成するために考案されました。もう少し説明しましょう。

あなたが、自分の考えを「今この瞬間に浮かんでいるもの」として捉えられるようになっても、なお「それらが意味することを知って」います(つまり、ことばの関係が消えることはなく、あなたがその考えの意味を知っている状態であることに変わりはありません)。しかし、ことばが作り出した幻想を解消することは可能です。あなたは、考えに関する物事は、あなたがそれについて考えているときにだけ浮かんでいる、と捉えられるようになります。このことは、思考の影響を大幅に低下させます。ここまでくれば、もうお気づきかもしれません。「今、私は不安だと感じている」という表現と、「あぁ…とても不安だ」と考えることは、まるで違うのです。前者の表現は、後者よりも脱フュージョンされています。ですから、前者は不安をあまり喚起しません。頭の中で、こうしたいつものおしゃべりがはじまっても、ことばを脱フュージョンする方法を学ぶことで、あなたは前向きかつ自覚的に、今の瞬間に留まり続け、価値を置く生活を送ることができるようになります。

この章の終わりまでに、ACTのセラピストがクライエントに用いる脱フュージョンの技法のいくつかを学び、自分自身に合った方法を見つけましょう。また、あなたが思考とフュージョンしているときに、そのことに気づく方法についても学びましょう。それによって、よりよい心理的なバランスを保つために、あなたがこれらの技法を必要とするタイミングがわかるようになります。

脱フュージョン：「思考」と「その思考が指し示す物事」を分離しましょう

ここでは、いくつかの脱フュージョンの方法について説明していきます。これらの方法は、一定の順序で行う必要はありません。また、あるスキルを教えることが、他のスキルの布石となるようなものでもありません。むしろ、これらの方法は互いに関連し、重なり合っています。いくつかの同じ概念が、異なる方法の中に繰り返し登場することもあります。ここでは、脱フュージョンの原理について理解を深めるのに、一番よいと思われる順序で紹介していきます。

脱フュージョンの方法は、苦痛を取り除いたり、管理したりしようとするためのものではありません。より広い視野をもって、柔軟に「今、この瞬間」に留まり続けるにはどうすればよいかを学ぶためのものです。あなたが手で顔を覆っているときに、誰かが

あなたにこう尋ねる状況を想像してください。――「手はどんなふうに見えますか？」――あなたはこう答えるでしょう。――「真っ暗で何も見えません」――そこでもし、手を数センチ離したら、あなたはこう付け足すでしょう。――「指があって、そこに皺(しわ)が見えます」――これと同じように、自分の考えから少し距離を置くことで、それらが何であるかが、よりクリアに見えるようになります。

　大切なことは、ことばの幻想を打ち破る、ということです。そうすれば、あなたは、ことばのプロセスがもたらしたもの（つまり、思考）にばかり気をとられるのでなく、プロセスそのもの（つまり、物事の間に関係を作り出すこと）に気づくようになります。あなたが何かを考えるとき、思考はあなたの世界を作り出します。思考を見る場合にも、あなたには、思考が世界をどのように生み出していくかが見えています（その考えが意味することを知っているということです）。しかし、同時にあなたは、そのプロセスを動かしているのは他でもない自分であるということにも気づくでしょう。この意識が、柔軟性をもたらす**スペースを作る**のです。喩(たと)えるなら、こんな感じです。あなたは、いつも黄色のレンズのメガネをかけていて、メガネをかけていることすら忘れていました。脱フュージョンは、このメガネをとって、少し離れたところに置くようなものです。そうすれば、あなたは黄色の世界だけを見るかわりに、メガネがどれだけ「世界を黄色に見せていたか」に気づくことができるようになります。

　脱フュージョンは習得すれば、生活のあらゆる場面で自在に使うことができるようになります。そのためのベストな方法は……練習、練習、練習あるのみです。練習なしに、このスキルをあなたの行動のパターンとして習慣づけることはできません。ここに書かれたことをただ受身的に読んで、あとはそれを「身につけたい」と願うだけではダメです。日々の生活でこのスキルを使って、どんどん応用しましょう。そうして、その体験をあなたのガイドにしましょう。練習したからといって、神のように完璧な存在になれるわけではありません。しかし、確かなのは、効果的な生活を送るための土台を作るには練習するしかないということです。

　それでは、実際に脱フュージョンをやってみましょう。

◆**お茶、お茶、お茶**

　最初に、お茶について考えてください。お茶とはどのようなものですか？　見た目は？　どんな感じのものですか？　あなたのこころに浮かんだお茶の特徴をいくつか書いてください。

_____

_____

_____

　次に、お茶の味を想像して味わってみてください。できましたか？　できたら、お茶がどんな味かをできるだけ丁寧に書いてください。それが難しいなら、これならできますよね。濃く出しすぎたお茶は、どんな味でしょうか？　その濃いお茶の味をイメージすることはできますか？

_____

_____

_____

　実際に、お茶を飲まなくても、お茶の味を想像して味わえたと思います。これが、人間のことばが本来的にもつ「機能の転換」という効果です。それでは、ここで簡単なエクササイズをしてみましょう。すでに約100年前から、このエクササイズは「言語マシーン」を実感するのにとても効果的であることが示されています。

エクササイズ　「お茶」ということばをできるだけ速く言ってみましょう

　このエクササイズは、他の人に邪魔されない静かな場所を選んで、集中して行いましょう。落ち着いている状態で、大きな声で、できるかぎり速く「お茶」と言ってみましょう。時間は、20〜45秒続けてください。その間ずっと、「お茶」ということばを繰り返し何度も、言い続けてください。早口になっても、言葉ははっきりと聞き取れるように言ってください。時間を計って、どんなことが起こるか観察しましょう。時間は、20秒より少なくても、45秒よりも多くなってもいけません。研究によれば、エクササイズがもっとも有効で最適なのは、この時間であるとされています[42]。それでは、はじめますよ！
　「お茶、お茶、お茶、お茶……」

どのような感じがしましたか？　繰り返し何度も「お茶」と言う体験は、どんなものでしたか？
以下の空欄にあなたが感じたことを書いてください。

_____

_____

_____

　早口で何度も「お茶」と言った後、このことばの意味に何か変化はありましたか。食事と一緒に出される、熱くて、香り高い黄緑色の液体には、どんなことが起こりましたか。お茶ということばは、エクササイズをする前とまったく同じイメージを想起させたでしょうか。
　最後に、普段、「お茶」と言う場合と今回では、何か違いがあったことに気づきましたか。たとえば、ことばの聞こえ方が奇妙であるとか、単語のはじめと終わりが一緒になるとか、ことばを言っている最中の筋肉の動き方であるとか……。もし、何か気づいたことがあれば、以下の空欄に書いてください。

_____

_____

_____

　多くの場合、このエクササイズを行うと、一時的にことばの意味が消失します。そもそも、ことばは単なる音であり、感覚なのかもしれないと気づくことは、あなたが文字そのものの意味の流れの中を泳いでいるときには、なかなかできません。たとえば、赤ちゃんは、今あなたが読んでいる段落の活字を、視覚的なパターンとして見るでしょう。でも、あなたはそうではありません。通常、あなたはそれらをただ「見る」ということが、できないのです。この頁を読んでいるあなたの目は、好むと好まざるとにかかわらず、あなたが「文字」を追っていることを意識しています。同じように、大人は普通、単なる音としてことばを聞くことはしません。それらは、ことばとして聞こえてくるものです。
　それでは、ここで、別のことをやってみましょう。あなたが自分自身について頻繁に考える否定的な考えを1つ取り上げて、それを一言であらわしてみましょう。短ければ

短いほどよいです。おそらく、第1章の「苦悩のリスト」や、第5章の「苦痛日記」、また、それに続くエクササイズで取り上げたことと関連があることでしょう。どのようなものであれ、ネガティブな自己評価を1つの単語にまとめるようにしてください。1語か2語くらいにまとめることができれば上出来です。たとえば、あなたが「まだ大人になれていない」と思うなら、「未成熟」に関することをひっくるめて「赤ん坊」と言ってもよいでしょう。もし、あなたが周囲に「頭が悪い」と思われることを恐れているなら「バカ」ということばにまとめてもよいでしょう。また、周囲に対してひどく怒鳴り散らすことをイヤだと思っているなら、「短気」や「ヒステリック」といった単語が考えられるでしょう。それでは、あなたが自分自身のことで、とてもつらくなったときの「あなた」を言いあらわす否定的なことばを書いてください。

―――――――――――――――――――――――――――――――

　次に、そのことばを以下に述べる2つの視点から、数値であらわしてみましょう。今「このことばがあなたをあらわしている（「私は、このことばのとおりだ」）」と考えると、どのくらいつらくなりますか？　「まったくつらくない」を1、「ものすごくつらい」を100とすると、今の状態はどのくらいでしょうか？

―――――――――――

　また、「このことばがあなたをあらわしている」ということについて、今のあなたは、どの程度それを事実である、あるいは信じられると思うでしょうか？　「まったくそうではない」と思う場合は1、「まったくそのとおりである」と思う場合は100として、点数をつけてください。

―――――――――

　今度は、あなたの書いたことばを使って、さきほど「お茶」でやったのと同じことを試してみましょう。あなた自身に関することばをきちんと聞き取れる範囲で、できるかぎり速く言ってみてください。時間は20〜45秒です。ここでも、時間は短くても長くてもいけません。
　いかがでしたか？　早口で言った場合、そのことばはこれまでと同じような情動的な影響をもちましたか？　早口で言うと、どのような変化がありましたか？　これまでと違う情動的な影響があったなら、それは、どのような変化だったでしょうか？
　それでは、今、「このことばがあなたをあらわす」と考えることは、どのくらいつらいですか？　1を「まったくつらくない」、100を「ものすごくつらい」として、以下

にその値を書いてください。

_____

　また、今のあなたは、「このことばがあなたをあらわしている」ということをどの程度、事実である、あるいはそう信じられると思うでしょうか？　1が「まったくそうではない」、100が「まったくそのとおりである」として、以下にその値を書いてください。

_____

　私たちの研究では（たとえば文献42）、このエクササイズを実施した人の95％に、ことばの「信用度（believability）」の低減がみられました。ここでいう信用度とは、あることばをどの程度、事実として受け止めるかということです。たとえば、「愚か者」ということばで自分を表現したとき、単なる音の集まり（オ・ロ・カ・モ・ノ）を超えて、「自分が愚か者であることは、曲げようのない事実だ」などと受け止めるならば、信用度がとても高い状態にあることになります。この効果は、開始からほぼ20秒後にみられはじめました（その効果が最大となったのは45秒でした）。時間の長さについてお願いをしたのは、このためです。あなたは、今もこれらのことばの意味を知っています。しかし、多くの場合、そのことばの情動的な機能が低下します。より専門的に言えば、ことばの派生的な機能が弱まり、直接的な機能（たとえば、「どのような音がするか」）がより際立つようになったのです。つまり、ことばが単なる音の集まりとしてのコトバ（少なくとも幾分は）になったわけです。

◆**思考が生み出すもの**
　先のエクササイズの大切なポイントは、このエクササイズがことばの本質の理解に大いに役立つという点です。何についてであれ、ことばは単にコトバであるにすぎません。この点をあなたが理解し、スキルを積極的に利用して、発展させようとするなら、ことばと苦痛、そして人生が、どのように関係しているのかを理解し、修正することが簡単になります。そうでないと、あなたはなす術(すべ)もなく、頭の中で起動しているマインドにからめとられてしまうでしょう。突き詰めて言えば、あなたは、「マインド」があなたに投げかける多くのことばが、どこからやってくるのかを本当に知っていますか。

ことば遊びをしましょう
　ここで、ことば遊びをしてみましょう。以下の穴あきのフレーズを完成させてくださ

い。フレーズは、マインドに浮かんだものなら何でもかまいません。

　世界に一つだけの＿＿＿＿＿＿＿＿＿＿＿＿＿＿

　ホップ、ステップ、＿＿＿＿＿＿＿＿＿＿＿＿＿

　犬も歩けば＿＿＿＿＿＿＿＿＿＿＿＿＿＿＿＿

　なぜ、あなたは今、このように回答をしたのでしょうか？　それは、このフレーズがあなたのこれまでのヒストリー（個人史）の一部だからです。
　次に、私たちがこのヒストリーを容易に取り除くことができるかどうか、試してみましょう。仮に今、「世界に一つだけの」というフレーズから、「花」や「花に関するあらゆること」を想起してはいけないということが、とても重要であるとしましょう。「『花』ということを１秒たりとも考えてはいけない」と考えてください。本当にそんなこと、できるでしょうか？　もう一度、この穴埋めをやって試してみましょう。それでは、「花」に関することを一切考えずに、回答を書いてください。

　世界に一つだけの＿＿＿＿＿＿＿＿＿＿＿＿＿＿

　あなたのマインドがどのように動いたかを振り返って、あなた自身に問いかけてみましょう。「花」について何も考えずに回答できましたか（どちらかに○をつけてください）。

　　　　　　　　　はい　／　いいえ

　あなたが「いいえ」に○をつけていたら、あなたは実際に起こったことを観察していたのでしょう。もし、「はい」に○をしていたなら、一息ついて、どうして「はい」を選んだのかを考えましょう。私たちが言ったことを思い出してください。「たった１秒たりとも、『花』について考えてはいけない、ということが重要です」と。もし、あなたが「はい」に○をしたなら、こう考えるしかなかったのではないでしょうか？
　「私は、『はい』に○をすべきだと思う。だって、私は＿＿＿＿＿＿＿＿＿＿＿（内容が何であれ、あなたが書いたことば）と書いたんだから。それに、うーん……ええっと……『花』とは書かなかったんだから」
　でも残念。実は、そうした思考が、まさにあなたが「花」について考えていた証(あかし)なのです。
　このゲームが示しているのは、一度、あなたのヒストリー（個人史）が関係性のネッ

トワークを構築したら、その後は、同じネットワークに思考を付け足していくことしかできないということです。ネットワークを消去することはできないのです。私たち人は、自らのヒストリーによって作られる生き物です。そして、人の一瞬一瞬は、そのヒストリーを積み上げていきます。人の神経システムは引き算ではなく、足し算によって作用しています。一度、学習したものは多少の差はあれ、その人の一部であり続けるのです。言語的なネットワークの中に組み込まれたことばが、人のマインドを構成しています。通常、それらはネットワークの中に存在しています。私たちが、ネットワークから排除しようとして、それらをどこかに放り投げようとしても、ネバネバした粘着テープのようにくっついて離れようとはしません。

　もし、「世界に一つだけの花」のように、単にネットワークの中にことばが存在しているだけなら、大きな問題はないでしょう。しかし、ことばはいつもそう無害だとは限らないのです。

　たとえば、以下のフレーズを完成させてください。

　　私は、よい人間ではない。私は、＿＿＿＿＿＿＿＿＿＿＿＿＿＿＿＿＿＿だ。

　　私は、自分がただの＿＿＿＿＿＿＿＿＿＿＿＿＿＿＿＿＿＿だと思うと悲しい。

　　自分について一番、最低だと思うのは、私が＿＿＿＿＿＿＿＿＿＿＿＿＿＿＿＿＿＿ということだ。

　いくつかのことばは、あなたを傷つけるものかもしれません。しかし、あなたはそのことばを自分がどうやって書いたのかを知っています。あなたは、ただそう書いたのです。それは、あなたのヒストリーのどこかに存在し、時々、頭に浮かんでくるものです。

　ヒストリーというのは、いとも簡単に作られます。今、私たちが、あなたにこんなことを言ったとしましょう。

　　　私たちは、ある質問をするため、あなたに会いに行きます（あなたの居場所はわかっています）。もし、質問の答えが正しければ、私たちは、あなたにその場で1億円差し上げます。あなたがすることは、この文を覚えるだけです。「『ガブガブ』は『ウー』と鳴く」。さあ一緒に声を出して。──「『ガブガブ』は『ウー』と鳴く」──この文を忘れないでくださいね。あなたにとって1億円の価値のあるものですから。私たちは、いつかあなたの家をコンコンとノックして、こう尋ねます。「ガブガブは何と鳴く？」もし、あなたが「ウー」と答えられたら……あなたには1億円が手に入ります！　宝くじのように、ACT賞のインタビュアーがお宅にお邪魔して、あなたに質問します。それに答えられたら、あなたの勝ちです。ですか

ら、忘れないように、もう一度言いましょう。「ガブガブは＿＿＿＿と鳴く」。忘れないで。「ガブガブは＿＿＿＿と鳴く」。いいでしょう。

　さて、まず正直に言いましょう。私たちはウソをつきました。私たちは、1億円なんて用意していません。もちろん、あなたの住所も知りません。でも、ウソだとわかっていても、もし私たちが魔法使いみたいに明日あなたの家をノックし、「ガブガブは何と鳴く？」と言ったら、あなたはその答えを覚えていると思いますか。きっと覚えていますね？（もし、「ありえない」と思われたなら、あなたの次の課題は、前の段落をもう20回読み返してみてください）。その翌週はどうです？「ガブガブはウーと鳴く」ことを覚えているでしょうか。今から1年後はどうでしょう？　あなたの死の間際に、このばかげた質問をしたとしたら、あなたはガブガブが「ウー」と鳴くことをまだ覚えているかもしれません。可能性としてはまったくないとは言えません。

　この話は、ひどくふざけているでしょうか。こんなおかしな話を真面目に読んで、人生の貴重な時間を無駄にしたと思いますか。いいえ、あなたは無駄になんかしていませんよ。まさに、これがことばの働きの有り様(よう)なのです。

　生涯にわたって続く関係ネットワークはいとも簡単に作られます。しかし、あなたのヒストリーの一部に傷がつくと、あなたのマインドにもすぐに同じ痛みが生まれ、マインドの傷は一生にわたって残ることになります。頭の中にあることばのいくつかは、「本心では、私は＿＿＿＿が怖い」というようなネガティブな評価かもしれません。あなたが今、考えた空欄に入ることばが、どこからやってきたのかわかる人がいるでしょうか。自分の親から？　テレビから？　本から？　それともことばのロジックそのものから？　しかし、もし、あなたが一番つらい考えに苦しみながらも、それと同時に、あなたをつらくさせることばを単なるコトバとして見ることができたなら、あなたにとって、世界はまったく違うものになるでしょう。思い出しましたか？　……お茶、お茶、お茶……。

　「できるだけ速く『お茶』と言う」エクササイズは、一瞬の間、ことばの幻想を破るものでした。しかし、もっと練習をすれば、あなたはことばのネットワークに取り込まれて動けなくなった自分を、いつでも解放するスキルを身につけることができるのです。そのスキルは、がんじがらめに関係づけされたことばのしばりを緩める役目を果たします。

　ただし、いつもそうする必要はありません。というのも、認知的フュージョンが有用なこともあるからです。たとえば、確定申告のややこしいルールに沿って、税金の計算をしている最中に「このことばは単なるコトバだ」と認識しても、あまり意味はないでしょう。しかし、あなたが心理的な苦痛に苦しんでいるときには、ことばのプロダクト（産物）ではなく、ことばのプロセスを見るように、あなたを助ける方法が必要になります。

◆**私的な体験に、そのままラベルを貼ってみましょう**

次のエクササイズで、私的（内的）な体験に対して、それが起こったとおりに名前をつけるということを学びましょう。このエクササイズをはじめる良い方法は、第5章の「あなたが、今、考えていることは何ですか？」というエクササイズでやったように、2、3分の間、思考に身をまかせることです。その後、あなたの身体の状態に注意を向けましょう。そして、私的（内的）な体験が生じるがまま、それらを観察して、次のエクササイズを行いましょう。

エクササイズ　あなたの考えにラベルを貼ってみましょう

思考、感情、記憶、身体の感覚を生じるがままにキャッチするひとつの方法は、それらに対してラベルを貼ることです。あなたが考えていることよりも、あなたが行っていることに注目して、それを大きな声で言ってみましょう。

たとえば、あなたが「今日中にしなければいけないことがある」と考えていたとします。この場合、「私は、今日中にすべきことがある」と言う代わりに、「私は今日中にすべきことがある、と考えている」と言いましょう。このように、その瞬間に生じている出来事にラベルを貼っていくのです。もし、あなたが悲しいと感じているなら、「私は悲しい、という感情がある」と言ってください。ラベルを貼るときは、以下のように言ってみましょう。

- 私は、～　という考えがある（考えを述べてください）

- 私は、～　という感情がある（感情を述べてください）

- 私は、～　という記憶がある（記憶を述べてください）

- 私は、～　という身体の感覚がある（身体感覚の特徴と場所を述べてください）

- 私は、～　という傾向がある（行動への衝動や行動のパターンを述べてください）

では、準備が整ったところで、私的な体験に身をまかせ、生じるがままに、それらにラベルを貼っていきましょう。

_____
_____
_____
_____
_____
_____
_____
_____
_____

　このプロセスは、私的な体験の内容から、あなたを脱フュージョンするものです。たとえば、「私は落ち込んでいる」と「私は落ち込んでいるという感情がある」という文には、大きな違いがあることに気づいたでしょうか。私たちは、あなたが自分に語りかけるときに、こうしたラベルづけを行うことをお勧めします。少なくとも1週間は続けてください。その後は、あなたが考えや思い、感情に飲み込まれ、それらと距離をとることが必要になったときに行ってください。他の人に話しかけるときは、変に聞こえるのであまりやりたくないかもしれませんが、あなたのパートナーや周囲の人が乗り気であれば、その人たちと一緒にラベルづけを行ってください。

◆自分の思考が「浮かんでは消える」のを観察しましょう

　第5章では、あなたは、思い浮かんだままにあなたの思考や感情を感じるということを練習しました（「マインド・トレイン」を観察するエクササイズの中で）。今度は、それをもっと開かれた方法でやってみましょう。

エクササイズ　流れに漂う葉っぱ

　これは、目を閉じて行うエクササイズです。まず、指示を読んで、それらをよく理解してから、目を閉じてエクササイズを行ってください。

　澄み切った、ゆったりとした川の流れを想像してください。川は、岩の上や木の周りを流れ、山を下って谷あいを進みます。時折、大きな葉っぱが流れに落ち、そのまま水面を漂っていきます。暖かい晴れた日に、あなたはその傍ら（かたわ）に腰を下ろして、葉っぱが流れゆくのを眺めています。

　それでは、自分の考えや思いに意識を向けてください。頭に思い浮かんだ考えや思いは、それぞれ１枚の葉っぱにのって、流れていきます。ことばで考えが浮かんだなら、そのことばを葉っぱにのせましょう。もし、絵で考えたなら、葉っぱにその絵をのせましょう。ここでの目的は、あなたが流れの傍らにいること、そして、葉っぱを流れ続けさせることです。流れを速くしたり、遅くしたりしないでください。葉っぱの上にのせたものを変えようとしないでください。もし、葉っぱが消えたり、意識がどこかよそに行ったり、あなたが川に入ったり、葉っぱと一緒に流れていることに気づいたら、一度中断して、何が起こったのかを観察しましょう。何が起こったかを整理して、もう一度、流れの傍らに戻ってこころに浮かぶ考えを観察し、それらを１つずつ葉っぱにのせて、流れさせましょう。

　少なくとも５分間、これを続けてください。時計を近くに置いて、いつエクササイズをはじめたのかメモしてください。時間を計ることは、以下の質問に答える際に役立ちます。指示がよく理解できたら、目を閉じてエクササイズをはじめましょう。

　あなたが、考えに飲み込まれてしまうまで、どのくらい続けることができましたか？

_____

　流れていたものが止まったり、意識がどこかよそに行ってしまったりした場合、その直前に何が起こったのか、書いてください。

_____

_____

_____

_____

水が流れる様子をまったく想像できなかった場合、その間、何を考えていたかを書いてください。

_____

_____

_____

　このエクササイズは、「流れがとどこおったとき」が認知的フュージョン、「流れがスムーズであったとき」が脱フュージョンの状態をあらわします。私たちは、自分の思考と認知的フュージョンを起こしていても、それに気づかないことがあります。とりわけ、このエクササイズそのものにかかわる考えは、とくに「くっつきやすい」性質をもちます。たとえば、「私は、このエクササイズをうまくできない」、「このエクササイズに、私はあまり向いていない」と考えたなら、そうした思考にも、すぐに認知的フュージョンが起こります。たいていの場合は、それらが思考であるということにも気づかないでしょう。これら以外に、とくに「くっつきやすい」考えには、情動に関するもの、比較をするもの、時間に関するもの、因果に関するものがあります。

　このエクササイズを定期的に繰り返せば、徐々に葉っぱをスムーズに流せるようになるのを自分の目で確かめることができるでしょう。

◆自分の思考と感情を客観的に見てみましょう

　外界にあるモノを見るとき、あなたとそのモノの間に一定の距離があることは、とてもはっきりしています。しかし、感情や思考があなたを支配しているときに、それらを見たり、距離を置く余裕をもったりすることは難しいものです。以下のエクササイズは、あなたの苦痛に満ちた思考や感情に空きスペースを作り、それらをより冷静に見つめ、それらと戦う必要があるのかどうかを判断できるようにするためのものです。

〔エクササイズ〕考えや感情を記述してみましょう

　第1章で作った「苦悩のリスト」、もしくは、第5章の「苦痛日記」に書いた、痛みを伴う体験を1つ選んでください。そうしたら、数分の間、その体験を思い浮かべてく

ださい。次に、あなたから1〜2mくらい先に、その体験を置いてください（そこに置いたままにするわけではありませんので、安心してください。このエクササイズの後半で、苦痛を伴う体験をあなたの中に戻す方法をお教えします）。そこに置いた状態で、その苦痛を伴う体験について、以下の質問に答えてください。

色がついているとしたら、それはどんな色ですか？＿＿＿＿＿＿＿＿＿＿＿＿＿＿

大きさがあるとしたら、どのくらいの大きさですか？＿＿＿＿＿＿＿＿＿＿＿＿

形があるとしたら、どんな形ですか？＿＿＿＿＿＿＿＿＿＿＿＿＿＿＿＿＿

力をもっているとしたら、どのくらいの力があるでしょうか？＿＿＿＿＿＿＿＿

スピードがあるとしたら、どのくらいの速さで進むでしょうか？＿＿＿＿＿＿＿

表面の材質があるとしたら、どのような素材でしょうか？＿＿＿＿＿＿＿＿＿＿

　では、あなたが答えた色や大きさ、形をしたモノに注目しましょう。これは、あなたのマインドから取り出した「苦痛」を象徴するモノです。その苦痛に関連するあらゆる苦悩を、あなたがそのままにすることができるか、やってみましょう。形や色、大きさをもったその体験は、あなたが抱えきれないものでしょうか。本当に、あなたが考えるような抱えきれないものでしょうか。それは、どうしても、あなたの「敵」でしかないのでしょうか。このかわいそうなモノは、他にどこにも行き場がありません……。
　では次に、数分かけて、「苦痛をあらわすモノ」について、あなたが感じたことを以下の空欄に書いてください。あなたの思考や情動に注目し、その苦痛について手を放すことができるようになったか、注意してみてください。

＿＿＿＿＿＿＿＿＿＿＿＿＿＿＿＿＿＿＿＿＿＿＿＿＿＿＿＿＿＿＿＿＿＿＿＿＿

＿＿＿＿＿＿＿＿＿＿＿＿＿＿＿＿＿＿＿＿＿＿＿＿＿＿＿＿＿＿＿＿＿＿＿＿＿

＿＿＿＿＿＿＿＿＿＿＿＿＿＿＿＿＿＿＿＿＿＿＿＿＿＿＿＿＿＿＿＿＿＿＿＿＿

＿＿＿＿＿＿＿＿＿＿＿＿＿＿＿＿＿＿＿＿＿＿＿＿＿＿＿＿＿＿＿＿＿＿＿＿＿

もし、苦痛をあらわすモノに対して、抵抗や否定、嫌悪、判断などが生じたら、1〜2mほど距離をとったまま、それらをあなたの正面の横（苦痛なモノの隣）に置いてください。抵抗の感情に気づくたびに、そうしてください。そのようにしながら、以下の質問に答えてください。

　　色がついているとしたら、それはどんな色ですか？_____

　　大きさがあるとしたら、どのくらいの大きさですか？_____

　　形があるとしたら、どんな形ですか？_____

　　力をもっているとしたら、どのくらいの力があるでしょうか？_____

　　スピードがあるとしたら、どのくらいの速さで進むでしょうか？_____

　　表面の材質があるとしたら、どのような素材でしょうか？_____

　今度は、この2つ目のモノに注目しましょう。これは、抵抗にかかわるあなたの感情を象徴する物体です。このモノ、すなわち、抵抗に関連するあらゆる苦悩を、あなたがそのままにすることができるか、やってみましょう。「そのままにする」というのは、苦悩に巻き込まれることではありません。あなたが答えたモノの色や形、素材などにふれて、体験することを意味します。できましたか？　では、その体験は、あなたにとって何か耐えられないものでしたか。抵抗の感情は、どうしても、あなたの「敵」でなければならないのでしょうか。あなたは、抵抗の感情を日々の生活の中で、時々、顔を出す内的な体験として受け容れられるでしょうか。このかわいそうな子もまた、他に行き場がありません……。

　あなたが2つ目のモノ（抵抗の感情）との綱引きゲームをやめて、その綱から手を放すことができたら、1つ目のモノにもう一度注目してください。その色や大きさ、形に変化はありましたか。気づいたことを書いてください。

_____

_____

_____

さて、それでは1つずつ、あなたの内側に戻しましょう。愛情を込めて行ってください。喩(たと)えて言うなら、長い一日が終わり、汚れや臭いをためて疲れて帰ってきた子どもたちを、我が家に迎え入れるような感じです。子どもたちの見た目や臭いを気にする必要はありません。彼らの居場所は、あなたの中にしかないのです。

◆いろんな声

脱フュージョンのエクササイズには、遊びのようなものもあります。私たちが、自分について「もうイライラして、爆発しそうだ」とか「私はとてもひどい人間だ」というとき、それらが起こっている日常の文脈を少し変えるだけで、こうした思考を脱フュージョンすることができます。遊びのような方法をうまく使いこなせると、思考を開放的にすることができます。以下は、そのいくつかの例です。

とてもゆっくり言う

あなたが問題を抱えている思考や感情を、うーんとゆっくり言ってみましょう。1分間45回転のレコードを33回転で再生した音のような感じで。一息で1つの音節を言うくらいがちょうどよい速さです。たとえば、「私はひどい人間」という考えに囚(とら)われたとしたら、それを伸ばして「私（わたし）」を吸う息で言って、「は」を吐く息で、「ひどい」を次に吸った息で、「人（にん）」を次の吐く息で、そして、「間（げん）」を最後の吸う息で言ってみてください。

違う声で言う

もうひとつの方法は、思考をいつもと違う声で言ってみることです。たとえば、「私は価値のない人間だ。まともなことが何もできない」と考えるなら、とても低い声や高い声でそれを言ってみましょう。たとえば、「ミッキーマウス」や「ゲゲゲの鬼太郎の目玉親父」の声で言ってみてください。一番嫌いな芸能人の声を選んでもよいでしょう。どんな声でもかまいません。ここでは、その思考についてあなたがどう感じるかを変えることは重要ではありません。重要なのは、それらはただの「思考」であり、どう対処するかは「あなた」次第で、あなたの「言語マシーン（＝マインド）」次第ではないということに気づくことです。

歌にする

あなたが苦しんでいる思考を歌にしてみましょう。知っている曲で替え歌を作っても、自分で作曲してもどちらでもかまいません。歌うときは、しっかりと力強い声で。「悲しみで僕は何も見えなくて」などどんな歌でもかまいません。でも、あなたの思考をばかにしたり、皮肉ったり、批判することはやめてください。ここでは、あなたが「歌

詞」を歌うように、それらは「考え」なのだということに、気づくことが大切なのです。

ラジオ番組にする

あなたのネガティブなこころが、ラジオ局だと考えてみてください。あなたは、番組のパーソナリティです。

> 「こちらは、誹謗中傷・ネガティブ・ラジオ！ 24時間、休まずお届けします。悪いニュースがもりだくさん。24時間、朝まで生放送……こちらは、誹謗中傷・ネガティブ・ラジオ！ それでは、この時間のニュースをお届けします。○○（あなたの名前を言ってください）は、とてもひどい人間です！ 彼（彼女）は、周囲が思うほどいい人間じゃないと考えています！ それでは、次は11時台のニュースをお楽しみに！」

こんなふうに、頭に浮かんだことを「レポート」し続けてみましょう（もし「ポジティブ」なことが思い浮かんだら、それもレポートしてかまいません。しかし、パーソナリティはかなり混乱するでしょう。あくまで、「こちらは誹謗中傷・ネガティブ・ラジオ！ 24時間、悪いニュースがもりだくさん！」ということをお忘れなく）。

この章の終わりの部分で、これに似た、たくさんのエクササイズを紹介します。それらを読んで、今度はあなた自身のエクササイズを作りましょう。どのエクササイズも目的はすべて同じです。あなたが言語マシーンの動きを素早くキャッチできるように考えられたものです。決して「言語マシーンが生み出すことばの世界にあなたを巻き込む」ことが目的ではありません。

◆「記述」vs.「評価」

私たちの考えは無限の広がりをもつため、思考を外の世界の一部と捉えてしまう傾向があります。そして「自分がそうしたのだ」ということを忘れて、自覚しないうちに自分で作り上げた外の世界に押しつぶされるように感じるのです。この循環を断ち切るよい方法は、「記述」と「評価」の違いに気づくという方法を学ぶことです。

「記述」とは、モノや出来事の直接、目に見える側面や特徴に関連する言語表現のことです。こうした側面や特徴は、モノや出来事の一次的な特性です。つまり、それらはあなた固有のヒストリーに依存するものではありません。別の言い方をすれば、これまでのあなたとそのモノや出来事との相互作用がどうであれ、それらの側面や特徴は存在するということです。

▶例：

- これは、木のテーブルです。(テーブルは、硬く、頑丈で、4本かそれ以上の足があるといった特徴をもちます。この例では、テーブルは、木で作られています)

- 私は、不安を感じており、心臓がドキドキ鳴っている。(不安は、ある特定の感情や感覚、衝動からなるものです。この例には、速い心臓の鼓動が含まれています)

- 友人が私に大声で怒鳴っている。(彼／彼女は叫んでおり、その声はとても大きいものです)

「評価」は、事象やその側面に対するあなたの「反応(リアクション)」です。私たちは事象を比較し、評価のラベルを貼ることができます(良い／悪い、好き／嫌い、耐えられる／耐えられない、失礼／丁寧、狭量／寛容など)。評価は二次的な特性です。二次的な特性は、私たちとモノや事象、思考、感情、身体感覚との関係によって決まります。

▶例：

- これは、良いテーブルです。(「良い」というのは、私とテーブルの相互作用によるものです。テーブルが本来、備えるものではありません)

- この不安は、耐えがたい。(「耐えがたい」というのは、私と不安との相互作用によるものです。不安に内在するものではありません)

- 友人は、私に不当に怒鳴った。(「不当」というのは、私と怒鳴られたこととの相互作用によるものです。怒鳴られたことに内在するものではありません)

私たちの苦悩の大半は、「評価」を「記述」と取り違えることによって生じています。私たちは、自分の評価的な意見が一次的な特性であると信じ、それによって、それらが記述であると考えてしまいがちです。しかし、その評価をもっと詳しく見ると、たちまち怪しげな点が見えてきます。

> **エクササイズ** 「記述」と「評価」の違いを検討してみましょう

　このエクササイズでは、あなた自身の「記述」（一次的な特性）と「評価」（二次的な特性）を区別していただきたいと思います。対象が外的なモノであれば、これら2種類の区別に気づくことはとても簡単です。というのも、もしあなたが消えてしまったら、二次的な特性も消えてしまうからです。しかし、一次的な特性はそうではありません。もし、この宇宙に生物がまったく存在しなかったら、良いテーブルの「良い」という部分には何が起こるでしょう？　「良い」というのは、意味をなさなくなってしまいます。では、木のテーブルの「木」の部分はどうなるでしょう？　こちらは、「木」のままです。一方、対象があなたの内面になると、こうしたルールは当てはまらず、少しややこしくなります。そこで、自分の思考や感情を取り上げる前に、外的なモノで練習をしましょう。それでは、目に見えるモノからはじめます。

　まず、「木」の特性をいくつか挙げてください。

一次的な特性： （葉、色など）＿＿＿＿＿＿＿＿＿＿＿＿＿＿＿＿＿＿＿＿

＿＿＿＿＿＿＿＿＿＿＿＿＿＿＿＿＿＿＿＿＿＿＿＿＿＿＿＿＿＿＿＿＿＿

二次的な特性： （醜い、不吉な、美しいなど）＿＿＿＿＿＿＿＿＿＿＿＿

＿＿＿＿＿＿＿＿＿＿＿＿＿＿＿＿＿＿＿＿＿＿＿＿＿＿＿＿＿＿＿＿＿＿

　次に、あなたが最近観た「映画」の特性を挙げてみましょう。

一次的な特性： （時間が90分、キャメロン・ディアスが主演女優だったなど）＿＿＿＿

＿＿＿＿＿＿＿＿＿＿＿＿＿＿＿＿＿＿＿＿＿＿＿＿＿＿＿＿＿＿＿＿＿＿

二次的な特性： （退屈だった、興奮した、長すぎた、もっと劇的なほうがよかった、キャメロン・ディアスがよかったなど）＿＿＿＿＿＿＿＿＿＿＿＿

＿＿＿＿＿＿＿＿＿＿＿＿＿＿＿＿＿＿＿＿＿＿＿＿＿＿＿＿＿＿＿＿＿＿

その次は、あなたの親しい「友人」の特性を挙げてみましょう。

一次的な特性：（身長、髪の色など）＿＿＿＿＿＿＿＿＿＿＿＿＿＿＿＿＿＿＿＿

＿＿＿＿＿＿＿＿＿＿＿＿＿＿＿＿＿＿＿＿＿＿＿＿＿＿＿＿＿＿＿＿＿＿＿＿＿＿＿

二次的な特性：（賢い、おばかさん、美しい、醜い、良い、悪いなど）＿＿＿＿＿＿

＿＿＿＿＿＿＿＿＿＿＿＿＿＿＿＿＿＿＿＿＿＿＿＿＿＿＿＿＿＿＿＿＿＿＿＿＿＿＿

今度は、あなたの「情動的な体験」における、一次的、二次的な特性を区別してみましょう。

まず、あなたが苦痛を感じている情動的な体験を書いてください。

＿＿＿＿＿＿＿＿＿＿＿＿＿＿＿＿＿＿＿＿＿＿＿＿＿＿＿＿＿＿＿＿＿＿＿＿＿＿＿

さきほどの例のように、この体験の特性を挙げてみましょう。一次的な特性は、体験の直接的な特性で、二次的な特性は、あなたがその経験を判断したり、評価したりしたものであるということを忘れないでください。たとえば、パニック発作に襲われた人ならば、その体験の一次的な特性として、心拍数の増加と頭がクラクラしたことを挙げ、二次的な特性として、「これは、私の人生の中で最悪の体験だった」などを挙げるでしょう。

一次的な特性：＿＿＿＿＿＿＿＿＿＿＿＿＿＿＿＿＿＿＿＿＿＿＿＿＿＿＿＿＿

＿＿＿＿＿＿＿＿＿＿＿＿＿＿＿＿＿＿＿＿＿＿＿＿＿＿＿＿＿＿＿＿＿＿＿＿＿＿＿

二次的な特性：＿＿＿＿＿＿＿＿＿＿＿＿＿＿＿＿＿＿＿＿＿＿＿＿＿＿＿＿＿

＿＿＿＿＿＿＿＿＿＿＿＿＿＿＿＿＿＿＿＿＿＿＿＿＿＿＿＿＿＿＿＿＿＿＿＿＿＿＿

記述と評価の区別がつくようになれば、あなたのマインドが、「どんなときに、実際の体験を記録したり、注意を向けたりしているのか」、また「どんなときに、その体験に関する判断をしているのか」がわかるようになります。この章の前半で行った「自分

の思考にラベルを貼るエクササイズ」のリストの項目に、この区別を加えてみましょう。例を挙げると、「私は、不安は悪い、という評価をしている」といったようになるでしょう。

◆その他の脱フュージョンの技法

以下に示すのは、ACTのセラピストが実施している脱フュージョンの技法の例です。見てもらうとわかるように、とてもたくさんあります。実際、脱フュージョンの技法は日々、新しいものが考案されているため、ここに紹介したのは、ほんの一例です。脱フュージョンの原理を理解したら、あなたもすぐに新しい方法を作ることができます。

ここでは、あなたがすぐに使えるようにリストを用意しました。私たちがリストを提示したのは、2つの理由からです。1つ目は、あなたがこれらの技法を実際の生活に応用し、脱フュージョンを実践できるようにするためです。2つ目は、リストに示した数々の技法に目を通すことで、あなたが自分に合った方法を作り出しやすくするためです。

脱フュージョンの技法の例	
〈マインドさん〉	一人の人間のように、〈マインド〉を扱いましょう。（たとえば、「ああ、また私の〈マインドさん〉が去っていく」、「〈マインドさん〉がまた心配している」）
マインドの鑑賞	マインドが悩みや意見に口を挟もうとしていることに気づいたら、あなたのマインドにお礼を言いましょう。マインドが生み出すものをあなたの感性で鑑賞しましょう（たとえば、「今日は、一日とてもよく心配してくれました。その働きに感謝します！」）これは皮肉っているわけではありません。言語マシーンは、何千年も前から与えられた仕事――つまり、「問題解決」と「危険回避」を真面目にこなしているのです。
開放へのコミットメント	ネガティブな内容が頭に浮かび、あなたがその内的なものと戦っていると気づいたら、そうしたネガティブな物事を受け容れることができないか、自分に問いかけ、肯定してみましょう。
ただ気づく	内的な体験について話すとき、観察的なことばの表現（たとえば「気づく」など）を使いましょう。たとえば、「ええ、私はたった今、自分について判断していることに気づいたところです」など。
考えを「買う」	ただ頭に浮かんだ思考と、信じている思考とを区別するために、動きのあることばを使いましょう。たとえば、「私は、自分が悪い人間だという考えを『買って』いる」など。
ポップアップ・マインド	あなたのネガティブなおしゃべりを、インターネットに表示される「ポップアップ広告」だとイメージしてみましょう。
電話の「呼び出し」	あなたのネガティブなおしゃべりは、切ることができない電話の「呼び出し」だと考えてみましょう。（たとえば、「もしもし、こちらはあなたのこころです」）
体験的な探求	あなたのマインドが、怖さもあるけれど、やってみる価値のあることを「やめておけ」と言ったなら、素敵なヒントをくれたマインドに感謝して、楽しみながら、それをやり遂げましょう。それがあなたにとって困難なことなら、なおさらです。そして、もっと多くのヒントをマインドにではなく、外の世界に求めてみましょう。
身につける	脱フュージョンしようとするネガティブな評価（例：みすぼらしい、愚か、怒り、醜いなど）を紙に書いて名札に入れ、身につけましょう。少しの間、それを誰にも説明しないでください。それをつけてどう感じるかを、ただ感じてください。
マインド・Tシャツ	脱フュージョンしようとするネガティブな評価が、あなたのTシャツに太字で目立つように書かれていると想像してください。もっと目立つようにしたければ、実際にやってみましょう！
逆のことを考える	あなたのマインドが動きを止めたとき、意図的にマインドが命じるのとは逆のふるまいをする練習をしましょう。たとえば、「この文章を読んでいる間は動けない」と言いながら、立ち上がって歩き回ってみましょう。

第6章　マインドと〈あなた〉（中編）：買ってはいけない　137

考えは原因ではない	思考が行動を阻むように思えるなら、あなた自身に「その思考を『それは単なる思考にすぎない』として考え、その状態で〇〇（阻まれたこと）をすることができるだろうか？」と問いかけてください。そして、その思考について考えながら、阻まれていたことを行って、実際にできるかどうか試してください。
バスに乗ったモンスター	あなたが恐れる内的な出来事を、あなたが運転するバスに乗ったモンスターのように扱いましょう。モンスターの言うことに従ったり、モンスターを降ろそうとしたりするのでなく、ただ運転し続けることができるか検討してみましょう。
人生は誰のもの？	思考をいじめっ子だと思って、あなたのことばで尋ねてみましょう。「この人生は、いったい誰のもの？」「あなた、それとも、あなたのマインド？」
どのくらい続いていますか？	まるであなたのようですか？　自分の思考を信じるとき、少し立ち戻って、次のように自分に問いかけましょう。「このパターンをどのくらい繰り返してきただろうか？」「まるで、私自身のよう？」
そうすると、どうなるのですか？	自分の考えを「買う」とき、少し立ち戻って、次のように自分に問いかけましょう。「この考えを『買って』、どうしたいの？」。もし、それがあなたのためにならないなら、考えを「買う」ことはやめましょう。
そう、あなたは正しい。それがどうした？	あなたが進んでいくことに役立たないにもかかわらず、「正しく」あることに必死になっている自分に気づいたら、チェス盤の白のクイーンが、「あなたは正しい」と宣言している状況をイメージしてください。その後、次のように問いかけましょう。「それがどうした？　ここから私がもっと価値ある生活をはじめるには、実際に、何をすることができる？」
「でも」をやめる	自分について言及するとき使う「でも」を、「そして」に置き換えましょう。
どうして、どうして？	「理由」にとらわれている自分に気づいたら、「なぜ、そうなるのか」を答えるのが難しくなるまで繰り返し問いかけましょう。これは、マインドのおしゃべりが「本当はどれだけ浅いものか」また「体験の回避がどのように『〜がないという苦痛』を作り出すのか」を知るのに役立ちます。たとえば、自分のマインドが「私にはできない」と言ったら、「どうして？」と問いかけましょう。「不安だから」と答えたなら、さらに「なぜ、〈不安〉だと〈できない〉になるの？」と問いましょう。数回繰り返せば、「うーん、えっと、わかりません」となるでしょう。
新しい物語を作る	あなたが、自分の人生について、「論理的」だけれど悲しい物語に飲み込まれていることに気づいて、なぜ、そんなふうになってしまうのだろうと思ったなら、まず、その話を書き出してみましょう。そこから、記述的な事実をすべて取り出し、同じ事実から、まったく違う話を作ってみましょう。あなたが、「自分の人生に新たな可能性が開けた」と感じるまで、繰り返してみましょう。

	脱フュージョンの技法の例（つづき）
どっちの私がいいですか？	あなたが進んでいこうとすることに役に立たないのに、「正しく」あることにこだわっていたなら、自分に問いかけてみましょう。「どっちの私がいい？　正しい私、それとも、活き活きと活力あふれている私？」
○○を考えないようにする	ある思考について、考えないようにしてください。そして、実際には、そのときあなたはその思考について考えている、ということに気づいてください。
評価できないものを探してみる	自分が、ネガティブな評価に飲み込まれていると気づいたら、部屋を見回してみましょう。そして、その気になれば、どんなモノもネガティブに評価できることに気づいてください。どうせなら、別の方法でやってみませんか？　評価というのは、進化の過程でマインドが獲得した働きにすぎないのです。
その考えは、私にどんな影響を与えてきただろう？	あなたがある考えに賛同しようとするとき、少し立ち戻って問いかけましょう。「この思考は、私にどのように影響を与えてきた？」。そして、あまり役に立ったことがなければ、次のように問いかけましょう。「私は、何に従うべき？　私のマインド、それとも、私の体験？」
カードを持ち歩く	3×5 cm の大きさのカードに、あなたにとってやっかいな思考を書いて、持ち歩きましょう。このカードは、あなたが人生を管理する能力を持つこと、そして同時に、自分のヒストリーとともに、生きる能力も持っているということの比喩として使ってください。
鍵を持ち歩く	あなたの持っている鍵を、やっかいな思考や体験に見立てましょう。鍵を使うたびに、鍵を1つの思考としてみてみましょう。そして、鍵と思考をいつも携帯するようにしてください。

自分自身の脱フュージョンの方法を作りましょう

　この章のエクササイズや技法を練習して、脱フュージョンを理解したら、あなたはもう自分自身の方法を作れるはずです。自分に合った方法を見つけることで、あなたは脱フュージョンをもっと柔軟に使えるようになるでしょう。
　まず、あなたが苦しんでいる思考からはじめましょう。以下に書き出してください。

_____

_____

　では、これらのことばを信じるか信じないかでなく、単にそのことばに気づくような状態になる文脈を考えてみてください。たとえば、それらの内容に苦しむことなく、そのことばを読んだり、ただの音として聞いたりするのは、どんなときでしょうか。楽しみながら、そのことばを読み聞きするのは、どんなときでしょうか。また、そのことばの文字どおりの意味がたいした問題にならなくなるのは、どんなときでしょうか。以下に、その例をいくつか書いてください（たとえば、「週刊ポスト」を読むときとか、お笑い番組を見るときなど）。

_____

_____

_____

　では、今、苦しんでいる思考と、直前の質問に対するあなたの回答をつないで、脱フュージョンの方法を作りましょう。直前の質問に答えた状況で、

_____（問題となっている思考を書いてください）

を考えたなら、どんなふうになるか書いてください（たとえば「週刊ポスト」が、その思考を記事にしたらどうなるか？　お笑い芸人が、この思考をネタにしたらどうなるか？など）。

_____

_____

それでは、この方法を使ってみましょう。頭に問題を浮かべて、やってみてください。どのような変化があったか、わかるまではやめないでください。

自分の考えた方法を使ったときに、どのようなことが生じたかを書いてください。

_____

_____

_____

_____

_____

以下の質問に「はい」か「いいえ」で答えてください。この方法を行った後に……

- ひとつの思考として、その思考を見ることができるようになりましたか？

- 思考の信用度は低下しましたか？

- 思考がもたらす苦しみは減りましたか？

もし、2つ以上「いいえ」の回答があれば、もう一度やってみましょう。それでも、「いいえ」が2つ以上あったら、あなたにとって、この脱フュージョンの方法はあまり効果的ではないと言えます。もう一度、別の方法を考えてみましょう。2つ以上、「はい」の回答があれば（とくに、最初の2つの質問）、脱フュージョンを効果的に練習できたと言えます。

◆脱フュージョンを使用するタイミング

認知的フュージョンはいつでも、どこでも、何に対しても生じ、止まることはありません。そのため、私たちはそれに気づかないことがあります。以下に挙げたのは、あなたが自分の思考と認知的フュージョンを起こした際に、それに気づく手がかりとなるものです。

- あなたの思考は、古く慣れ親しんだもので、活気がないと感じられる

- あなたは、思考の中に沈み込んでいて、しばらくの間、外の世界が消えてしまう

- あなたのマインドが比較や評価をしている

- あなたは、心理的にどこか別の場所や時間の中にいる

- あなたのマインドには、ずっしりと重い「正誤」の感情がある

- あなたのマインドは、余裕がなく混乱している

もし、あなたが、がんじがらめになってうまく身動きがとれず、これらの手がかりに当てはまるものがあれば、まず、認知的フュージョンを起こしている思考を探し出しましょう。それを見つけたら、脱フュージョンの方法を1つ試してみてください。

　ACTのプロセスにおける次のステップで、あなたの思考や感情、身体感覚に対して、マインドフルな（出来事をあるがままに意識する）姿勢をどのように保つか、ということを学びます。この本の第7章と第8章で「マインドフルネスとは何か」、「『今、この瞬間』と接し続けるにはどうすればよいのか」を検討していきましょう。

第7章

マインドと〈あなた〉(後編)
3つの〈私〉

　第5章と第6章では、自分の考えと距離を置く方法について学びはじめました。字義的な解釈(たとえば、「私は不安症だ」という考えを文字どおり、真に受けてしまう)、理由づけ(たとえば、「私が不安なのは、小さいときにとてもつらい体験をしたせいだ」)、情動のコントロール(たとえば、「この不安がなくならないと、私は生きていけない」)が起こるような文脈では、思考はもつれや、引っかかりを起こします。

　思考がこのような適切でない文脈にあるとき、もっとも引っかかりを強くする思考のパターンが、「評価」と「自己の概念化」です。この2つは、考えが認知的フュージョンを起こした場合に、とくに強くみられるパターンであったことを覚えていますか? 評価は、内的、あるいは外的な事柄についての主観的判断です。そして、これには多くの問題があります。なぜなら、評価は役に立たない回避のパターンを引き起こすきっかけになるからです。

　そのため、認知的フュージョンが、あなたの思考のプロセスを支配しているときに、アクセプタンスの目標を達成することはできません。認知的フュージョンが、思考を見るのではなく、思考から見るという状態をあらわしていたことを覚えていますか? 認知的フュージョンが起こっている間、人は自分のマインド(こころ)が語りかけることをそのまま真実だと受け止めてしまいます。そして、そのマインドによる語りが、刻々と流れる認知的プロセスによって一時的に作り出されたものにすぎないことにさえ、気がつかなくなってしまうのです。

あなたの「自己の概念化」について考えてみましょう

　「自己の概念化」は、マインドがあなた自身について語ることばであり、あなたが暗黙のうちに、真実として受け止めている内容のことです。字義どおりの解釈に加え、自己の概念化には、もうひとつの問題、すなわち「人を心理的に硬くする」という問題があります。

　たとえば、以下の質問を考えてください。思いついた答えを以下の空欄に書いてくだ

さい。複数の答えが浮かんだら、そのとおり書いてください。

私は、こういう人間だ：＿＿＿＿＿＿＿＿＿＿＿＿＿＿＿＿＿＿＿＿＿＿＿＿

＿＿＿＿＿＿＿＿＿＿＿＿＿＿＿＿＿＿＿＿＿＿＿＿＿＿＿＿＿＿＿＿＿＿＿＿

＿＿＿＿＿＿＿＿＿＿＿＿＿＿＿＿＿＿＿＿＿＿＿＿＿＿＿＿＿＿＿＿＿＿＿＿

私は、こういうことはしない人間である：＿＿＿＿＿＿＿＿＿＿＿＿＿＿＿

＿＿＿＿＿＿＿＿＿＿＿＿＿＿＿＿＿＿＿＿＿＿＿＿＿＿＿＿＿＿＿＿＿＿＿＿

＿＿＿＿＿＿＿＿＿＿＿＿＿＿＿＿＿＿＿＿＿＿＿＿＿＿＿＿＿＿＿＿＿＿＿＿

自分自身について好きなところは：＿＿＿＿＿＿＿＿＿＿＿＿＿＿＿＿＿＿

＿＿＿＿＿＿＿＿＿＿＿＿＿＿＿＿＿＿＿＿＿＿＿＿＿＿＿＿＿＿＿＿＿＿＿＿

＿＿＿＿＿＿＿＿＿＿＿＿＿＿＿＿＿＿＿＿＿＿＿＿＿＿＿＿＿＿＿＿＿＿＿＿

自分自身について好きではないところは：＿＿＿＿＿＿＿＿＿＿＿＿＿＿＿

＿＿＿＿＿＿＿＿＿＿＿＿＿＿＿＿＿＿＿＿＿＿＿＿＿＿＿＿＿＿＿＿＿＿＿＿

＿＿＿＿＿＿＿＿＿＿＿＿＿＿＿＿＿＿＿＿＿＿＿＿＿＿＿＿＿＿＿＿＿＿＿＿

私が不当に扱われてきた理由は、他者が〜だからだ（〜に当てはまる答えを書いてください）：＿＿＿＿＿＿＿＿＿＿＿＿＿＿＿＿＿＿＿＿＿＿＿＿＿＿＿＿＿＿

＿＿＿＿＿＿＿＿＿＿＿＿＿＿＿＿＿＿＿＿＿＿＿＿＿＿＿＿＿＿＿＿＿＿＿＿

＿＿＿＿＿＿＿＿＿＿＿＿＿＿＿＿＿＿＿＿＿＿＿＿＿＿＿＿＿＿＿＿＿＿＿＿

私は〜が苦手だ（〜に当てはまる答えを書いてください）：＿＿＿＿＿＿＿＿＿＿

＿＿

＿＿

　以上のネガティブな回答のうち、どれか1つを選んで、その1つに焦点を当てましょう。では、次のようにイメージしてください。突然、奇跡が起きて、あなたの過去や今の状況は何も変わらないまま、問題だけがいつもの生活から、すっかり消えました。たとえば、あなたが「私はこういう人間だ」という質問に対して、「広場恐怖だ」と書いたとしましょう。ある日突然、広場恐怖がなくなります。それ以外の過去や今の状況は以前と同じです。あなたは、別人になることもなく、あなたのままです。では、その状況で、次の質問を自分に尋ねてみましょう。

その問題がすっかりなくなることで、誰か困る人はいますか？

　あなたにとって、この質問が意味をなさなければ、2、3分考えてみて、もう一度、次の質問を自分にしてみてください。

問題に加担していたのは、誰？

　わかりましたか？　自分という人間に対するラベルや物語、理由づけを正当化していたのは、あなた自身だったのです（それがすべてではありませんが）。どんなにそのラベルを憎んでいたとしても（たとえば、自分が広場恐怖であることを憎んでいたとしても）、自分自身やそのふるまいとラベルとを同一視し、固執するかぎり、結局、あなたはその嫌いなラベルに投資をしてしまっているのです。しかも、あなたのふるまいや状況が、そのラベルと矛盾しない場合、それは正しいことになります。これは何を意味するのでしょうか？　マインドは、「正しいこと」をしながら、それによって、あなたの「心理的な硬さ」をいっそう、強めているのです。これは皮肉なことです。
　「私は○○だ」と自分をことばでラベリングする（分類する）ことの問題は、次の点にあります。それは、一度、自分に決まったラベルを貼ってしまうと、その見方を維持するために、世界を歪めて見るようになるということです。ポジティブな側面であれ、ネガティブな側面であれ、それは同じです。たとえば、「自分の好きなところは？」という質問に、「親切であること」と答えたとしましょう。そのことに問題はありません。でも、あなたはいつも親切ですか？　どこでも？　誰に対しても……？　（ウッソー！）
　人間は複雑なものです。「私は○○だ」というとき、真実を伝えきることはできませ

ん。間違いなく、あなたが○○でないときがあります。○○がポジティブか、ネガティブかは関係ありません。「私は不安の強い人間だ」と書いたとしても、少なくとも一瞬は、不安ではないときを思い浮かべることができるでしょう。○○は100％正しいわけではないと気づいたとき、あなたはどのように感じるでしょうか？　たいていの人は、そのようなことに気づくことで動揺してしまいます。

　そうした動揺は、ただ単に「誤って」いる（事実ではない）ということから生じるものではありません。それは、自分が何者かを知りたいという欲求によっても、生み出されるものです。もう一度、さきほど書いた回答を見て、ネガティブな概念化のどれか1つに焦点を当ててください。次に、第5章と第6章で学んだ脱フュージョンの方法を使って、ネガティブな「自己の概念化」の内容とあなたとの間に、十分な距離を置いてください。別の言い方をすると、あなたの考えを脱フュージョンして、優しく穏やかな姿勢でその考えを見てください。何かしらの判断をしないで、それを観察してみてください。

　これまでの章で紹介した方法のどれを使ってもかまいません。あなたが好きなものを選んでください。たとえば、「私はこういう人間だ」の質問に対して、「落ち込んでばかり」と書いたとします。そうしたら、その思考を1つの考えとしてアクセプトし、それらを観察し、生じるがままに流してください。この場合、次の方法が使えるでしょう。「私は、落ち込んでばかり、という思考が浮かんでいる。いつものコメント、ありがとう、マインドくん！」と言って、水面を漂う葉っぱのように、ただその考えを流れにのせるというものです。これは、第6章のエクササイズで紹介したものです。

　他にも、似たような練習をいくつかやってみてください。そうすれば、心理的な硬さやこだわりがどのように強められ、弱められるかがわかるでしょう。すべての固定的な自己の概念化から自分を脱フュージョンできたら、どうなるでしょうか。さきほどあなたが書いた自己の概念化（さらに言えば、質問を変えることで無数にわき起こる概念化）のどれもが、ほとんど、こころに浮かぶ考えにすぎないということを想像してください。それ以上でもそれ以下でもありません。それならば、あなたが直面すべき事柄は他にあるはずなのです。

　私（著者であるスティーブン・C・ヘイズのこと）は、自己の概念化に対して、脱フュージョンをしても、すぐに別の新たな自己の概念化とフュージョンするという不安症のクライエントを担当したことがあります。彼の自己の概念化は、ほとんどがとてもネガティブなものでした。私たちがこの作業に取り組みだした当初、彼は自分が恐れている自己評価から次々と解放され、それにつれて部屋の雰囲気は明るくなりました。しかし、しばらくして、次の段階に入ると雰囲気は一変しました。彼は不安で混乱し、ついには恐怖に震えながら私に尋ねました。「もし、私が自分の考える私ではないのなら、一体、私は誰なのですか？」。どうかすると、彼は死んでしまいそうでした。ある意味で、彼は本当にそうだったのです。

自己に対する3つの捉え方

　ACTの根底にある言語の理論によれば、私たちの言語的な能力から生じる自己には、少なくとも3つの捉え方があります。「概念化された自己」、「継続的な自己認識のプロセスとしての自己」、「観察者としての自己」です[3]。

◆ 概念化された自己

　「概念化された自己」とは、ことばで分類されたり、評価されたり、要約された「モノ」としてのあなた自身のことです。それはことばで表現された「私は、〜だ」という自己で、「私は、年をとっている」、「私は、不安症だ」、「私は、親切だ」、「私は、ずるがしこい」、「私は、ひねくれ者だ」、「私は、かわいらしい」、「私は、美しい」などです。概念化された自己には、内容がたくさん詰まっています。この内容は、あなたが今まで（自覚なしに）語ってきたあなたとその生活についての物語です。そこに含まれているのは、思考、感情、身体感覚、記憶、行動的な傾向といったありとあらゆるものです。そういったものを使って、あなたは今まであなた自身を「一枚の静物画」のように固定化されたモノに作り上げてきたのです。これはおそらく、あなたがもっとも慣れ親しんだ自己でしょう。なぜなら、それは、あなたとその生活に対してことばを当てはめたときに、自然に作り出されるものだからです。

　あなたを苦悩させるという点では、概念化された自己は、もっとも危険です。その理由は、概念化された自己は、自分の行動を理由づけする物語や、あなたの体験に整合性をもたせる考えによく調和するからです。その調和は、心地良いけれど、息の詰まるもので、際限なく「同じものを再生していく」ようになっていきます。たとえば、周囲から「あまり重要でない」と評価されている人を見たときに、その人の人生の大部分が、その見方と調和しているように思えたことはありませんか？　あるいは、自分のことを犠牲者だと思っている人は、なぜか（こころの中にしろ、現実にしろ）いつも何かの犠牲者になっているということを目にしたことはありませんか？

　もし、あなたが不安、うつ、ストレスで苦悩しているなら、こうした障害に対する自覚は、ほとんど間違いなく、あなたの概念化された自己の一部になっているでしょう。あなたの感情的な問題は、あなたが人生について、あなた自身に語る物語の一部になっているのです。これは、あなたの知っている事実が、「現実ではない」と言っているのではありません。あなたが語る事実の多くは、おそらく大部分がそのとおりなのだと思います。しかし、あなたの不安やうつの物語は、あなたの人生そのものを語っているのではありません。もっと言えば、それは、おそらくあなたが知りうる以上のことを語っているのです。

> **エクササイズ** あなたの物語をもう一度語ってみましょう

以下の空欄に、あなたの苦悩の物語を書いてください。この本を読みはじめる前にも、あなたはどこかでそれについて書いたことがあるかもしれません。ここでは簡潔にまとめてください。

あなたの主な問題と、その問題があなたの人生に起こったいきさつ、状況、個人的な理由を書いてください。

_____
_____
_____
_____
_____
_____
_____
_____
_____
_____
_____
_____
_____

では、もう一度あなたが書いたことを読んで、その中の事実に下線を引いてください。事実とは、記述のことで、結論ではありません。原因と結果の分析には線を引かないでください（原因と結果の分析は、「〜ので／なぜなら」といったことばが使われている箇所が当てはまります。このような箇所には、下線を引かないでください）。自分の書いた文章から事実を抜き出してください。そして、これらの事実を全部使って、エンディングがまったく違う物語を書いてください。これは、約束でも予測でも、評価でもありません。ただのエクササイズです。あなたが、これらの客観的な事実を取り出して、まったく違った物語を書き上げてください。

_____

_____

_____

_____

_____

_____

_____

_____

_____

_____

　ここでは、同じ事実が2つの物語の間で意味が変わり、違うものになったことを確認してください。もし、この手順が難しいと感じたり、練習のポイントがわからなければ、同じ事実を使ってもうひとつの物語を書いてください。そうして、もう一度、2つの物語の間で、同じ事実の意味がどのように変化し、違うものになったかを観察してください。

このような作業によって、私たちは「不可能なことはない」、あるいは「人生に限界はない」ということを主張しようとしているのではありません。まして、あなたの人生の物語を茶化そうとしているわけでもありません。私たちが伝えたいのは、(a) マインドがなんと言おうと、私たちの物語に含まれる事実は、物語を決定するものではないということです。物語は幾通りにも語ることができます。そして、(b) 事実は、それらを要素とする物語があるからこそ重要な意味をもちます。このことは、変化しうる物事こそが、違いを生み出すことができるということを意味します。私たちは事実を知っています。それらは変わりません。しかし、事実についての物語と、物語から生まれる自己の概念化は、私たちの人生の解釈です。私たちはこれに固執し、一体化したために、その解釈が変わることを避けてきました。でも、それ（私たちの物語とそれへの固執）は変わる可能性があるものなのです。
　概念化された自己とは、私たちが勝手に「自分は〜だ」と決めつけてきたものです。このように捉えると、良いことがあります。何かわかりますか？　それは、今までとはまったく違う、新たな物語を語ることができるということです。しかし、この作業は楽なものではありません。概念化された自己へのこだわりを捨て、新たな可能性に自分を開くことには怖さも感じるでしょう。私が「自分の考える私」ではないなら、この「私」は一体、誰なのでしょう？
　概念化された自己へのこだわりを捨てるとき、あなたは子どものようになります。可能性のある物事には何でもこころを開き、それが何かを知ろうとします。しかし、そうするためには、まず、あなたは自分の概念化された自己へのこだわりから、手を放さなければいけません。心理的にどこにたどり着くかを見極めないまま、これをやろうとするのは、とても勇気がいります。ですから、この概念化された自己の問題は、本章の後半で再度、取り上げます。その前に、私たちの中にいる大切な「仲間」を見つけることにしましょう。

◆継続的な自己認識のプロセスとしての自己

　「継続的な自己認識」とは、今の瞬間における、あなた自身の体験に対する流動的で絶え間ない知識のことです。それは、自己に対して言語上の分類を当てはめるという点で、概念化された自己と似ています。しかし、異なるのは、それが要約された評価的な分類ではなく、記述的、中立的であり、なおかつ現在進行形のもので、柔軟な分類であるということです。たとえば、「今、私はこう感じている」、「今、そのことを考えている」、「今、それを思い出している」、「今、それを見ている」といったものです。
　このような自己が、健全な心理的機能にとって重要である証拠はたくさんあります。たとえば、自分が情動面で体験していることを認識できない人たちは、「失感情症」と呼ばれます。この医学的な感情の欠如は、広い範囲の精神問題と相関があります。きっと、あなたは失感情症が「体験の回避」と高い相関があると聞いても驚きはしないで

しょう[28]。自分の現在の体験を観察したり、記述したりできなければ、今、この瞬間に起こりつつあることを何も感じ取ることはできないのです。

　私たちは、自分が感じていることに気づき、明らかにすることで、個人的な過去の物語や現在の傾向を語るように教えられてきました。たとえば、子どもが「もし、食事を出したら、食べる？」という意味で、「おなか空いてる？」と尋ねられたとします。幼い子どもは、こうした質問になかなか正確に答えられないことがあります。なぜなら、彼らの自己の感覚は、まだ発達の途中にあり、自分の情動や感覚が意味することをまだわかっていないからです。その結果、彼らは「おなか空いてない」と言ったすぐ後に、食べ物をねだったり、「おなか空いた」と言いながら、実際には空いていないので、出された食事にほとんど手をつけないことがあります（親たちは、幼い子どもとのこうした「ズレ」を理解しています）。

　認知的フュージョンや回避が弱まると、今の瞬間と、そこで生み出される体験にふれる可能性が高まります。慢性的な情動の回避にある人は、自分が何を感じているのかがわかりません。なぜなら、「わからない」ということは、それ自体、強力な回避の形だからです。

　このように、より流動的な意味での自己、つまり、継続的な自己認識のプロセスとしての自己は、概念化された自己への固執が支配的になると、弱まってしまいます。固執している物語に合わない反応に気づくことは、概念化された自己を脅かすからです。たとえば、自分は「いつも親切で優しい」と考えている人が、ある瞬間に現れる怒りや嫉妬、拒否といった自身の感情や思考を認めることは、とても困難でしょう。脱フュージョンとアクセプタンスは、自然なかたちで、継続的な自己認識のプロセスとしての自己の成長を促します。

◆観察者としての自己

　「観察者としての自己」は、自己にとってはもっとも重要で、ずっとあなたと共にあったにもかかわらず、ことばのうえでは、一番馴染みのない自己の側面でしょう。これまでには、多くの名前で呼ばれてきました。「文脈としての自己」、「超越した自己」、「スピリチュアルな感覚」、「モノがない自己（the no-thing self）」などと呼ばれ、「観察者としての自己」はあまり使われてきませんでした。この本では、最後の「観察者としての自己」を用います。

　概念化された自己や、継続的な自己認識のプロセスとしての自己とは違って、観察者としての自己は、ことばの関係が作り出すモノではありません。ですから、私たちはこの自己についてほんの少ししか「知って」いません。また、観察者としての自己は、直接に記述できる内容に基づいた自己ではありません。ACTの根底にある理論によれば、観察者としての自己は、ことばを使う結果として生じるものであり、心理的な健康にとても重要なものです。

私たちは幼いころより、物事を同じ視点で記述することを学んできました。食事をしたり、何かを見たり、行ったりしたとき、その一貫した視点に立って報告することを学びました。このことを理解するため、以下の3つの質問について、幼児に尋ねたらどう答えるだろうかと考えてみてください。

　質問1：「ここ」（here）とはどこ？──幼児はこの質問にとても苦労します。「ここ」とは、「京都市北区」や「駅前」のような特定の場所ではありません。それは現在、観察が行われている場所を指すものです。それ以外の場所はすべて「そこ」（there）になります。

　質問2：「今」（now）とはいつ？──幼児はこの質問にもとても苦労します。「今」とは、「月曜日」や「午後6時」のような特定のときではありません。それは、観察が行われている現在のときを指します。それ以外のときはすべて「そのとき」（then）になります。

　質問3：「私」（I）という場所はどこ？──幼児にはこの質問の見方（自己を「場所」や「視点」として捉えること）も、とても理解しづらいものです。「私」とは現在、観察を行っている場所を指します。それ以外の地点から行う観察は、すべて「あなた」（you）になります。

　ここでは、「ここ-そこ（here-there）」、「今-そのとき（now-then）」、「私-あなた（I-you）」という3つの言語的な関係を示しました。これらは直示的なフレーム（関係の枠組み）と呼ばれるものです。これは、一方が他方を指し示すという関係です。この直示的な関係は物理的なモノではありません。そのため、実際の体験を通してしか学ぶことのできないものです。私たちは、観察的に見るという体験を通して、これらのことを学んできたのです。

　意識的な観察を行う「場所」という感覚は、奇妙なものです。その感覚を体験している人にとって、その場所には境界が存在しません。その境界を意識して知ることもできません。なぜなら、ことばを使って何かを知るというとき、「私」は必ずそこに「知る人」として存在するからです（つまり、「私」も観察する状況に含み込まれていて、幽体離脱のように、「私」が存在する状況を完全に外側から見ることは、生身の人間にはできないのです）。例として、自分が幼かったころを思い出してください。そして、その中の1つの思い出について考えてください。楽しい思い出、苦い思い出、どちらでもかまいません。しばらくの間、その思い出を観察しましょう。そのときと同じように、瞳の奥から世界を見渡す感覚を感じてください。それができたら、以下の質問を読んで（論理的にだけでなく）体験的に、その答えを見つけてください。──「その出来事が起こっていた瞬間に、その出来事を見ているのは、誰でしたか？」

　次は、この質問に答えてください。──「今朝、あなたが口にした朝ご飯を食べたのは、誰でしたか？」。朝ご飯をもう一度、頭に描いて瞳の奥から世界を見渡す感覚を感じてください。

最後に、次の質問に答えてください。――「この本を読んでいるのは誰ですか？」。さきほどと同じように、瞳の奥から世界を見つめる感覚を感じてください。この本を読んでいる今この瞬間、あなたがここにいることに注意を向けてください。そして、本を読む瞳の奥の人物は今朝、あなたが朝ご飯を食べたときにも、その場所にいて、あなたが子どものときにも、同じ場所にいたことに注意を向けてください。あなたの思考や感情、役割、身体にはさまざまな変化がありましたが、あなたはその人生すべてにおいて、〈あなた〉であり続けてきました。あなたがこの紙面のインクの文字を見つめている、まさにこの瞬間、誰がその文字を追っていますか？

　　　　ほら。
　　　　出会えたでしょう。

　あなたは、意識する人として存在するようになって以来、ずっと〈あなた〉であり続けてきました。そして、幼児性の記憶喪失はなくなっていきました（ちょうど同じころに、私／あなた、ここ／そこ、今／そのとき、という直示的なフレームが成立します）。この「私（I）」が、観察者としての自己と呼ばれているものです[11]。これは、時間的にも空間的にも超越する感覚です。文字どおり、超越するのではなく、体験上、超越するのです。なぜなら、この感覚はあなたがどこへ行こうと存在するからです。あなたに何が起ころうと、「私（I）」が、その体験をことばにした知識の一部なのです。

　この「私（I）」には、モノとモノとを隔てるような境界はありません。人は、自分が知っているどんなことも、その体験の中に存在する「視点としての私」なしに体験することはできません（傍点の部分は、もっと正確に言えば自分が「知っている」ことを知っている、となります）。それはどうしてでしょう？　その理由は、「視点としての私」という場所の感覚がなければ、その時点で、意識そのものの連続性も途絶えるからです。それは、物事を知ろうとするときに、対象を見つめる心理的な視点がなくなるということです。

　このような自己の感覚に、体験的な意味での境界がないなら（つまり、「視点としての私」の境界は誰も体験することができないという意味で）、1つのモノとして「私（I）」が外側から丸ごと体験されることもありません。それは、ユニーク以外の何ものでもありません。私たちが記述できる出来事は、ほとんどが1つのモノとして体験されます。たとえば、日本語ではよく「モノを見る」、「モノを作る」、「モノを考える」などと言います。こんなふうに、私たちは日常の大部分を「モノ」として体験しています。しかし、言語的な知識のもっとも中心にあるのは、それらではなく、「モノがない（nothing）自己」なのです。普段、私たちは、こうした自己の感覚にも境界があると信じています（たとえば、「今、自分が無意識になっていた」というのは、暗に境界を信じている発言です）。しかし、私たちはその境界を直接に体験することはできません（つ

まり、私たちは、「無意識になる」瞬間を意識することはできません)。この変わらない場所、言語的な知識の源泉にこそ、境界をもたない1つの完全な事象があるのです。その境界のない事象は、「モノがない (no-thing)」を含み、同時に「モノすべて (every-thing)」を含みます(英語を話す社会では、「モノがない (no-thing)」をのちに「無 (nothing)」と記すようになりました)。そうなのです。ここに、東洋の哲学がこうした自己の感覚を「全であり無である」と説き、「あなたはどこに行こうとも、そこにいる」という奇妙な言い回しで伝える由縁があるのです。

あなたは前章で、脱フュージョンのエクササイズを通じて、自分自身の「観察者としての自己」にふれる感覚をもちはじめたのではないでしょうか? また、思考にこだわることなく、その思考が、あなたのこころの小川を流れゆくのを観察できたのではないでしょうか。しかし、自分の思考について考えているあなたを見ていたのは、誰だったのでしょう? このような自己の感覚を「モノ (thing)」のように捉えて、この質問に答えないでください。それは、明らかに異なるものです。あなたは、こうした感覚の自己を間接的に知っています。たとえば、ゆっくりとした静かな超越や、平穏の感覚があります。人によっては、この感覚はとても恐ろしいものに感じられます。それは、すべての実在が失われ、無と化していくような感情をもたらすからです。冗談ではなく、これはまさに「本当の」ことなのです。

この観察者としての自己こそ、私たちが本書のこの部分で、あなたにふれてもらいたいものです。なぜなら、観察者としての自己は、アクセプタンスや脱フュージョンを生じ、今の瞬間に留まり、自分の価値に沿うことを存分に可能にする場所だからです。それは、不変であり、確固たるものです。その理由は、この自己が変化しないモノだからではありません。それは、まさしく「モノがない (no-thing)」からなのです。

観察者としての自己にふれてみましょう

観察者としての自己にふれられるかどうかは、体験しだいです。意識と存在にかかわる、この偉大なる自己にたどり着く単純な数式はありません。そこに至る道は一本道ではなく、曲がりくねったもので、そうあるべきなのです。それは、私たちがこれまで述べてきたように、この自己は、モノがないからです(少なくとも、内部から体験されるものではありません)。私たちにできるのは、あなたの視点を適切な方向に向けるエクササイズやメタファーを提供することです。たいていの人にとっては、これで十分です。なぜなら、この自己の感覚は、あなたの生涯にわたり、ずっとあなたと「共に」あったものだからです。ただ、それが意識の内容に圧倒されていただけなのです。ですから、私たちは何かを作り上げたり、発見しようとしているのではありません。私たちが取り組むのは、長年、あなたがこころの奥で口ずさんでいた歌を思い出すように、私たちがよく知っている感覚を思い出すことです。

◆チェスのメタファー

　チェスの盤があらゆる方向に、果てしなく広がっている状況を想像してみましょう。この盤には、いろんな駒が姿を現します。チェスのゲームと同じように、駒は黒と白に分かれています。駒は、盤の中心に集まり、2組のチームに分かれ、それぞれ別の場所に整列しています。

　では、駒のひとつひとつが、違う情動や認知、記憶、感覚をあらわしていると考えてください。いくつかの駒はポジティブなもので、たとえば、幸せや喜び、うれしい感情、愛に満ちた思い出などがあります。それらは、チームになって、一緒に動いています。他には、あなたの苦痛、恐れ、失敗などをあらわす駒があります。たぶん、あなたはとても落ち込んでいるか、不安が高いという診断を受けたのでしょう。うつや不安に伴うネガティブな思考や感情が、同じチームになっています。でも、このチームは、ポジティブ・チームとは、ずいぶん違っています。

　今度は、それらの駒が争いはじめた様子をイメージしてください。それは長くて悲惨な戦いで、駒はすべて破壊され、あなたの周りに破片となって散らばりました。この戦いは何年もの間、続いてきました。黒の駒が、白の駒よりも徐々に優勢になり、白の駒は、彼らに打たれまいと総力を挙げて、猛反撃に出ています。それぞれの「チーム」の視点に立つと、相手は命を脅かすものですから、戦い合わねばなりません。

　この本の「はじめに」は、これと似た以下のシーンからはじめました。そこで、戦いの渦中にいたのは、まさにあなた自身でした。そこで述べたのは、この本は「どのようにして戦いに勝つか」ではなく、「どのようにして戦いの場を去るか」について学ぶための本である、ということでした。

> 　その人は本当のことを知らないのです。実はいつでも戦場を立ち去り、今、この瞬間から別の人生をはじめることができるということを。戦いは今なお続き、戦場も見えているかもしれません。戦場の風景は戦っていたときと同じように見えるかもしれません。しかし、その戦争の勝敗は今やさほど重要ではなく、「真に生きるには、戦いに勝たねばならない」という、一見、論理的な考えには別れを告げているでしょう。

　あなたが、これをはじめて読んだときは、たぶん、抽象的な考えにすぎないと思われたでしょう。あなたは今、そのずっと先を歩いています。そして、そもそも、自分が戦場に連れていかれたこと自体が、単なる幻想であったということを考える余裕が出てきたではありませんか。あなたは、これまで自分の好む感情や認知のチームが、チェスのゲームに勝たねばならないというふるまいをしてきました。しかし、このようなことは白の駒があなたで、黒の駒があなたではない場合にのみ、成立するのです。そのような態度をとると、対局の相手はあなたの生存を危険にさらす脅威になるわけですから、な

んとしても戦わ「ねばならない」のです。

　たとえば、「私は悪人」ということが100％正しいとするならば、「私は善人」ということは完全に論破されます。逆も同じです。このようにして戦場から去ったり、戦いを諦めたりすることは、あなたが選ぶことのできる選択肢ではありません。それは、死刑宣告です。戦いは終わることはなく、しかもあなたは勝たねばなりません。それは、あなたが白のクイーンにまたがり、相手を討てと命令するようなものです。彼女（すなわち、あなた）は、戦いをやめることは許されないのです。

　しかし、どの駒も「あなたではない」としたら、どうなるでしょう？　この場合、あなたは誰なのでしょうか？　あなたは、チェスのプレーヤーにはなれません。プレーヤーになると、結局、戦いに勝ち、敵から味方の駒を守ろうとすることになります。この比喩の中で、ある1つの部分だけが、「すべて」の駒にふれています。もし、あなたが駒にはならず――つまり、あなたが自分であり続け、戦いの勝敗に莫大な投資をしなくてもよいとしたら――そのときのあなたは誰なのでしょう？

◆あるがままの「私」でいること、私ではない「誰か」にならないこと

　あなたがもし、チェスのゲームが繰り広げられる「チェス盤」だったらどうでしょう？　考えてみてください。あなたには、どのように感じられますか？　自分の抱えている苦痛があなたを決定づけるというのではなく、むしろ、あなたはその苦痛を意識する「入れ物」だったとしたら、どうでしょうか？　このことは、あなたにとって、どんな意味をもつでしょうか？

　チェス盤という視点から、物事を見はじめるということは、「観察者としての自己」にふれることを意味します。チェス盤は、終わりのないゲームを戦うすべての駒を支えています。この「チェス盤のレベル」にいつづける間に、チェス盤にできることは2つしかありません。①（すべての）駒を支えること、②盤そのものが移動するときは、すべての駒を一緒にのせて動くことです。どれか特定の駒を動かすには、あるがままのあなた（すべての動作・反応を認識している意識的な存在、つまり、チェス盤のレベル）から、あなたではない誰か（特定の情動や思考、記憶だけを意識し、それ以外のものは意識しない存在）にならねばなりません。言い換えれば、チェス盤であるあなたは、最初から戦いになど参加していなかったのです。そう、すべては幻想だったのです。

　次のエクササイズは、一瞬の間、あなたを観察者としての自己にふれさせるものです。「一瞬の間」と言ったのは、観察者としての自己は、定義の上では見ることができないからです。たとえば、この自己は「モノ」として体験することはできません。それにもし、この自己を「見つめる」ことができるとしたら、誰が見つめることになるのでしょう。沈みゆく夕日の光のように、見えるのはほんの一瞬です。しかし、違うレベルから見ると、あなたが今座っている椅子や、足にふれる床と同じように、実体のある存在として、あなたは存在し続けています。あなたが生きる活力を取り戻すにつれ、戦いはつ

いに終わりを迎えます。その活力は、あなたが、あるがままの「自分自身でいる」ことによって生み出されます（これが、観察者としての自己です）。このとき、観察者としての自己を見つめたという証拠を自分のこころの中に求めないでください。あなたが、私ではない「誰か」ではなく、あるがままの「私」として生きるとき、はじめて戦いの重要性は色あせていくのです。

エクササイズ　体験上、私は〈それ〉ではない

　これは、メディテーション（瞑想）のエクササイズです。指示は、すぐに覚えられる簡単な内容ですから、本を見なくてもエクササイズを行えるでしょう。ではまず、壁際にある小さな机の前に置かれた椅子に、リラックスして座ってください。机には、いくつかのモノがあります。２、３回深呼吸をしてください。深く、規則的に息をしながら、壁の一点を見つめてください。少なくとも 10～15 秒ほど、その一点から目をそらさないでください。

　しばらくすると（ここで慌てないで）、体験として、あなたが壁を見つめている、という状態になります。この状態は、体験的な意味で（ことばがもつある意味において）、あなたは壁ではないことを意味します。この区別は、直接的な体験には、とても当てはめやすく、理解しやすいものです。１つ注意として、私たちは、ここであなたが壁ではないという言語的な信念について何か言おうとしているわけではありません。もし、そのことが重要なら、「私は壁だ」と信じている人はほとんどいませんから、瞑想のエクササイズを行う必要もないわけです。

　もし、あなたのマインドが、信念の真実味や疑わしさを問いだしたら（たとえば、「いや、ある意味では、私たちは壁であるというのは正しいんだよ。だって、つまるところ、私は、私の体験すべてが集まったものなんだから……ブツブツブツ……」と語りだしたら）、そんな考えを生み出したマインドに「ありがとう」と言ってください。そして、たとえそのような思考であれ、それを観察しているあなたは、「思考そのもの」ではないことに気を留めてください。そうしたら、壁にあなたの注意を戻しましょう。このとき、マインドを慌てさせないようにしてください。マインドと共謀して、生じたことすべてを解明しようとしないでください。これは、ことばのエクササイズではなく、体験のエクササイズなのです。

　観察者としての自己と、観察されるモノとの体験的な区別を意識できたら、ただそのことを感じて、そっとそれをしまってください（この区別を「信じ」ようとしないでください。そうでないと、あなたのマインドは、おしゃべりや議論、解釈などをはじめてしまいます）。では、今度は机の上にあるモノを見つめて、同じ手順を繰り返してくだ

さい（単に、信じる、信じないという問題として捉えないでください。体験的な意味で、意識的な観察者であるあなたと、あなたが意識するモノとの区別が生じるまで、その対象を見てください）。机にあるモノすべてに対して同じ手順を繰り返してください（ここでも慌てないように！）。

そうしたら、目を閉じてください。今、外的なモノに対して行ったのと同じように、あなたの意識に浮かぶ事柄（身体感覚や思考など）のひとつひとつに気を留めてください。これを数回（好きなだけ何度でも）繰り返したら、終わりにして目を開け、また壁を見てください。見ている人（あなた）と、見られているモノとの体験的な区別がはっきりするまで、壁を繰り返し見てください。

今の瞬間にふれてみましょう

さきほどお話しした「チェス盤レベル」でのあなたを体験しだすと、今までより、感じていることを感じ、考えていることを考え、覚えていることを思い出すことが楽にできるようになります。駒の脅威も弱まっていきます。なぜなら、チェス盤にとって、駒は脅威ではないからです。駒が1カ所に集中したり、他の場所に分かれて集まったとしても、チェス盤にとって、それは問題ではありません。

駒をただ支えるというのは、「チェス盤レベル」でしかできないことです。こうして、脱フュージョン、アクセプタンス、あるがままの私でいることは、「今、この瞬間」に生じている事象にふれることで、さらに深められます。本章の残りと次章のエクササイズは、今の瞬間にあなたをふれさせるために、特別に考えられたものです。

多くのセラピーでこうしたエクササイズは、「マインドフルネス」技法と呼ばれてきました。次章では、私たちもこのことばを使用します。ただし、はっきりとさせておきたいことがあります。それは、ここでの文脈における「マインドフルネス」という単語は、この本で、ずっと脱フュージョンの対象としてきたマインドとは異なるということです。「マインドフルネス」は、東洋の伝統の中で伝えられてきた「大きなこころ」に関係しています。さきほど体験した「観察者としての自己」は、区別がない（すなわち、モノがない／モノすべて（no-thing/every-thing））という意味において、この「大きなこころ」に含まれるものです。

マインドフルネスとは、「今、この瞬間」に起こっている体験的な出来事です。それは、何にも囚われず、脱フュージョンとアクセプタンスを生じ、一切の評価をせず、そして自覚的なものです。マインドフルネスには、この本でこれまで学んできたことのすべてが含まれます。

マインドフルネスの対象になる物事や次元はたくさんあり、また、その練習方法も数多くあります。本章の残りでは、一番簡単な1つの次元だけに着目して、マインドフルネスを練習するエクササイズを行いましょう。第8章では、さまざまな感覚的体験や、

情動的体験にかかわる、もっと複雑なエクササイズに焦点を当てます。その前に、練習の仕方について少し説明しましょう。

◆**練習の仕方について**
以下は、あなたがマインドフルネスを練習するときに役に立つヒントです。

思考の中で自分を見失ったら、ゆっくりとエクササイズに戻る　自分のこころや体に生じる思考や感覚にマインドフルになろうとすると、それらをただ観察するより、考えに従おうとしてしまうことに気づくでしょう。第5章でやった「マインド・トレイン」を覚えていますか。あのエクササイズをすると、ほとんどの人が途中で列車に乗り込んでしまいます。あなたも、きっと同じ体験をしたのではないでしょうか。これは、ごく当たり前のことです。エクササイズの中で、自分が思考に飲み込まれ、そのまま流されているのに気づいたら、ただ何が起こっているのかを観察し、ゆっくりと観察者の位置に戻ってください。そして、エクササイズに戻ってください。

自分の判断と距離を置く　マインドフルネスを練習したら、あなたはすぐこのことに気づくでしょう。それは、あなたのマインドが絶えず判断を生み出していくということです。さきほど述べたように、思考に飲み込まれたとき、あなたは自分に「何てこった。私はできそこないだ。こんなエクササイズさえ、まともにできないなんて」と話しだすかもしれません。逆にとてもマインドフルになったら、「やった。できた、できた。マインドフルネスに関しては、うまくできるみたい！」と喜んでいる自分の声が聞こえるかもしれません。また、こんなエクササイズは、時間の浪費だと思うかもしれません。たとえば、「私は、なんでこんな愚にもつかないことをやっているんだ。他にやることはいっぱいあるのに」といった具合です。これらは、あなたのマインドが作り出す無数の判断のごく一部です。

これらのことばは、あなたにある重要な情報を教えてくれます。それは、その瞬間、あなたは言語マシーンに囚われた状態にあるということです。ここで重要なのは、判断のタイプでも、その真実味や疑わしさを示す証拠でもありません。重要なのは、あなたが「判断に囚われている」ということなのです。

もし、判断の囚われの身となったら、自分のマインドが判断を作り出していることにゆっくりと気を留めて、マインドが行った努力をただ認めてください。そして、またエクササイズに戻りましょう。

情動をアクセプトする　マインドフルネスのエクササイズをすると、あなたは自分がずっと苦しんできたネガティブな情動に出合うことがあるでしょう。実際、いくつかのエクササイズは、あなたをそうした情動にふれさせるために考えられたものです。たと

えば、あなたがうつや不安に苦しんでいたら、このエクササイズは時に難しいものになるでしょう。

また、あなたがパニック障害を抱えていて、身体的な感覚を気にすることに、多大な時間とエネルギーを費やしてきたという場合もあるでしょう。脈のスピードがいつも気になって、不安だったかもしれません。パニックに苦しむ人たちの中には、本当はそうではないのに、自分は心臓発作があると信じきっている人もいます。そうしたことを行ったり、考えたりしている間に、恐怖に飲み込まれてしまうこともあるでしょう。

他にも、あなたは落ち込んでいて、強迫的にネガティブな出来事を反芻することから自由になろうと、苦しみもがいているかもしれません。その場合、ネガティブな思考や情動に出くわすと、それに取り込まれてしまうかもしれません。自分のネガティブな思考や情動が、この瞬間に起こっている「唯一の」ことだと信じてしまうこともあるでしょう。

ここでの目的は、今という時間は変わり続けるもので、一瞬一瞬に起こる継続的なプロセスなのだということを、あなたに伝えることです。心臓発作が起きることへの不安や恐怖の感情に苦しんだり、ネガティブな反芻に躍起になったら、それは戦いの場に再び、あなたが足を踏み入れた間違いない証拠です。もう一度、ゆっくり、物事を見つめる意識的な「人間」として、あなたがここにいることに気を留め、「感情や思考として」それらにこころを開いてみてください。それらと口論したり、それらを排除しようとはしないでください。

マインドフルネスは、気ぞらしの技法ではない マインドフルネスの活動は、マインドが語るネガティブな内容からあなたの気をそらすための手段ではありません。実際に、マインドフルネスと気ぞらしは正反対のものです。「さあ、痛みをまったく感じないくらい、十分にマインドフルになろう！」と考えることは、言語マシーンがあなたにもうひとつの物語を語っているにすぎません。これまで回避していた痛みを、別の方法で再び回避することと同じです。マインドフルネスをあなたの不安やストレス、うつから逃げる手段にしないでください。もし、ネガティブな感情が浮かんだら、ただそれらに気づいて、それらと共に動き続けてください。

練習する マインドフルネスは、あなたがこれまでとってきたスタンスとは違うものでしょう。このスキルを高めるには練習が必要です。マインドフルネスの練習の基本を理解したら、自然とその理解を現実の世界につなげられるようになります。マインドフルネスの練習は、どんなときにでも行えます。そして、ACTはその練習のためのツールをあなたに提供します。

はじめましょう

　それでは、マインドフルネスの練習中に注意すべき落とし穴について、一定の理解を得たところで、いくつかのエクササイズを行いましょう。以下に紹介したエクササイズは「マインドフルネス基礎講座」といった感じのものです。これらは基本的な技法で、思考や感情にこだわることなく、こころや身体に生じていることを観察する感覚をあなたに体験してもらうものです。

エクササイズ　時間軸の上で自分の考えを追跡する

　マインドフルネスの対象になる事柄はたくさんあり、一度にすべてを実践することは難しいので、単純なエクササイズからはじめましょう。最初は、時間という１つの次元に沿って、あなたの考えを追っていきたいと思います。

　思考や感情、身体的感覚が生じると、それらは、人生の中のある特定の時間と結びつくことが多々あります。あるものは過去と、あるものは現在と、あるものは未来と結びつきます。まったく実体のないファンタジーでさえ、通常は、何らかの時間の枠組みと結びつきがあります。

　このことをもっと明確にするため、今から５分間、自分の思考が時間軸上のどこにあるのかを追跡してもらいたいと思います。少し時間をかけて、精神を統一してください。２、３回、おなかから深く息をしてください。リラックスできたら、こころの向くままの状態でいて、浮かんでくる物事を観察してください。あなたがやりたいと思ったら、第６章でやった「流れに漂う葉っぱ」エクササイズを用いてもかまいません。

　エクササイズの間、以下に示した時間の流れをあらわす線に指を置いてください。考えや感情が浮かんだら、それらが結びついた時間の位置に指を動かしてください。その位置は５つあります。遠い過去、近い過去、現在、近い未来、そして遠い未来です。浮かんでくる考えや思いに対して、どの位置を選んでもかまいません。これは、連続した時間軸なので、点と点の間のほうが合っているなら、その場所に指を置いてください。浮かんでくる物事を判断せずに、起こったとおりに、正確に観察してください。そして、思考や感情、感覚が結びついている時間を指差してください。

　では、これから５分間、こころの向くままに、時間軸上で思考を追ってみてください。

時間軸：＿＿＿＿＿＿＿＿＿＿＿＿＿＿＿＿＿＿＿＿＿＿＿＿＿＿＿＿＿

　　　　｜　　　　｜　　　　｜　　　　｜　　　　｜
　　　遠い過去　　近い過去　　現在　　近い未来　　遠い未来

　自分の思考についてどんなことに気づきましたか。ずっと留まっていた時間がありましたか。それとも、時間を前後しましたか。あなたが体験したことを、以下に少し書きとめてください。

＿＿＿＿＿＿＿＿＿＿＿＿＿＿＿＿＿＿＿＿＿＿＿＿＿＿＿＿＿＿＿＿＿＿＿＿＿＿＿

＿＿＿＿＿＿＿＿＿＿＿＿＿＿＿＿＿＿＿＿＿＿＿＿＿＿＿＿＿＿＿＿＿＿＿＿＿＿＿

＿＿＿＿＿＿＿＿＿＿＿＿＿＿＿＿＿＿＿＿＿＿＿＿＿＿＿＿＿＿＿＿＿＿＿＿＿＿＿

＿＿＿＿＿＿＿＿＿＿＿＿＿＿＿＿＿＿＿＿＿＿＿＿＿＿＿＿＿＿＿＿＿＿＿＿＿＿＿

　あなたの思考は、時間を前後したのではないでしょうか。どこか1つのところで留まったなら、それもよいでしょう。重要なことは、思考と、それが結びついた時間にただ注意を向けるということです。この情報をもとに、あなたが判断しなければならないことは何もありません。

　自分の思考が存在する時間軸上の位置にマインドフルになることを練習すると、あなたは今の瞬間により注意を向けられるようになるでしょう。次は、もう少しねらいを定めましょう。今回は、（ゆっくりと、脱フュージョンの状態で）今の瞬間に留まることを目的として、エクササイズに取り組みましょう。こころが揺れて、指を右に左にと動かさねばならなくなったとき、どのようなことが生じているかに注目してください。時間の前後をさまよったなら、そのままその状態を感じましょう。未来や過去についての考えや思いが浮かんだら、今、その考えがあなたに生じていることに注目してください。ほら、そうすると、あなたは今の瞬間に戻って、現在を指差すことができたでしょう。

　意図的になりすぎると（たとえば、「次は5分間、指を〈現在〉に置いておかなければならない」など）、あなたはことばが作る未来や過去に入り込んでしまうでしょう（たとえば、「決めたとおり、できなかった」）。その場合、たった今、あなたには1つの考えが浮かんでいることに気づいてください。そして、その考えをあなたから脱フュージョンしてください。

練習を重ねると、現在に留まることのできる時間が増えてきます。あなたのマインドは、なお現在からあなたを追い出そうと、いろんなトラップ（罠）を仕掛けてくるでしょう。このとき、あなたの指は、どんな罠にもぶれないで現在に留まれるように、あなたを支える「バイオフィードバックの目盛り」のような役割を果たしてくれます。たとえば、指をズボンの足の部分に置いて、過去に入ったときは左へ動かし、未来を考えているときは右へ動かしてください。これなら、歩いているときでも、座っているときでも、立っているときでも、いつでも簡単に実行できます。とても簡単で便利なミニ・エクササイズです。

エクササイズ　身体的な感覚を観察してみましょう

　今度は、数分間、あなたの身体的な感覚を追ってみましょう。基本がわかれば、出来事の特定の次元に焦点を当てられるようになります。それを積み重ねると、出来事の全体像を歪めることなく、あるがままに捉えることも可能になります。
　次の頁に人の体の図があります。図の左側に単語が並んでいて、人間の身体に起こるいろんな感覚が記されています。このエクササイズをはじめるときに、もう一度、精神統一をして、自分の身体に起こるさまざまな感覚に注意を向けてください。あなたは、仕事で何度も積み上げの作業をやったせいで、背中に痛みを感じているかもしれません。心配で胃が締めつけられるように痛いこともあるでしょう。自分の体が、どのように感じられるかに気を留めてください。
　何らかの感覚が生じたら、1本の指で、図の左側にあることばから、自分の感覚をもっとも正確にあらわしているものを指してください。もう片方の手で、その感覚が生じている体の部位を指してください。たとえば、肩がこっていたら、左の人差し指で「こっている」を指し、右の人差し指で、図に描かれた肩の部分を指してください。5分間、生じたり、消えたりする身体の感覚に気づいてください。
　このエクササイズは、最初はぎこちないものです（とくにはじめのうちはことばを探す必要があるので）。しかし、繰り返すうちにスムーズになり、指による「記述」を続けながら、同時に、観察することにも注意を向けられるようになります。

こっている

ほぐれている

うずく

ヒリヒリする

かゆい

軽い

重い

締めつけられる

弛緩している

心地良い

痛い

温かい

冷たい

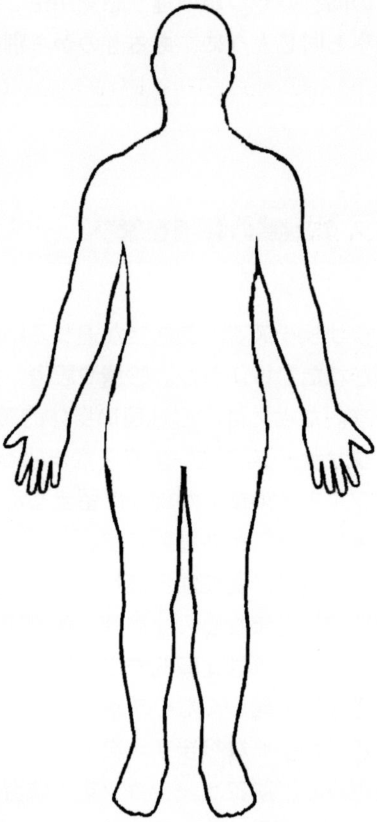

図7.1：あなたの体

エクササイズが終わったら、2、3分であなたが体験したことをメモしてください。

_____

_____

_____

_____

_____

エクササイズの間、いくつかの違う感覚が生じたことに気づかれたでしょう。身体の感覚は、他の物事と同じように、あるものから別のものへと瞬間、瞬間に変わっていくものです。

エクササイズ　暗黙の評価を脱フュージョンする

さきほどのエクササイズで、あなたが追っていた体験には、何らかの評価が内在していたことに気づかれたでしょうか。感情や思考、身体的感覚が生じるたびに、マインドは評価を与えます。たとえば、心地良い身体的感覚を感じると、「良い」と考えるでしょう。時間のエクササイズで遠い未来をさまよったなら、「悪い」と考えたかもしれません。マインドフルネスの核心が現在に留まることにあるのと同じように、そうした評価を脱フュージョンすることも重要です。

あなたは、いつ、自分が現在から離れるのかを探る練習を行いました。今度は、あなたがいつ、評価に飲み込まれるのかを探る練習をしましょう。評価づけされた考えが非常に目立つものなら、これは比較的やさしい作業です。しかし、あまり目立たないものである場合、この作業は難しくなります。とくに、評価的な考えが他の体験と結びついた場合、見逃すことが多くなります。次のエクササイズでは、潜在的な評価を探し出し、それらと距離をとって、脱フュージョンする練習をしましょう。

心理学者によれば、評価は、次元の数が限られている場合のみ、信頼できるものだといいます。そのように限られた対極的な次元の中で、中心となる2つが「良い-悪い」と「強い-弱い」です。次の頁にある四角の図を見てください。この四角を囲んで、4つのことばが違う場所にあります。これをマス目だと考え、「どのくらい良いか悪いか」、あるいは「どのくらい強いか弱いか」という基準で、あなたの評価がどこに位置するかを考えてください。実際に書き込んでもかまいません。このエクササイズでは、その後、ただ静かに座って、今の瞬間に起きている出来事を観察してください。自分が体験している出来事に気づいたら、あなたが判断なしに、それらに気を留めているかどうかを見てください。もし、隠れて評価をしていることに気づいたら、あなたのマインドが向かった場所に指を置いて、評価の性質を記述してください。そして、評価へのこだわりを弱めることができるか試してください。

たとえば、「私は不安だ」という考えが浮かんだとしましょう。あなたは、判断なしにその感情に、ただ気づいたかもしれません。そうだとすれば結構です。何もせずに、そのまま観察を続けてください。しかし、あなたは同時に、その思考の背後で、この感情は悪いとか、強すぎるといった考えに取り込まれていることに気づくこともあるでしょう。もし、その隠れた評価を感じたら、指を四角の右上の部分に置いてください。そ

して、この判断と距離をとることができるか試してください。評価を脱フュージョンできたら、四角の底辺の真中あたり（弱い、良くも悪くもない）に、指が動くでしょう。そして、最終的には、完全に四角の外に出てしまうことになるでしょう。

　今度は、数分の間、自分の体験をただ観察し、目立たない判断が姿を見せたら、それに気を留めてください。そして、何が起こっているかを記述するように、四角に指を置いてください。この動作から得られるフィードバックを利用して、判断との認知的フュージョンを分離してください。評価に飲み込まれない時間を徐々に伸ばしていけるかどうか、焦らずにやってみてください。

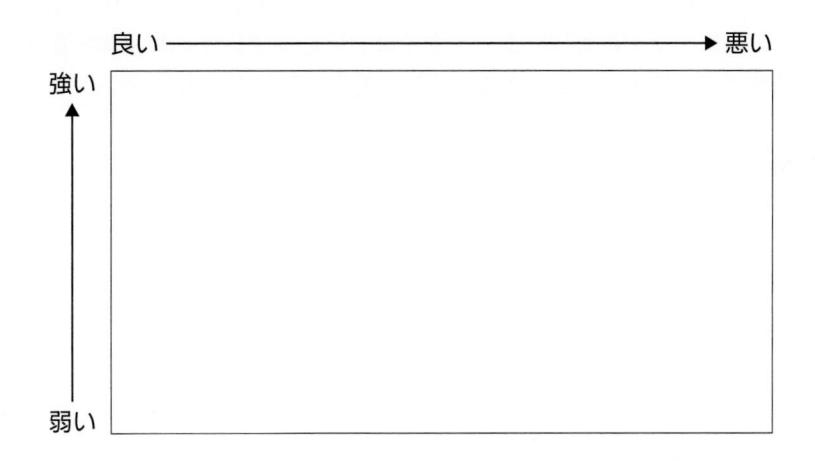

　　　　　　　　　　　良い ──────────▶ 悪い
　　　強い
　　　　↑

　　　　↓
　　　弱い

　では、以下の空欄に2、3分であなたが体験したことをメモしてください。

_____

_____

_____

_____

_____

_____

このエクササイズでは、どのようなことが起こりましたか？　あなたのマインドが、あることから別のことへと動くにつれ、評価も一緒に変わっていったことがわかりましたか？　普段だったら見逃してしまう隠れた評価を掘り出すことができましたか？　これらの判断と距離をとることができたでしょうか？

次のステップへ

　本章のエクササイズを通して、あなたは、距離を置いて判断をせずに、今の瞬間に体験していることを観察するという練習をはじめました。次章では、より一般的なマインドフルネスのエクササイズを行います。すでに、ひとつひとつの出来事を追っていく基本的な方法は本章で練習しましたから、次は、時間の経過とともに、浮かんでは消えるさまざまな思考や感情、感覚に意識を向ける方法について学ぶことにしましょう。

第8章 マインドフルネス
Just Do It！

　マインドフルネスの難しさは、それを習得するためにつらい課題に取り組まなければいけない、ということにあるのではありません。むしろ、マインドフルネスの難しさは、そのとらえどころのなさにあります。私たちは、いつも何らかのことばによる「予測」や「評価」に囚われています。そう、人生は複雑なものです。こころに留めるべき事柄は数えきれないほどあります。物事が複雑になるにつれ、私たちは、いとも簡単に自分の道を見失ってしまいます。前章であなたが練習したのは、体験のある1つの側面に注意を向けることでした。しかし、あなたが実際に体験した物事の幅や豊かさを十分に味わうには、それだけでは足りません。

　この本に書かれたエクササイズをちょっと試しただけで、その後すっかり忘れてしまったというのでは、マインドフルネスの習得に大した効果はありません。あなたは、防衛や評価をせずに、アクセプタンスと脱フュージョンの状態で、人生のあらゆる瞬間に、十分注意を向けられるように努力することが必要です。これから行う本格的な練習が、そのスキルを身につけるのに役立つでしょう。しかし、もっと大切なことがあります。それは、ふだんの生活の中で、これらのスキルを練習し、使っていくことです。

　この章では、さまざまなタイプの体験を対象として、意識に浮かんだとおり、それらの体験に注意を向ける練習をしていきます。そして、日常生活にマインドフルネスの練習をどのように組み込めばよいのかについて、いくつかの具体的なアイディアを示します。

日々の練習について

　マインドフルネスの技法に進む前に、いつ、マインドフルネスの練習を行えばよいのかについてお話ししておきましょう。究極の答えは「いつでも」です。この答えからわかるように、ここでの問題は、あなたがマインドフルネスを練習することに慣れていない、ということです。十分に慣れてきたら、日常的に訪れる機会を活かして、マインドフルネスのスキルを使えるようになります。

この問題に取り組むために、毎日、マインドフルネスの練習時間をとることをお勧めします。それが、自然にできるようになれば（もし、そうなったら）、時間については再検討すればよいでしょう。マインドフルネスを毎日、練習するというのは気乗りしない話だと思われるかもしれません。しかし、その価値はすぐにわかります。しばらくすると、練習をするのが好きになることでしょう。しかし、練習が好きか嫌いかということは、あなたのマインドが作り出す単なる「内容」にすぎません。ここでのポイントは、内的な言語マシーン（つまり、あなたのマインド）から、あなたの人生に対する主導権を取り戻すことなのです。そう考えれば、毎日練習しようと決心して、それを実行に移していくことのほうがずっと有益です。以下に、日々の生活にマインドフルネスの練習を組み込むいくつかの方法を紹介していきましょう。

1. **時間をとる**　最初のうちは、マインドフルネスのスキルを練習するためのまとまった時間を、毎日、あるいは週に数日作るとよいでしょう。後半で紹介する「只管打坐（just sitting）」というメディテーション（瞑想）には、このことに関連した例がいくつか挙げられています。その基本的な原理は、どのマインドフルネスのエクササイズにも適用できるものです。

    まず、最初に決めることはあなたが週に何回練習をしたいかということです。私たちは、あなたが毎日、何らかのマインドフルネスの練習をすることをお勧めします。もし、それがあなたのスケジュールでは無理なら、できそうな回数を決めましょう。

    次に、練習時間を決めるとよいでしょう。最初は、1回に15〜30分くらいを目安にするとよいでしょう。練習に慣れてきたら、自分で時間を調整してください。

2. **リラクゼーションと気ぞらし**　マインドフルネスの練習は、よくリラックスするための時間として用いられることがあります。しかし、それは間違いです。くつろぐことに問題はありませんが、緊張していてもよいのです。重要なのは、リラックスすることが目的ではないということです。大切なのは、回避や認知的フュージョンをせずに、自分自身に起こっていることに対して意識を向けることです。マインドフルネスは、練習によって身につくひとつのスキルです。このスキルは、ことばが直接の体験よりも優位になり、ことばに縛られて身動きがとれなくなったときに役立ちます。

    まず、他のことを気にせず、練習に集中できる場所を見つけるとよいでしょう。しかし、これは、マインドが生み出すざわめきを取り除くという意味ではありません。もし、何かに気をそらされたなら、それはこころを留めるひとつの事実であるにすぎません。それを見て、気を留め、もう一度練習に戻りましょう。

3. **気分が悪すぎて練習できない**　「気分が悪すぎて練習できない」ということはありません。以下に示すいくつかのエクササイズに取り組むと、たぶん、あなたはネガティブな内容が浮かんでくることに気づくでしょう。しかし、それらもまた、マインドフルネスの対象になる体験の一部にすぎません。それらは問題なのではなく、機会をもたらすものなのです。皆さんの中には、自分がネガティブな体験を抱えているから、この本を買ったという方もいらっしゃるでしょう。しかし、そうした体験が姿を見せたときに、どのようにすればよいかを知ることが、この本を読む本来の目的だったはずです。イライラや不快を感じながらも練習を続けるスキルは、うつや不安に対処するスキルと原則的には同じなのです。

　このことは、むちゃをしてでも困難に直面しなさい、という意味ではありません。もし、体のどこかに受診を必要とするレベルの痛みがあるなら、早々に受診するべきです。適切な認識をもたずに、やみくもに困難に直面することは、自分で自分を傷つけることにほかなりません。そのうち、あなたは、練習から逃れる言い訳として痛みを利用していることに気づくでしょう。もし、そのように痛みを言い訳にしていることがわかったら、痛みとどのように接すればよいのか、その新しい方法を学べばよいのです。

最終的に、マインドフルネスは、現実に流れる時間の一瞬一瞬に生じる意識として体得されるものです。これは、トランス状態や自己催眠のように、あなたが「入り込む」特別な状態ではありません。上述の指針は、あなたに技法を練習していただくためのほんの導入にすぎません。日常生活の中に、マインドフルネスを取り入れることができるようになった時点で、毎日の決まった練習をまだ続ける必要があるかどうか、自分で練習の計画を見直すとよいでしょう。

練習しましょう！

マインドフルネスの練習では、脱フュージョンとアクセプタンスに基づいて、一瞬一瞬のあなたの体験にふれていきます。第7章（前章）で、あなたは体験の特定の側面に対してマインドフルになること（つまり、時間の中での思考、身体の感覚、隠れた評価を脱フュージョンすること）を学びました。この章では、また違う体験の側面に注意を向けていきましょう。しかし、あなたの反応を導くのは、そこで生じる「体験」であり、それ以外の何ものでもありません。

　時に、あなたのこころには、一度にたくさんの事柄が浮かぶでしょう。この問題に対処するやり方はいくつもあります。たとえば、別々の感覚の間を行ったり来たりすることがあるでしょう。一度にいろんな物事を意識にたくさん浮かべることができるようになるでしょう。以下のエクササイズでは、今述べたように、一度に1つ以上の物事に対

してマインドフルになる練習をしていきます。

　マインドフルネスのとらえどころのなさは、マインドフルネスが目的をもち、その目的によって多様に変化するという点にあります。同時に、目的をもつことで、マインドフルネスは何らかの評価を喚起します（これはことばを使うときには、必ず起こる自然な状態です）。しかし、マインドフルになることの重要な点は、評価を脱フュージョンする方法を学ぶことです。つまり、こういうことです。マインドフルでいる方法に、正しいも間違いもありません。それは、ただ、毎日の生活の瞬間瞬間をあなたが体験したとおりの自分（意識的な観察者としての自己）でいることなのです。評価が浮かんだら、それを信じたり、疑ったりせずに、その評価を「観察」してください。自分の状態に対する言語的な判断をあなたがそのまま信じたとしたら、それは、マインドによって作り出された、ことばの物語とフュージョンが生じているのです。マインドフルになることに良い悪いという判断をして、その考えを信じてしまったとしたら、それは再び、言語マシーンがあなたの人生の主導権をもったということです。

　あなたに生じる感覚、思考、感情に対して、ゆっくりと穏やかに、そして判断をしないで（あなたの判断に対しても！）マインドフルになりましょう。これはテストではありません。まさに「生きる」ということなのです。

　それでは、エクササイズをしてみましょう。

エクササイズ　私はここにいる

　以下の文を何度か読んでから、目を閉じて、その指示どおりにやってみてください。慣れてきたら、エクササイズをする間、誰かに近くにいてもらって、声を出して指示を読んでもらいましょう。指示をカセットテープに録音して使ってもかまいません。このエクササイズをしているあいだ、何かで中断されたとしても、慌てたり、焦ったりしないでください。ただ、今の瞬間に立ち戻り、再び指示に従って、エクササイズを続けてください（基本的なエクササイズの方法を覚えてしまったら、指示の文章は見なくてもかまいません）。

　楽な姿勢をとりましょう。椅子に座ってもかまいません。床やベッドに横になってもよいでしょう。目を閉じて、数回息を深く吸いましょう。リラックスして、寝てしまわない程度に楽な姿勢をとってください。

　では、あなたの意識をゆっくりと指先に集中してください。あなたの指を感じてください。指先をこすり合わせてみましょう。どんな感じがしますか？　指先の肌は、仕事で荒れていますか？　それとも、すべすべしていますか？　こすり合わせた感じを意識しながら、先に進みましょう。

今度は、指を最初の位置に戻して楽にしましょう。指は何に触れていますか？　ベッドの毛布ですか？　椅子の肘あてですか？　それは、どのような感じがしますか？　柔らかいですか？　硬いですか？　その他に何か感じることはありますか？　指に触れる毛布は、フワフワしていますか？　肘あての表面は、でこぼこしていますか？　それとも平らですか？　ゆっくりと、これらの物が指先に触れる感じを意識してください。

今度は、手と腕に注意を向けましょう。手や腕はどんな感じがしますか？　緊張がほぐれて、だらんとした感じがしますか？　一日の仕事が終わって、まだ緊張が残っていますか？　どちらでもかまいません。判断する必要はなく、ただ手と腕の感覚に注意を向けましょう。かゆみや痛みはありますか？　気づくだけでいいのです。かゆみや痛みがあっても、それにこだわらないでください。痛みがあれば、ただその痛みを感じて、次に進みましょう。

では、注意をつま先に向けましょう。少し動かしてください。靴下や靴は履いていますか？　つま先を自由に動かせますか？　つま先を反らせたり、折り曲げたりして、その下に何があるか意識しましょう。どんな感じですか？　感じたままを表現することができますか？　つま先の感覚だけで、床を表現できますか？　足に意識を向けて、その感覚をただ感じてください。

次に、頭はどんな位置にありますか？　座っているなら、頭と背骨がまっすぐになっていますか？　それとも、うなだれて顔を伏せたような状態ですか？　頭の位置を変えようとせず、どんな状態かに注意を向けてください。頭がどの位置にあれば正しいということはありません。今あるところのままにしておいてください。では、頭の感覚について考えてみましょう。頭は痛くありませんか？　すっきりしていますか？　顔についてはどうでしょう。どのように感じますか？　顔には、いろんな種類の感覚がありますか？　眉間のあたりはどうでしょうか？　ストレスで眉間にしわがよっていませんか？　今の状態を変えようとせず、そのままにして感じてください。

それでは、意識を鼻に向けましょう。鼻は詰まっていませんか？　息は楽にできますか？　鼻で息を数回してください。どのような感じがしますか？　冷たい空気が肺に流れ込むのを感じますか、それとも、空気は暖かいですか？　その感覚に注意を向けましょう。では、次は口に注意を向けましょう。口はどんな状態ですか？　すぼめられていますか、開いていますか、閉じていますか？　口の中はどうでしょうか？　湿っていますか、乾いていますか？　唾液が口と喉の内側をおおっているのを感じますか？　顔中のあらゆる感覚を感じましょう。肌はべたついていますか？　乾燥していますか？　とくに何も感じないということもあるでしょう。ただそれらに気づいてください。

では、胸とおなかに注意を向けましょう。片手を胸に、もう片方の手をおなかにのせましょう。息をしているのを感じますか？　それは、どのような感じですか？　呼吸は速いですか、遅いですか？　息はおなかに入っていますか、それとも胸に入っていますか？　鼻から息を吸い口から吐きましょう。どのように感じますか？　今度は、口から

息を吸い、鼻から吐きましょう。しばらく息をしたら、手をもとの位置に戻してください。

今度は、体全体に意識を向けましょう。あなたは、どこに座っていますか？　横になっている場合、どこで横になっていますか？　体の後ろのいろんな部分が、椅子やベッドに触れているのを感じますか？　今度は、姿勢に注意を向けましょう。動く必要はありません。ただ、観察してください。

最後に、あなたが今いる部屋に意識を向けてください。あなたは、部屋のどこにいますか？　ドアがどこにあるか、注意を向けてください。天井はどこにありますか？　自分の体が、広い空間の中にあることを感じるでしょうか？　それが終わったら、目を開けて部屋を見回しましょう。動いてもかまいません。部屋の中にあるものに意識を向けてください。それらは、どのように見えますか？　ゆっくりと時間をかけて、それらを観察しましょう。判断するのではなく、観察してください。

そうしたら、このエクササイズを終了して、いつもの生活に戻ってください。

「私はここにいる」エクササイズを初めて行ったら、2、3分で以下の空欄に感想を書いてください。必要というわけではありませんが、やりたいと思えば、毎回、このエクササイズをするたびにあなたの反応を書きとめてもよいでしょう。

_____

_____

_____

_____

_____

_____

_____

エクササイズ　黙って歩く

　歩いて行うメディテーションの方法は、さまざまな文化において考案されてきました。このエクササイズは、そうしたエクササイズをもとにしたものです。10分間（あるいはそれ以上）、静かに歩いてみましょう。庭の中で円を描きながら歩いても、家の周りを歩いても、近所を歩いてもかまいません。そのコースを歩く間は、黙ったままでいてください。そうして、あなたのマインドが生み出す内容に「耳を傾けて」ください。

　周りにある特定の対象や、あなたのこころの中の思考、身体の感覚などに注意を引かれたら、それを3回、口に出して言って、それらと自分との間に距離を置いてください。単語を繰り返し言うのは、その対象についての考えを脱フュージョンするのを助けるためです。たとえば、近所を歩き回り、車が通り過ぎるのを見たら、声に出して「車、車、車」と言ってみましょう。歩きながら、ストレスを感じたら、「ストレス」と3回言ってみましょう。そうすることで、どんなことが起こるかを観察してみてください。

　あなたの注意が何かに引かれたら、そのことに注目して観察してください。たとえば、あなたが歩いている間、ある思考や感情が繰り返しあらわれることに気づいて、その情報をそっとどこかに隠しておきたくなるかもしれません。あるいは、前章に示された別のスキルを使って、これらの物事に焦点を当ててみたくなるかもしれません。どのような変化が生じるかに気を留めましょう。

エクササイズ　決まったカテゴリーに分ける

　このエクササイズでは、あなたのこころに浮かぶ、心理的な「内容」のカテゴリー（それが浮かんだとおりの）に注目していただきます。このエクササイズは、単独で行っても、他のエクササイズと組み合わせてもかまいません。ふだんの生活の中でも、簡単に行えるものです。思考や感情、身体の感覚が生じたら、距離をとりながら、どのようなカテゴリーに当てはまるかに注目してください。もし、できることなら、そのカテゴリーを声に出して言ってください。思考や感情そのものは声に出さないでください。大切なことは、その内容に当てはまるカテゴリーだけに注目することです。

　以下に、あなたが選ぶカテゴリーのリストを示しました。もちろん、カテゴリーはもっと多く存在しますが、このエクササイズの目的に合うよう、以下に挙げたものに限定しています。

- 情動
- 思考
- 身体の感覚（単に「感覚」と言ってください）
- 評価
- 何かをしたい衝動（単に「衝動」と言ってください）
- 記憶

　このエクササイズで、内容に貼り付けたラベルを声に出すときは「〜がある」という言い方をしてください。たとえば、心臓の鼓動がとても速いと感じたら「感覚がある」と言ってください。もし、速い鼓動に反応してパニック発作が起こるという恐怖を抱いたら「情動がある」と言いましょう。恐怖がとても強くて医者を呼ぶしかないと感じたら「衝動がある」と言ってみましょう。

　このエクササイズは、座ったままでも行えますが、長時間の運転中でも、夜にベッドで横になりながらでも、歩きながらでも、いつでも実施できます。一度はじめたら、短くても数分間、できればなるべく長く続けてください。もし、長い間、沈黙が続いたら、あなたがずっと抱えてきた思考や感情に引っかかっていないか、観察してください。そして、エクササイズに戻りましょう。

　タイプに応じて、心理的な「内容」にラベルを貼ることは、距離をとって「内容」に接することを学ぶのに役立ちます。たとえば、あなたが、後でやらなければいけない何かについて考えたとしたら、「思考がある」というラベルをつけて、少しそのままでいましょう。これは、実際に起こっている出来事にふれたまま、「今、この瞬間」にあなたが留まることを助けます。あなたの考えが、未来のことであっても、それがやはり「内容」であることに変わりはありません。その考えは、「今、この瞬間」に生じているものです。そして、それを意識してしまうのは、こころの強力な習慣なのです。この習慣を豊かに発展させることは、もっと困難な内容の考えが生じたとき、あなたにとって大きな助けとなります（たとえば、パニック発作がいつか起こるという考えなど）。

エクササイズ　ほしぶどうを食べる

　ほしぶどうは、かわいらしい小さなフルーツです。私たちがほしぶどうを食べるときは、大して考えることなく、口に放り込むことが多いでしょう。このエクササイズは、1粒のほしぶどうを食べる体験が、こんなにも奥深いものになるのかと、あなたに発見

と驚きをもたらすかもしれません。

　まず、1粒のほしぶどうをとり、いつものように口の中に放り込んでください。次に、もう1粒とりましょう。テーブルに置いて、それをよく見ましょう。ほしぶどうの皮のしわに注目してください。しわが作るいろんな形に意識を向けてください。さらに、もう1粒ほしぶどうをとって、今観察した2粒目の隣に置いてみましょう。そして、それらの違いに注目してください。違いをよく観察してみてください。この2粒のほしぶどうがまったく同じということはありません。

　粒の大きさは同じですか。あなたのいる部屋、そして世界、遥か彼方の宇宙から、ほしぶどうを見つめたとき、2粒にはどのような違いがあるでしょうか。また、粒同士を比べたとき、2粒の大きさには、どんな違いがあるでしょうか。

　では、1粒をとって、指の上で転がしてみましょう。ほしぶどうの外側の質感を感じましょう。ほしぶどうを前後に転がしたとき、少し指に粘つきが残るのを感じてみましょう。

　それでは、口の中に、ほしぶどうを入れてください。口の中で、それを舌の上や下に転がしましょう。あごと頬の間の隙間に隠してみましょう。少なくとも30秒ほどは噛まないでください。用意ができたら、ほしぶどうを食べて、その味に注目しましょう。噛んでいるときの歯の感触に注目しましょう。そして、飲み込むときに、のどを滑り落ちていくのを感じてください。

　今度は、3粒目を食べましょう。今回は、うんとゆっくり食べてください。口の中で形がなくなるまで、できるだけ何度も噛みましょう。こうやって食べると、さっきとは違う味がしますか？　どんなふうに違いますか？　噛んで形がくずれていくときに、どんな感じがしますか？　飲み込むときはどうでしたか？　さっきと比べると、どうでしたか？　注意を集中して食べるのと、何の造作もなく口の中に放り込むのとでは、どんなふうに違いますか？　以下の空欄に、これらの質問に対する答えを書いてください。

_____

_____

_____

_____

_____

> **エクササイズ** お茶を飲む

ここでは、似たようなエクササイズを1杯のお茶でやってみましょう。

1. ポットでお湯を沸かしましょう。
2. ティーバッグを1つ、あるいは、茶葉を入れた茶こしをとって、カップに入れましょう。
3. ティーバッグ、あるいは、茶こしの上から、沸騰したお湯を注いでください。
4. しばらくそのまま置いておきましょう。

　お茶が出る間、お湯の色が変化するのを観察しましょう。はじめにお茶にお湯を注いだときは、お湯は薄い茶色、グリーン、あるいは赤くなるでしょう（あなたが入れたお茶の種類によります）。そのまましばらく置くと、その色は濃くなるでしょう。数分経ったら、ティーバック（茶葉）を取り出してください。顔を近づけてお茶の色をじっくり観察しましょう。お茶の色について、これまでは気づかなかったことがありますか？　あなたが観察して、気づいたことを以下に書きましょう。

_____

_____

_____

_____

　では、温まったカップの外側に手を当ててみましょう。あなたは、こんなふうに1杯のお茶を感じたことはありましたか？　どんな感じがしますか？　それは、とっても熱いですか？　それとも、温かいですか？　温度に注目しましょう。

　次に、カップを口まで運んでください（まだ飲まないでください）。顔にふれる湯気を感じましょう。カップに息を吹いて、唇に当たる湯気を感じましょう。お茶の匂いも嗅いでください。香りをうんと嗅いでください。味覚の90％は匂いに影響されていますので、匂いを嗅がなければ、よく味わえません。

　では、一口飲んでください。唇が火傷しそうですか？　熱すぎましたか？　ちょうどよい温かさでしたか？　どんな味がしますか？　判断することなく、体験したことに注目してください。それから、以下の空欄にあなたの体験を記してください。

_____

_____

_____

_____

　あなたがお茶を好きかどうかは問題ではありません。とにかくエクササイズに挑戦してみましょう。もしお茶が嫌いなら、味やにおいなどあなたが嫌いな状態をそのまま感じてください。その体験も書きとめてください。楽しみや喜びの瞬間だけ、それに気づくことを練習すべきだと考えるのは賢いことだとは言えません。それでは、人生の半分をみすみす捨てることになります。あなたは、これからも楽しくない体験も、いくらかはすることを知っているでしょう。だからこそ、同じようにそれらを十分に体験し、そのまま受け容れるのです。

マインドフルに食べる

　以上に示したエクササイズは、「マインドフルに食事をする」という大きなエクササイズの一部にすぎません。練習の仕方は、マインドフルを提唱する立場によって、さまざまなものがあります。ゆっくり食べるもの、口の中の食べ物を50回噛むもの、食事の回数を制限するもの、食べている間に空腹に対する反応をテストするものなどです。

　多くの西洋文化、とくにアメリカでは、自分たちの食事にあまり気を使っていません。あらゆるもののサイズが異様に大きく、まさに「バーガー・キング」*の世界では、食べ物は生きるための不可欠な要素としてしかみなされない傾向があります。さらに、そうした世界では息をする空気のように、食べ物は自然に与えられるものと考えがちです。私たちは、食事を当たり前のことのように考えています。

　この本のねらいから言って、マインドフルな食事に大切なことは、食べる活動そのものではありません。食べるという活動は、マインドフルネスの練習手段として用います。慌てて食べずに、意識して食べることは、あなたを今の瞬間に戻すすばらしい方法です。食べている自分自身を観察することは、概念化された自己から、あなたを引き離すすばらしい練習方法です。あなたが、食べることを好きかどうかは問題ではありません。大切なのは、今の瞬間にふれる練習をすることなのです。

_____

*訳注）アメリカで有名なハンバーガー店の名称。ハンバーガーがとても大きいことで知られている。

マインドフルに食べる練習にも、これまでのエクササイズで用いたのと同じ技法や、基本的な姿勢を用いることができます。あなたは、食事を終えるまでその練習を続ければよいのです。次の食事で、少し余分に時間をとってやってみてください。

エクササイズ　マインドフルに食べる

　食事はゆっくりと進めましょう。すべての動作に時間をかけて、あなたが体験していることに注目しましょう。たとえば、箸で魚をほぐすとき、あなたにとって、それがどのような体験であるかについて注目してみてください。口の中に、少し食べ物を入れて、それを噛んだときの味や歯ごたえについて考えましょう。食事は楽しいですか？　不快なものですか？　判断に囚われないでください。ただ感じていることに気を留めてください。

　食事の間、何か特定の考えや感情が浮かぶことに気づきましたか？　気づいたなら、ただそれに注目してください。そこで、あなたは、この本で紹介した技法のいくつかを使ってみようと考えるかもしれません。

　あなたは、友人やパートナーと一緒に食事をしていますか？　一人で食べていますか？　あなたが誰かと一緒に食事をとっているときに、こころを観察することは興味深いものでしょう。一人で食べているときに、浮かぶ考えや感情のカテゴリーに注目するのもいいでしょう。

　生きるために、私たちは誰もが、食べることに時間をとらなければいけません。ですから、このエクササイズは、食事という生存に不可欠な活動をしながら、今の瞬間にふれる練習もできるというすばらしい方法なのです。

エクササイズ　クラシックを聴く

　これは、おもしろいエクササイズです。――「入り混じる音のある特定の側面に注意を向けるには、どうすればよいか？」、「一度に複数の物事に注目するにはどうすればよいか？」、あるいは、「奏でられる音楽に包まれるように、ただ体験にふれるにはどうすればよいか？」――このエクササイズは、そうした方法に対する洞察をもたらすものです。その意味で、クラシックの音楽は、とてもおもしろい比喩になります。また、クラシックを聴くことはそれ自体、マインドフルネスのよいエクササイズにもなります。

　クラシックの音楽を1曲選んでください。何種類かの楽器で演奏されている曲なら、

交響曲、コンチェルト、弦楽四重奏、何を選んでもあなたの好みでかまいません。ただし、ピアノ独奏やヴァイオリンソナタは、今回のエクササイズには向いていません（あなたがクラシックを好きでなくても、とりあえず、エクササイズをやってみてください。他の音楽でもできますが、私たちの見たところ、クラシックは他のジャンルより、特定の側面に対して、注意を向けやすいようです。もちろん、このエクササイズはコンサート・ホールでも行えます）。まずは、ふだんどおりに音楽を聴いてください。少しその曲に耳を傾けたら、特徴のある音や目立つ楽器に注意を向けましょう。たとえば、あなたが交響曲を聴いていたら、弦楽のパートに耳を傾けるとよいでしょう。そのパートに焦点を合わせましょう。弦楽器の音に気を留めてください。ヴァイオリンの音色とチェロの音色を区別できますか？　低音のパートはどうですか？　あなたは、コントラバスと他の弦楽器の音色を区別できますか？

　それでは、オーケストラの他の楽器や、別のパートに注意を移しましょう。ホルンが聞こえますか？　パーカッションはどうでしょう？　木管楽器は？　聞こえた楽器の名前を挙げてみましょう。あなたが、クラシックにあまり馴染みがなければ、単に音のいろんなタイプに注目してください。

　あなたの注意が、異なる楽器の間を行き来したときに、あなたにどんなことが生じていたか、気づきましたか？　あなたは、1つの楽器かパートの音だけに注意を向けていたでしょうか？　もし、そうだったなら、その他のオーケストラの音は、どこに行ったのでしょう？　違う音の間で、注意を行ったり来たりさせてみましょう。

　次に、一度に2つの音に注意を向けてみましょう。たとえば、弦楽器とホルンに注意を向けるなどです。音楽に「はまって」しまわないでください。距離をとりながら、その音に注目して、ラベルをつけてください。この実験を別の楽器に対してもやってみたくなるかもしれません。あるいは、あなたのこころが音の間をどのように行き来するかを観察したくなるかもしれません。1つの音だけを意識したのは、どの時点でしょうか？　複数の音に気づいたのは、どのタイミングだったでしょうか？　もし、やりたいと思ったら、これをもう少し続けてみてください。

　1つの音だけを意識したり、いろんな音に注意する練習をしたら、音楽全体に意識を戻しましょう。同時に演奏されているすべての楽器に気を留めましょう。ある音が他の音よりも気づきやすいということはありますか？　音楽を1つの曲として聴いているとき、楽器それぞれの音がわかりますか？　すべての楽器に注意を向けつつ、曲全体として音楽を聴くと、どんなことが起こりましたか？　今までとは違う、より大きな音に変わりませんか？　ひとつひとつの音が、音楽全体の中に混じっていく瞬間を見つけてください。あなたが音とどのように関わるか、よく観察してください。

あなたが音楽を好きなら、このエクササイズはとくに意味深いものになるでしょう。なぜなら、音楽を聴くことは、私たちがマインドと名づけている言語マシーンに耳を傾けることと、いくつかの点で似ているからです。たとえば、情熱的なクレッシェンドの間、観察者としての自己が、音楽に飲み込まれてしまうことがあります。それは、ことばの果てしない旅路へと流されてしまうようなものです。しかし、私たちがマインドフルな姿勢で、音楽に耳を傾けることができれば、いろんなかたちで、体験を豊かにすることができます。たくさんの楽器が奏でるひとつひとつの音を意識し、それでいてなお、情熱に満ちた一節に身を浸すこともできるというのは、とてもすばらしいことではないでしょうか？

あなたは、交響曲の場合と同じように、うつや不安に接することができるようになるでしょう。音楽には、抑えがたいような憂いを奏でる曲はいくらでもあります。たくさんの楽器に気を留めるのと同じように、あなたの感情や思考、衝動、感覚に気を留めてください。演奏されている異なる音符や和音がわかりますか？　自分の体験が生み出す音楽に注意してみることは、とてもワクワクしませんか？

エクササイズ　足を意識して、文章を読む

あなたの足に注意を向けてください。どんな感じがしますか？　足に意識を向けたまま、以下の数行を読んでください。

　　さいた　さいた
　　チューリップの　花が
　　ならんだ　ならんだ
　　赤　白　黄色
　　どの花　見ても
　　きれいだな

この童謡を読んでいる間、あなたは、足を意識し続けられたでしょうか？　自分の意識が童謡の一節の内容と、足の間を行ったり来たりしている感じがしたでしょうか？　それとも、あなたは、足のことを思い出したときだけ、足に意識を向けていたでしょうか？　一節を読んでいる間、ずっと足に十分に意識を向けることができたでしょうか？　2、3分で、これらの質問に答えてください。

_____

_____

_____

_____

　このエクササイズは、以下のような意味で興味深いものです。ひとつは、童謡を読みながら、足を意識し続けることで、複数の物事に注意を向ける状態を体験できることです。もうひとつは、このエクササイズが、自分自身の物語に入り込みすぎることで、同時に起こっている他の物事を忘れてしまうという状態をよくあらわしていることです。

　うつや不安、自尊心の低下といった物語に飲み込まれると、そのときに起こっているその他の多くのことを忘れてしまいます。その場合、あなたの注意はその物語だけに向けられています。心理的な痛みについて語るのと同時に、あなたは、自分の手足や空気の動きなど、自分の内面や外の環境の中で生じている、多くの事柄に注意を向けることができます。ここで、忘れてはならないのが、あなたが飲み込まれている痛みを忘れたり、無視したりするための手段として、足に意識を向けようとしているのではないということです。足に意識を向けるのは、あくまで、あなたの目的に沿って、意図的かつ柔軟に、今の瞬間に注目する練習を行うためです。

　新聞を読んでいる間や、この本を読んでいる間にも、このエクササイズを行うことができます。何か注目する対象を決めて、読むことに十分に注意を向けながら、同時にその対象にも意識を向けてみましょう。

メディテーション（瞑想）

　歴代の主要な宗教や哲学は、すべて、「観察者としての自己」の概念を探求してきました。人々がよりマインドフルになれるよう、さまざまな訓練の方法が考案されてきました。そのもっとも古い例の1つが、マインドフルネス・メディテーションです。西洋文化においては、メディテーションはいわれなき非難を受けることがあります。西洋では、メディテーションは次の2つの見方のいずれかで捉えられてしまうことがあります。ひとつは、メディテーションを特別な一部の人だけが身につけられる秘技のように捉え、肉体の運動を超越した神秘的な技とみる見方です。もうひとつは、雄大で穏やかな海のようにこころに平穏や平和をもたらし、煩悩から解放される特別な時間だと捉える見方です。これらの見方は有用ではありません。私たちには、このいずれでもない見方が必

要です。

　禅の思想には、座禅というメディテーションの型があります。これは、西洋の実践家たちが「只管打坐（just sitting）」と呼んでいるものです。ただ座る、それだけなのです。平和の波が訪れるのを待つのでもなく、神秘的な要素もありません。あるのは、ただ座る、それだけです。

　しかし、「只管（just）」ということばを文字どおり捉えてはいけません。あなたが座っているとき、同時に多くの出来事が生じています。たとえば、息をすることや、おなかが空くことはやめられません。ここで、あなたは、もうひとつ、どうしてもやめられないことがあるのに、気づきませんか？　よく考えてみてください……（おっと、しまった……）。

　そうです。そのとおり！「考える」ことです。これは、メディテーションに対するもっとも大きな誤解のひとつです。メディテーションは、平穏が訪れる場所を確保して、物事を考えたり、感じたりするのをやめるための手段だと誤解されていることがあります。しかし、そんなことはありません。メディテーションの実践から、痛みを伴った情動や思考、身体の感覚を切り離すことはできません。メディテーションは、それらが浮かんでは消えるのを、ただ見つめるということを教えるものです。

　長時間、静かに座って、あなたのマインドや身体が生み出すものをただ見つめるということは、アクセプタンスや脱フュージョン、そして、今の瞬間に留まることを練習する優れた方法です。本章のその他の活動と組み合わせて用いれば、ただ座ることは、あなたのマインドフルネスの実践をより充実させる、とくに意味深い方法になるでしょう。

　ただ文章で読むだけではなく、直接、体験してみませんか？　以下に紹介するのは、あなた自身のメディテーションの実践に役立つエクササイズです。

エクササイズ　只管打坐（しかんたざ）

　世界中で、さまざまなメディテーションが実践されています。その中には、焦点型のメディテーションや、誘導型のメディテーションと呼ばれるものがあります。前者では、自分の意識をある特定の地点や思考、ことばに焦点化させ、後者は、決められた指示に沿って、あなたが自分自身を「旅」に誘導します。メディテーションは、今の瞬間に留まって、こころに浮かぶ事象をアクセプタンスと脱フュージョンの姿勢で観察するものです。その間は、まったく動かず、ただ静かに同じ姿勢で座ります。そこに宗教的な要素はありませんし（少なくとも、その必要はありません）、そうした方向に展開することを期待すべきではありません。目標は、「観察者としての自己」にふれ、ただ見えるがままに見るということです。

練習の計画　まず、一日の中で、練習にあてる時間を確保することをお勧めします。どのくらいの頻度で行うかは、あなたにおまかせします。大切なことは、練習を続けることです。最初のうちは、15分間の練習を週に3回実施することからはじめると、ちょうどよいでしょう。この計画がとても負担になったり、純粋に時間がとれなかったりするときは、週に一度座るだけでもかまいません。一定の時間を確保し、決めたときに実行しましょう。時には、練習の妨げになることが出てくるかもしれません。やりたくないと感じる日もあるでしょう。そうした妨げや感情が出てきたときには、それをあるがままに見つめ、やると決めた日には、とにかく練習しましょう。やりたいときだけ、面倒でないときだけ座るというのでは、いずれ練習しなくなるでしょう。

場所　邪魔されずに、ゆっくりと座っていられる場所を見つけることは重要です。ただし、予定の時間に静かに座ることができるなら、必要以上に、それ以外のことを排除しようとしないでください。たとえば、子どもが5分おきに、朝ごはんが何かを知りたがったら、それはなんとかする必要があるでしょう。しかし、すべての邪魔を排除することはできませんので、そこにこだわらないでください。私たちは、雑音と動きに満ちあふれた世界に生きています。マインドフルの状態を維持すること、それは、物事を厳格に捉えすぎないでいることへのチャレンジでもあります。このエクササイズは何かに囚われたときに、自分自身を見つめる練習でもあるのです。

時間の長さ　はじめから、1時間も座ろうとしてはいけません。それがうまくいくと期待するのは非現実的です。もっと短い時間からはじめて、徐々に時間を長くしていくほうが現実的です。もし、15分でも長すぎて座っていられなければ、時間を減らして10分からはじめましょう。それで少しずつ増やせばよいのです。目標とする長さまで、毎週2、3分ずつ座る時間を増やしたいと思うかもしれません。決して、背伸びはしないでください。自分の状態を十分に理解したうえで、もっと早いペースで時間を延ばせると考えたなら、そのように練習の計画を調整してください。

　最終的に、自分に合った時間を見つけられればよいわけです。欧米人の場合、1日に30分以上メディテーションをする人はあまりいません。30分というのは長い時間のように思われますが、練習をはじめると、もっとやってみたくなります。というのも、メディテーションは、その人の人生に衝撃的なインパクトを与えることがあるからです。最初のうちは規則的に練習をして、自分にどのような影響が生じるかを見てみましょう。

　練習のときは目覚まし時計などを使って、時計を見なくても、時間がわかるようにするとよいでしょう。これは、時計の時間をチェックするたびに、気がそれてしまうからです。また、時間をチェックすることは、体を動かすのにちょうどよい口実を作ることになり、よくありません。しばらく練習を続けると、どのくらい時間が経ったかという感覚を、体が自然に覚えていることに気づくでしょう。最終的には、その感覚に頼れば

よいのです。それまでは、目覚ましのアラームを使いましょう。

姿勢　1960年代にアメリカに滞在していた、鈴木俊隆という有名な禅宗の老師は、よくこのようなことを言っていました。――「姿勢とは修行（日々のつとめ）である」――私たちがここで紹介する座位のメディテーションは、伝統的に、蓮華座を組んで座布団に座るという状態で行われてきました。蓮華座を説明すると、まず、手で右足を持ち、左太ももにのせます。右足は、左脚の股関節の部分にのせます。それから、左足を持って、同じように右太ももの股関節の部分にのせます。背骨はまっすぐ伸ばし、あごは軽く下に引いて、頭（上の部分）は天のほうに向くようにします。腕はゆるやかに円を描くようにして、手でも輪を作ります。片手の上にもう一方の手をのせて、親指同士を軽く付けます。この状態で座ると、3カ所が床（座布団）に触れます。両膝とお尻ですね。

　これは、少し上級者向けのヨガの姿勢です。初心者の場合、この姿勢をとるのは大変難しく、長時間、この姿勢を保つことはとても困難です。体の窮屈なスペースに足をしまうには、かなりの柔軟性がいります。事実、ヨガがなぜ生まれたかというと、そのひとつには、この奇妙な姿勢で座ることができる体を、ゆっくり作っていくという目的がありました。ですので、この姿勢を何度か体験したことのある方や、体がとても柔らかい方以外には、蓮華座で座ることはお勧めしません。ここでは、練習時の座る姿勢について、いくつかの重要なポイントを理解してもらうために、蓮華座の説明をしました。

　まず、床に座るか、それとも椅子に座るかの選択をしましょう。できれば床に座ることをお勧めします。それは、この姿勢を感じることは、とてもおもしろい体験だからです。さらに、この姿勢をとると、練習をする人は、安定した、まっすぐな姿勢（この「安定した、まっすぐな」という要素は、座ることのもっとも重要なものです）を自然にとろうとします。とくに椅子に慣れた欧米人の場合、椅子に座ると、前かがみになって、くつろいでしまうことが多いのです。座っている間、まっすぐな姿勢を保つことは、もっとも大切なことです。椅子に座っていると、なかなかそうなりません。もちろん、何らかの損傷があったり（とくに下半身に）、床に座ると足がひどく痛むという場合には、椅子に座ることを選んでも、何の問題もありません。

　蓮華座を組むときには、3つの重要な原則があります。第一に、背骨をまっすぐに保つことです。できるだけ、まっすぐに座りましょう。第二に、両膝とお尻の3カ所で床（座布団）に接することです。こうすると、体がしっかり安定します。椅子に座っている場合は、両足（床にしっかりつけてください）と椅子の上のお尻の3カ所になります。第三に、手と腕の位置です。手と腕を脇に下げたままにすると、背骨の位置が緩みやすくなります。ですから、手と腕については、さきほど説明したように、円を描くように置いてください。もし、これができない、あるいは慣れないという場合には、膝の上に手をのせましょう。

蓮華座以外にも3つの基本的な姿勢を選ぶことができます。半蓮華座、四半蓮華座、ビルマ式（The Burmese）です。半蓮華座の姿勢では、足を組んで、片足をもう一方の脚の付け根のところまで持ち上げます。四半蓮華座の姿勢では、足を組んで座り、片足を膝の上にのせます。ビルマ式の姿勢では、片足をもう片方の外側で折り曲げ、略式的に足を組んだ状態で座布団に座ります。姿勢に関するその他の点は、前に述べたとおりです。

椅子に座る場合には、背骨がまっすぐであることを確認しましょう。背もたれに背中をつけず、椅子からちょっとだけ「出て」座り、椅子に寄りかかることなく、まっすぐな姿勢を保てるようにしましょう。膝は太ももから、90度にするのがよいでしょう。足は、床にしっかりと置いて、肩幅くらいに離します。つま先は、前方にまっすぐ向けます。椅子に座った状態でも、それ以外の点は、前述したとおりです。

こうした姿勢で座るとき、忘れてはならない大切なことがあります。ただ「じっとすること」です。座っている間は、ずっと動かないようにしましょう。動いていることに気づいたら、現在に自分を立ち戻らせ、じっと座りましょう。ただ座るということは、できるかぎり、動かないということです。練習すればこんなにもじっとしていられるものなのかという驚きがあるでしょう。

練習　練習するのは、ただ座ることです。それは、語るべき「目標」ではありません。しかし、練習の際に、こころに留めておくべきことは、いくつかあります。第6章で行った、葉っぱにのせた考えが川の流れを漂うのを観察するエクササイズを覚えていますか。座位のメディテーションを行うことの意味は、第一にこのスキルを練習することにあります。特定のことに焦点を当てる必要はありません。また、そうすべきでもありません。こころの向くままに考え、時とともにその動きを観察しましょう。その消長をただ観察してください。

必ず思考に囚われてしまうことがあります。空想にふけるかもしれないし、心理的な苦痛に引っかかるかもしれません。朝ごはんに何を食べたとか、子どもが何時に学校から帰宅するとか、今夜どの映画を観たいか、あるいは何年も会っていない昔の交際相手のことを考えるかもしれません。ご存じのように、マインドは考えを生み出すことにとても長けています。静かに座っていると、そうした自然の才能をもったマインドが、さらに大きくなるように感じるでしょう。次から次へと、とめどなく浮かぶ考えに、翻弄されることもあるかもしれません。

もし、そうなったら、ただ起こっている事柄に気づいて、今の瞬間と、観察者としての自己に立ち戻りましょう。考えに飲み込まれたことに気づいて、すぐに今、ここに戻りましょう。このスキルは、前の2つの章で練習してきたので、どのようにすればよいかは自分でもアイディアが浮かぶでしょう。

これまでの章で学んだ、脱フュージョンのスキルを使ってもいいでしょう。座禅のと

きに使える技法のなかでも、とくに効果的であるのは、考えや思いにラベルをつけることです。あなたのマインドの目の前を考えが横切るとき、「朝ご飯に卵を食べたという考えがある」とか、「悲しいという感情がある」と言ってみるのです。自分がいつ引っかかったのか、あるいは、そのときに引っかかった考えが何であるかに気づくことも重要です。「前の彼女について思いにふけっていた。思いにふける、という思考がある」というようにです。

　あるいは、「カテゴリーに分ける」エクササイズを使ってもよいでしょう。これは、座っているとき、とくに効果的です。なぜなら、とても簡便なうえに、思考や感情、身体の感覚が浮かんでは消えることに気づけるからです。

息を感じる　座位のメディテーションの間に実施できる、もうひとつのエクササイズとして、「息を感じる」というものがあります。ただ、息が体の中に入り、出ていく様子を観察しましょう。呼吸は自然になされるものです。息が入り、出ていくのを感じましょう。何もせず、そのままでいてください。息をした回数を1から10まで数えてみてもかまいません。10数えたら、1に戻りましょう。息をただ感じてください。

　座っている間、いろんな内容が浮かんでくるでしょう。怒り、うつ、不安、低い自尊心、これらはすべて表面的なことかもしれません。その消長を観察しましょう。内容が浮かんできたら、あなたの家を訪れた子どもの頭をなでて、その訪問を歓迎するように、丁寧にそれらを扱いましょう。

身体の苦痛　座っていると、多くの場合、身体に苦痛が生じます。座る時間が長いときは、痛みも強くなります。痛みはあなたの気をそらし、座り続けることを困難にします。身体の苦痛というのは、ある意味稀有なものです。マインドがその痛みに一身に注意を注ぐ様子には、目を見張るものがあります。

　第4章で述べた慢性疼痛と、それを体験することへのウィリングネスに関する研究を引用したのを覚えていますか。身体の苦痛から逃げることは、情動的な痛みから逃げるのと同じように、ひとつの体験の回避です。事実、本書で紹介した方法が、身体の痛みに苦しむ人々の助けとなることが示されています（巻末の「付録」を参照）。ですから、私たちは、「もうこれ以上は耐えられない」と感じたときには、立ち上がって歩き回るより、痛みとともに座ることをお勧めします。練習をすれば、あなたが思っていたよりも、もっと長い時間、座れるようになります。

　身体の痛みは、おそらく、あなたを動かそうとする誘惑の最たるものでしょう。最初は、誰でも座っている間、痛みを体験します。メディテーションの熟練者も、皆、そのような体験を経てきています。できるだけ長く、痛みとともに座りましょう。どうしてもその姿勢を保てなくなったら、少しだけ動いて調整し、座り続けましょう。あきらめて、痛みを伴う体験を避けていると、いずれ座ろうとしなくなるでしょう。あなたが座

らないことを選ぶのも、またひとつの選択です。この選択をすることで、自分自身に体験の回避を許したら、あなたは昔の囚われにまた戻ってしまうのです。もちろん、自分自身を大切にすることは必要です。本当に処置が必要であれば、治療を受けてください。自分自身に優しく接してください。そして、ゆっくりと自分を前進させ、練習を続けましょう。

文脈の中でのマインドフルネス

　この本で扱う内容は、すべて互いに関連しています。この章で学んだ多くのスキルは、あなたがACTプログラムの他の要素に取り組む場合にも役立ちます。日々の生活にマインドフルネスを取り入れるだけでなく、この本を読むときにも、マインドフルネスを実践しながら進んでいくことが必要になります。もちろん、先に進むだけでなく、前の章に戻ってもう一度読んでもよいでしょう。

　もし、あなたが脱フュージョンについて、もう少し深めようと思ったら、マインドフルネスの技法を実践しながら、前のいくつかの章を復習してみましょう。

　先に述べたように、ここで紹介した技法の多くは、互いに関連があります。どんどん実践して、それがあなたにどんな影響をもたらすか、観察してみましょう。複数のマインドフルネスの技法を同時に使ってもかまいませんし、適していると思う技法を組み合わせて使ってもかまいません。マインドフルになるのに、「〜ねばならない」という難しい決まりはありません。あなたにとって意味があることを行いましょう。

　どんな場合にも通じる「正しい」やり方はありません。もし、あなたが「正しい」やり方があるはずと信じるなら、それは、ことばのレパートリーが巧みに作り出す罠にはまっているのです。マインドフルネスが、何よりも「正しい」生き方というわけではないのです。この練習は、あなたの心理的柔軟性を高めるために計画されたものです。つまり、どのような状況にも接していられるよう、あなたの反応レパートリーを広げることが目的です。これまでの研究によれば、苦しみや悲しみに悩む人たちにとって、心理的柔軟性を高めることはとても有効です（巻末の「付録」を参照）。

　体を鍛えるエクササイズの本を読むだけでは筋肉が鍛えられないように、この章のいかなるスキルも読むだけでは身につきません。このスキルは、実際に何度もやってみてこそ、価値あるものとなります。理解のために、本章を読み終えたなら、もうその目的は達成されたでしょう。次は練習です。次章以降では、あなたがこの本を手にするきっかけとなった痛みに、徐々にふれていきます。そのプロセスで、このスキルは、ますます必要になるでしょう。

第9章

〈それ〉はウィリングネスではない

　第4章では、「あなたは、〈私〉を〈私〉として受け容れてくれますか？」という問いへの答えとして、アクセプタンスとウィリングネスを大まかに定義し、説明しました。その中で、「受け容れる（to accept）」と「進んで〜する（willing）」というのは、「今、この瞬間の私的な体験の世界」に対して「イエス」と言うことだとお話ししました。以下の引用は、第2代国連事務総長のダグ・ハマーショルド（Dag Hammarskjöld）*が、人生の中で直面するあらゆるものに対して「イエス」と言わしめる力をあらわしたものです。

　　誰が（あるいは、何が）問いかけたのか、私は知らない。いつ問いかけられたのかも、私は知らない。私は、その問いに答えたのかどうかさえ覚えがない。しかし、私はあるとき、誰か（あるいは、何か）に対して「イエス」と答えたのだ。そのときから、私は、存在には深い意味があり、だからこそ、私の人生は己に仕えることを通じてゴールにたどり着くと確信したのである。

　　　　　　　　　　　　　　　　　　　　　　　　　──ダグ・ハマーショルド

　これから2つの章で、ウィリングネスという概念について詳しく説明していきます。ここでは、「イエス」と言うことの意味を定義し、実際にその練習をしていきます。しかし、そうする前にまず、あなたにとって、今が、この練習をするのに最良の時期であるのかどうかを見極めましょう。そのためには、あなたが何を受け容れる必要があるのかを明らかにしておくことが必要です。あなたが、人生で本当に大切なものに向かって前進しようとし、そのためには何かをアクセプトする必要があり、あなたにはその「何か」が見えているのであれば、今がそのときです。もし、はっきりしないのであれば、

---

*訳注）Dag Hjalmar Agne Carl Hammarskjöld（1905-1961）。スウェーデン生まれ。第2代国連事務総長として国際紛争の解決に尽力し、没後1961年にノーベル平和賞が授与された。本文の引用は、唯一の著書『道しるべ』の一節。引用の訳は、鵜飼信成（訳）『道しるべ』（みすず書房）を参考とした。

第9、10章は飛ばして、第11章と第12章に進み、これらの章を読み終えてから、第9章と第10章に戻ってきてください。

何をアクセプトすることが必要なのでしょうか？

　体験の仕方を変えることが必要な場合であっても、その前にあなたは、まず、その体験をアクセプトすることが必要です。たとえば、あなたがうっかりして熱いストーブに手で触れてしまったら、すぐにその手を引っ込めるでしょう。瞬時にそうできれば、火傷をすることなく、数秒すれば痛みも消えるでしょう。しかし、このような場合にも、まずは「痛い」と感じる必要があります。

　感じることを拒み続けること、言い換えれば「慢性的な非ウィリングネス（ウィリングネスでない状態）」がもたらすもっとも悲しい副作用は、私たちが何を避けようとしているのかすら、感じられなくなってしまうということです。第7章で述べたように、「失感情症」（「感情のためのことばをもたない」の意味）は、感じることに対する非ウィリングネスのよい例です。慢性的に感じることを避けていると、いずれは何を感じているかまったくわからなくなってしまうのです。これは、次の2つの理由から、とても悲しいことです。

　1つ目の理由は、結果として人生に失敗しやすくなるということです。たとえば、「今の恋愛の状態は、過去の失敗とよく似ている」というあなた自身の感情が発するサインを見過ごすことになれば、また苦しく、難しい恋愛関係を繰り返すことになるでしょう。また、「何かイヤな感じ」というように、あなたに警告を発する感情に気づかないでいたら、健康を損なったり、極度のストレスを伴う仕事を引き受けてしまったりするかもしれません。「痛い」という感覚をなくしてしまった人のように、体験の回避が習慣化した人は、心理的な手を熱いストーブにのせ、そのまま火傷するまで、その手を置き続けてしまいます。

　2つ目の理由として、非ウィリングネスが慢性化した人は、物事に対してプラスとマイナスの両方向に、過度な反応をする傾向があることがわかっています[54]。痛みから身を遠ざけようと努力した結果、彼らは、他の人よりもさらに痛みを激しく感じ、本来なら大きな喜びを感じるようなことに対して、まったく何も感じない、ということにもなるのです。

　ここで重要なのは、アクセプタンスとは、あなたの情動が変化するということではない、ということです。それは、脱フュージョンが、あなたの思考が変わることを意味しないのと同じです。皮肉なことですが、そもそも何かしらの変化があるなら、アクセプタンスや脱フュージョンの態度をとったときに変化しているはずなのです。たとえば、良くない人間関係を避けようとするとき、あなたは、直接的な痛みと、それがもたらす損害の両方を避けようとするでしょう。それはちょうど、手をストーブから離して、痛

みと火傷の両方を避けるのと同じです。しかし、ここで重要なことは、ストーブから手を離すには、まず熱さ（つまり、痛み）を感じなければならないということなのです。

　熱いストーブ以外にも、この世には苦痛は存在します。そのひとつは、健康的な活動に必ず伴う痛みで、もうひとつは、現実の状況には基づかず、これまでのヒストリー（個人史）の中で条件づけられたものです。1つ目の例は、あなたが一生懸命、運動をしたときに、筋肉がひりひりと痛んだり、熱心に勉強したときに疲れが出る、といったものです。2つ目の例は、突然去っていった人のことを思い出したときに悲しい気分になる、というものです。通常、人間関係が拡がると傷つくことも多くなります。また、世界の情勢に関心を払えば、傷ついている人たちが大勢いることに気づくでしょう。精神的な苦痛の多くは、こういった類（たぐい）のものなのです。

　ほとんどの不安は、現実にせまる危険とは直接関係していません。〈うつ〉も、普通は客観的な現状に基づいておらず、過去の体験にまつわる感情や、別の何かに条件づけられた感情、あるいは現在の状況と間接的なつながりをもつ感情といったものに関係しています。しかも、こうした感情の一部は、アクションを起こすためのあまり良い指針にはなりません。たとえば、昔、虐待を受けたことがある人は、現在のパートナーが親切で優しい人であっても、親密な関係をもつことを恐れるでしょう。

　このような状況では、最初にお話しした2つ目の理由から「アクセプタンス」と「ウィリングネス」が必要となります。この2つがなければ健康的な生活を送ることはできないでしょう。ショッピングセンターで数回のパニック発作を経験し、それ以降ショッピングセンターに入ろうとしない、パニック障害のクライエントについて考えてみましょう。このようなとき、〈ショッピングセンター〉という場所に対して不安を感じることが〈条件づけられた反応〉なのです。ショッピングセンターでの買い物や移動の自由、大好物を手に入れることが、その人にとって重要なのであれば、再びショッピングセンターに入るときが来るかもしれません。それは条件づけられた不安が奇跡的に消えるからではありません。この人が再びショッピングセンターに入るとき「何に直面することになるか」を考えてみてください。それは不安です。もし、この不安を受け容れなければ、その人は永遠に乗り越えられないバリアを抱え込んでしまうことになります。

　皮肉なことですが、前の章で述べたように、不安はそれを直接取り除こうとすれば、かえって悪化するものなのです。逆に、「不安が自然に消え去るまで待つことにしよう。自然に消えてから、自分の本来の人生を再びはじめよう」と考えるとすれば、その人はとてつもなく長い間、待ち続けなければならないことになるでしょう。

　この本で、「アクセプタンス」や「ウィリングネス」と言うとき、それは「簡単に変えることのできる状況や出来事、行為だけを受け容れる」ということを意味しているの
・・・・・・
ではありません。もちろん、誰かから虐待を受けているときに「虐待のアクセプタンス」は必要ありません。ここで必要なのは「あなたが今、苦痛の中にいること、その苦痛を伴う記憶があること」、そして「虐待に抵抗することへの恐怖、つまり虐待に『ノ

ー』と言うことへの恐怖」をすべて受け容れることなのです。

　あなたがアディクション（嗜癖）の問題をもつ場合、薬物依存のアクセプタンスもまったく必要ありません。必要なのは「薬を使いたい、欲しい」という強い渇望を受け容れること、また、ストレスを感じたときに、いつも使っていた対処方法をあきらめることで生じる喪失感を受け容れることです。同じように、感情をコントロールするために使っていた薬物やアルコールを断ち切ることによって生じる、情動的な苦痛を受け容れることなのです。

　前に進むために、何をアクセプトすべきか（受け容れるべきか）、あなたにはもうわかっているでしょう。もし、そうならば、このまま第9章と第10章を読み進んでいってください。

　では、以下の質問に目を通して、思い浮かぶことに注意を払ってください。何を書いてよいかわからない場合は、飛ばして次の質問に移ってください。

エクササイズ　あなたがアクセプトすべきことは何ですか？

もっとも避けたい記憶やイメージ：

_____

_____

_____

これらの記憶やイメージを避けたことで自分が支払った代償：

_____

_____

_____

もっとも避けたい身体感覚：

_____

_____

_____

これらの身体感覚を避けたことで自分が支払った代償：

_____

_____

_____

もっとも避けたい情動：

_____

_____

_____

これらの情動を避けたことで自分が支払った代償：

_____

_____

_____

もっとも避けたい思考：

_____

_____

_____

これらの思考を避けたことで自分が支払った代償：

_____

_____

_____

もっとも避けたい自分の傾向や避けがたい衝動：

_____

_____

_____

その傾向や衝動を避けたことで自分が支払った代償：

_____

_____

_____

　ここでは、5つの回避の領域（記憶やイメージ、身体感覚、情動、思考、習性や避けがたい衝動）を列記し、これらの領域であなたが支払った代償について考えました。2つ以上の領域について回答することができて、しかもその領域であなたが代償として失

った物事がはっきりしているのなら、あなたにはそのまま先に進む準備が整っています。もし、まだ準備が整っていないようなら、第11章と第12章に進んでから、この章に戻ってきてください。

ウィリングネスのゴール

　ウィリングネスのゴールは「柔軟になる（柔軟性を身につける）」ことです。良し悪しの判断をしないで、思考や感覚、感情、身体の感覚などの体験も避けずに「今、ここに存在する自分」を十分に味わえるようになれば、あなたは次のステップに自由に進めるようになります。情動や感覚、思考、記憶をそのまま体験することに消極的で、これらをコントロールしようとすれば、副産物として必ず問題が生じ、あなたの自由は失われてしまいます。自分の内面や思考の内容と戦おうとすれば、あなたは負けることになるでしょう。自分の想像や心配を拒むならば、その想像や心配のとおりのことが起こるでしょう。逆に、自分の期待や願望を失いたくないと思うと、それを失ってしまうのです。そして、自分の行動を柔軟かつ効果的にコントロールできなくなるのです。

◆ウィリングネスでは「ない」もの

　ウィリングネスをもつことは、簡単ではありません。しかし、これは、「精進」のような努力が必要であるという意味ではありません。それは、ウィリングネスが、人には学べても、マインドには学ぶことのできない行為だからです。私たちのマインドは、ウィリングネスを完全に理解することはできません。なぜなら、マインドはその場の関係づけと評価に基づく働きをしているのに対して、ウィリングネスは善悪の評価を超えて、今の瞬間に存在するものだからです。第2章において、「板からネジを外す方法」を見つけるために、こころがどのように働くのかについて考えたのを思い出してください。そのように捉えると、ウィリングネスの課題に取り組む前に、ウィリングネスではないものを明らかにしておくと役立ちそうです。これをしておけば、あなたのマインドが、ウィリングネスでないものを「これはウィリングネスだ」とささやいても、そのことばを「鵜呑み」にしないですむでしょう。

ウィリングネスは「欲しがること」ではありません

　ACTの治療セッションの最初の2～3回では、クライエントは、特定の内的な体験（たとえばイヤな感情）を進んで体験したいかどうか尋ねられます。この質問に対して、多くのクライエントは「いいえ、そんなことはしたいと思いません」と答えます。でも、この答えはとても含蓄があるのです。というのも、ウィリングネスは「欲しがる」ようなものではないからです。

　「欲」という漢字は、もともと「欠（身体をかがめたさま）＋谷（音を示す）」で、心

中に空虚な穴があり、お腹が減って、身体がかがむことを意味していました。空虚な不満があり、それを埋めたい気持ちのことです。つまり、欲しがるということは、今もっていないものを懐かしみ、得たいと願うことなのです。「アクセプタンスを必要とするもの」のエクササイズで、あなたが回答した避けたい記憶やイメージ、身体感覚、感情、思考について、これらが「欠乏している」とは誰も言わないでしょう。もしウィリングネスが「何かを欲する」という意味だとしたら、痛みを感じるような機会を欲しがる人はいなくて当然です。パニック障害に悩む人が、ある朝、ベッドから飛び出して、奥さんに「おい、お前、パニック発作が今日は来ないじゃないか？ 不安もない。おかしいじゃないか！」と残念がることは決してありません。

ウィリングネスは、来客を歓迎するときの心構えと同じようなものです。娘の結婚式のために、遠い親戚をあなたの家に招待しているという場面を考えてみてください。招待した親戚たちは、みんな出席予定の人たちです。昔遊んでくれたアキラ叔父さん、悪ガキ仲間のアキヒコ、最愛の妹アイコ。何十人もの親戚があなたのもとにやってきて、とても楽しい時間を過ごしています。あたりを見回してひとりひとりの顔を見るほどに、喜びが込み上げてきます。皆、とても明るく楽しそうです。そのとき、あなたの家の前に1台のタクシーが停まりました。その途端、あなたのこころは沈みました。そうです。車からブツブツ言いながら降りてきたのは、あの偏屈なアニータ叔母さんだったのです。風呂にはめったに入らないし、誰とも打ち解けないし、楽しいことを話す様子など誰も見たことがない、そんな叔母さんです。叔母さんは出された食事をガツガツとむさぼり、一言のお礼すら言いません。しかし、あなたは、親戚の人たち全員に対して「どんな人でも大歓迎です」と言っていました。

さて、ここで質問です。アニータ叔母さんをこころから歓迎することはできますか？　あなたは本心では、彼女には来てほしくなかったはずです。多くの人がこうした状況を体験したことがあるでしょう。そして、その答えも知っています。「歓迎する」ことと「欲する」こととは違うということです。あなたは、アニータ叔母さんを歓迎し、家に招いて、その存在を認め、近況を尋ね、話の輪に招き入れることができます。そうしているのは、あなたが自分の家族を慈しみ、アニータ叔母さんも家族の一人だからなのです。たとえば、「このパーティーはアニータ叔母さん抜きでやろう」などと決める必要はありません。アニータ叔母さんに、このパーティーに来てほしいかどうかは問題ではありません。大切なのは、彼女の来訪を拒まず、進んで迎え入れることです。

逆に、こんな場面も想像できます。あなたが「この叔母さんは絶対パーティーには入れない」と決心したとしましょう。彼女の目の前で玄関のドアを堅く閉め、彼女がノックしても、あなたはノブをしっかりとつかんで叫びます。「出て行ってください。もう来ないで！」と。おそらく、何か良からぬことが起こるにちがいありません。もうパーティーなんておしまいです。どんなことをしても、もう楽しくはありません。あなたはアニータ叔母さんを入れないということだけで精一杯です。他の客も、みんなこの騒ぎ

に影響を受けるでしょう。彼らはイライラしたり、怒りだしたり、あなたのやったことについて説教したり、あるいはそっといなくなってしまったり、リビングの隅のほうに固まってしまったりするでしょう。彼らがリビングから去っていけば、余計にアニータ叔母さんだけに注意が集中してしまいます。そして、あなたは玄関のドアの前から一歩も動くことができません。あなたにとって、パーティーは終わってしまったも同然です。

　今度は、アニータ叔母さんを追い出すのではなく、自分の思いにこだわるのをやめることを決心したとしましょう。すべての客人を歓迎するという最初の決心に沿って行動します。あなたはアニータ叔母さんに、デザートやオードブルの場所を教えます。決してアニータ叔母さんにいてほしいと願っているわけではありません。でも、そうすることで、叔母さんがどこにいても、あなたも他の客もパーティーを楽しく続けることができます。みな自由に歓談し、リビングから外へと自由に出入りができるのです。もちろん、アニータ叔母さんも含めて。

　ウィリングネスというのは、まさにこういうことなのです。このような考えを皮肉っぽく表現したフレーズがあります。

　　　喜び、憂うつ、つまらなさ、ある瞬間の気づきは、まるで予期せぬ訪問者のように突然やってくる。それらすべてを歓待し、もてなそう！
　　　　　　　──ジェラルディン・ルーミー*、英語への翻訳はコールマン・バークス（1997）による

　これは、望んでもいない感情や記憶や考えが、ところかまわず出てくるという比喩（ひゆ）です。大勢の「アニータ叔母さん」があなたの家の前にいます。もし、彼らに「出て行け、もう来るな」と願い、立ち去るまで待っているのなら、パーティーはいつまで経っても始まらないでしょう。大切なのは、あらゆる体験に対して、あなたがとるスタンスなのです。

ウィリングネスは「条件つき」ではありません

　ウィリングネスを高めるために、効果の「ある」方法と「ない」方法があります。最初に効果のない方法について説明しましょう。ウィリングネスがあるかどうかは、飛び降りることができるかどうか、ということとよく似ています。飛び降りるということは、身体を宙に浮かせ、重力が身体を下に引っ張っていくのに任せることです。床に置いた紙一枚からジャンプすることも、分厚い本から飛び降りることもできます。椅子から飛び降りること、屋根から飛び降りること、飛行機から飛び降りることも同じです。これ

---

*訳注）Jelaluddin Rumi（1207-1273）。イスラム教神秘主義のスーフィ最大の詩人。代表作の詩集『精神的マスナヴィー』はペルシア語のコーランとも呼ばれる。欧米では、彼の詩は数多く翻訳され、今日も世界中の人々に読まれ続けている。

らの行動はどこから飛び降りようともまったく同じです。違うのは、状況だけです。紙一枚から飛び降りるときも、椅子や屋根から飛び降りるときも、することは同じです。どんな状況でもジャンプの仕方に違いはありません。

　さて、誰かがこんなふうに言ったとしましょう。「ジャンプの仕方を学びたいのだけれど少し怖いから、その代わりに片足ずつ階段を降りるようにやってみたい。そうすれば降り方をコントロールできるから」と。これは一見、理屈にかなったやり方のように聞こえます。しかし、この方法は、特定の状況にしか使えない、一般化できないものです。紙一枚からなら足を宙に浮かせずに、下に付けることができます。本からもできるでしょう。椅子からもできるでしょう。しかし、屋根や飛行機から足を下につけることはできません。紙一枚から足を地に降ろすということを何度もくり返しても、ジャンプの仕方を学んだことにはなりません。このように学んだことは、本当に必要なときには使うことはできません。「紙一枚から足をそろりと降ろすこと」と「ジャンプすること」は同じではないのです。

　クライエントにジャンプの話をすると、彼らの多くは同じような体験をしたと、自らの体験を話してくれます。ロッククライマーのクライエントは、セラピーでこんなふうに言ってくれました。「それはちょうどロッククライミングの動きと同じです。中途半端な登り方をしても、壁から落ちて、体がロープに絡んだまま、コントロールを失うだけです。そうならないためには、確実に壁を登りきる練習が必要です」と。また、フィギュアスケートの選手は「どんなに簡単なジャンプでも中途半端なかたちで飛べばミスをします。半回転の簡単なものでも、3回転の難しいものでも、同じように飛ぶ必要があります。すべてのジャンプは同じだけの注意力が必要なのです」と言い、あるダンサーは「ダンスをするときは、ただ踊ることに注意を向けて、体を動かすことが大事で、そうしないとバランスを失ってしまいます」と言っていました。

　では、ここで、あなた自身の生活について考えてみましょう。中途半端なやり方が役に立たなかったという体験はありましたか？　そのような体験を1つか2つ取り上げて以下の空欄に書いてください。

_____

_____

_____

_____

　それでは、あなたが今、書いたものにウィリングネスを見出せるかどうかを考えてみ

ましょう。
　これは、ウィリングネスに制限がないということを意味しているのではありません。状況や時間を選ぶことで、ウィリングネスを制限することができます。たとえば、不安を抱きながら買い物に行くことについて、コンビニには行くけれども、ショッピングセンターには行かない、と制限することは可能です。過去のつらい記憶について、兄にだけは積極的に話すというのも、ウィリングネスのあらわれです。母親にはまだ話さないということであっても「ウィリングネスがある」と言えます。10分間だけ、混み合ったショッピングセンターに行き、20分以上は、そこに留まらないと制限することもそうです。
　ウィリングネスがあることと、ウィリングネスがないことの違いについて、例を挙げて説明しましょう。ウィリングネスを、こころに浮かんだつらい私的な**体験の程度**やその**質**によって制限してはいけません。たとえば「そんなに程度がきつくなければ、進んでやります」というのはアウト。なぜなら、これは「ちっとも進んでやりたくなんてない」と言っているのと同じだからです。何かアクションを起こす前に、自分がどれだけその体験を感じられるかを判断することは、ジャンプするのではなくて、足をそぉーっと床に降ろすのと同じです。これに対して、「今から5分間は、自分から進んで積極的にやります」というのはセーフ。なぜなら、制限はありますが、それは「質」に関することではなく、**時間やその継続**、その**状況**に関する制限だからです。つまり、ウィリングネスがあると言えるかどうかを区別するには、制限をしようとすることが私的な事柄（自分だけにしかわからない感覚）か、公的な事柄（外から見てわかること）かを考えてください。それが、私的な事柄であればアウト（ウィリングネスなし）、公的な事柄であればセーフ（ウィリングネスあり）です。

ウィリングネスは「試すこと」ではありません
　「あなたにはウィリングネスはありますか？」と尋ねると、よくある答えは「やってみます」や「試してみます」というものです。これはウィリングネスが中途半端であることを意味しています。
　もともと「試」という漢字は、人や物を使って仕事をやらせてみて、良し悪しを実際に調べる、ということを意味していました。試験や入試のように「試す」とは物事をふるいにかけ、条件に満たないものを除外することです。これは、条件判断や評価と呼ばれます。ウィリングネスは、条件判断や評価とはまったく逆の性質をもっています。ウィリングネスは前向きに積極的に未知の世界に飛び込んでいくことです。
　「試す」ということの受身的な性質を伝えるのに、セラピーではこんな方法を使います。テーブルの上にペンを置いて「これを持ち上げるのを試してください」と言います。クライエントがペンを持ち上げたなら、私たちは、こう言うのです。「違う、違う！　それは、実際に持ち上げるということです。そうではなくて、これを持ち上げるのを試

してください」と。
　「試す」のもうひとつの意味は「多大な努力を要する」ということです。努力は、ウィリングネスには似つかわしくありません。正確に言えば、ウィリングネスは、努力とは無関係の事柄なのです。たとえば、あなたは大きな岩を動かそうと試してみることができます。これは「大変な努力を必要とすることはあらかじめわかっているが、結果が出るかどうか、あるいは本当に動くかどうかは動かして試してみないとわからない」という意味です。これは、ウィリングネスではありません。ウィリングネスは、現在の体験に対して「イエス」と答えるかどうかの問題です。努力についてのことではなく、また、この努力が結果をもたらすかどうかを判断するということでもありません。「今、ここ」で起こることに単に「イエス」か「ノー」で答えるかどうかなのです。ウィリングネスを感情に当てはめて考えてみましょう。その場合、ウィリングネスは、今あなたが感じていない感情をもつかどうかではありません。そうではなく、今、あなたが感じている感情について、もつかどうかなのです。もし、それに努力が必要だとすれば、それはウィリングネスとは逆の方向に向かっています。
　このことをわかりやすくするために、2、3分、あなたの右手に触れてみてください。どんな感じがするか、感じてみてください。
　次に、左手に触れてみてください。今度は、何も絶対に感じないようにしてください。
　この2つのやり方ではどちらがより努力を要したでしょうか？　すでに感じていることを感じるために、「試す（努力する）」必要がありましたか？　それとも、努力せずに、ただ単に手の感触を感じることができましたか？

ウィリングネスは「信じること」ではありません
　クライエントにウィリングネスがあるかどうかを尋ねると、時々「できるとは思えません」という答えが返ってきます。今まで、脱フュージョンについて時間を割いて検討をしてきたので、あなたは、ここでのトラップ（罠）についてもう気がついているでしょう。ウィリングネスは「信じる」ことと関係がないのです。少し説明しましょう。
　手に触れたときの感じについて、もう一度考えてください。そして、次のことばを何度も繰り返し声に出して言ってみましょう。「手に触れることはできない。触れた感触を感じることができない」と。「できない」と言い続けている間、右手で左手に触れ、どんな感じがするかに気を留めてください。
　おそらく、あなたは自分の言っていることとは関係なく、自分の手を感じているでしょう。すでに感じていることを感じるのは、信念とは別のものです。できないと考えることに問題はありません。逆に、自分にはできると考えてもよいでしょう。どの瞬間にあっても、問題はたった1つだけです。「今、感じているときに、その感じていることを、積極的に感じようとしますか？」。答えは「イエス」か「ノー」のどちらかです。本当に、この2つしかないのです。

まったく同じように、ウィリングネスとは「こんなことが起こったらいいなぁ」とか「こんなことが自分にできたらいいなぁ」とか「いつかやってみたいなぁ」といったようなことではないのです。ウィリングネスとは、まさに「今、この瞬間」に「イエス」か「ノー」かで問われるものなのです。

ウィリングネスは「自己欺瞞（自分をあざむく）」ではありません

人は自分自身をだますときがあります。「進んでやります」と口で言いながら、本心はそう答えていないときです。ウィリングネスがないことを隠そうとしているのでしょう。このようなときは、「進んでやる」と言った後に、「でも……」「けれど……」「もし、〜だったら……」のようなことばが出てきます。自分自身ではコントロールできないようなことは体験したくないという回避のあらわれです。自分をだます努力はいつか必ず失敗します。これは癇癪を起こして、周囲の人を自分の思いどおりに操る子どものようなものです。あなたが子どもに対して「宿題が終わるまではゲームで遊んではならない」というルールを作ったとしましょう。子どもは泣き叫び「鬼！」と罵るでしょう。あなたは「癇癪は放っておこう……でも、ひどいことばを使ったら、そのときは……」とこころの中でつぶやいたとします。あなたのこころが子どもから丸見えで、あなたの考えが子どもに丸聞こえだとしましょう。そうすると、どうなるでしょうか？　おそらく、あなたは顔が真っ赤になるような、ひどいことばを浴びることになるでしょう。そこで、あなたは、このようにこころの中でつぶやきました。「癇癪は放っておこう……でも、もし5分以上続いたら、そのときは……」。このつぶやきも、子どもに丸聞こえだったら、どうでしょう？　子どもは、少なくとも5分間は癇癪をやめないでしょう。

自分の感情や感覚と取引をしても、うまくいきません。あなたのマインドは隠したり、ごまかしたり、裏をかいたりするのが上手だからです。子どもが癇癪を起こすのと同じです。ウィリングネスがあるかどうかと聞かれたときに、都合が悪いときは「ノー」と答え、大丈夫そうなときだけ「イエス」と答えるならばどうなるでしょう。「進んでやります。だけど、こういうときだけは……」のように、「だけど」や「もしも」を付け加えるとどうなるでしょう。こんなことをすれば、あなたには、もう自分の体験をコントロールすることはできません。たとえば、あなたの答えが「もし、不安が100点満点のうち、60点を超えなければ、その範囲では、進んでやります」というものだったとしましょう。不安は何点まで高まると思いますか？

「ごまかしのウィリングネス」はもちろんウィリングネスではありません

このことは、マインドにはまったく理解できないことです。あなたのマインドは、苦痛の内容こそが、あなたの**苦悩**の原因だと言います。なぜなら、苦痛は悪いものだからです。そのため、あなたは（悪い）苦痛の量で、自分の**苦悩**を測るようになります。たとえば、不安に悩んでいる人にとって「良い日」というのは不安の少ない日です。うつ

に悩んでいる人であれば「良い日」というのは、うつが軽い日ということになります。

ウィリングネスとは、このように測ることをやめるということです。そうすれば、**苦悩**はもはや苦痛の内容と同義語ではなくなります。そして、**苦悩**とはそれに打ち勝つために、自分の人生の貴重な時間を浪費することと同じ意味になるのです。

ウィリングネスの質問に「イエス」と本心から答えるならば、毎日の生活は新しいゲームがはじまったかのように激変することでしょう。「今どれだけ不安で、今日はどれだけ憂うつなのか」という以前のような測り方には、もう意味がありません。上司や同僚との葛藤に悩んでいた人が、早期退職を決めたようなものです。「同僚からどう思われたいか」とか「仕事をする気があるのか」という質問は、彼にはもう関係ありません。

ウィリングネスの本当の意味は、**苦痛の内容から、人生の内容に行動目標を切り替える**ことです。もし、そのように切り替えることができたら、ウィリングネスは自分自身を操る方法でも、自己欺瞞でもなくなります。「マインド」には、これを学習することはできません。幸いなことに〈あなた〉にならできるのです。

パニック障害に何年も悩んだあと、治療で人生をすっかり変えることができたクライエントは、次のように語っています。

> 苦しみもがくという状態が過去のものになったとき、「苦悩する」という選択肢すらどこかに消えてしまったことに気づきました。私は、ずーっと苦悩し続けてきましたし、そうするとどうなるのかもわかっていました。それが過去のこととなった今も、そうした「苦悩への誘惑」はあります。マインドのおしゃべりは止まることがありませんから。しかし、私はもっとスピリチュアルなレベルに立ち戻って、あるがままに物事を捉えて、それらの体験とともに生きていきたいのです。
>
> 私にとっては、問題そのものが根本から変わりました。以前は、不安をなんとかしようとしていました。今は、その苦悩についての見方が大きく変わりました。私の問題は、苦悩に対して、さらに苦悩していたことだったんです。私は、哲学者のような目線で、自分の生き方としてどうかという目線で、問題をよく観察するようになりました。もう、恐怖症の治療（＝つまり、治さなければいけないもの）という感覚で、問題を捉えることはしなくなりました。モノクロからカラーになった感じです。以前は、私の人生はモノクロでした。それが今では、虹のように鮮やかです。以前はいろんな気分になったというか、そんなものはないものだと思っていました。でも今は、悲しいこともありますが、喜びもあれば楽しいこともあり、カラフルになりました。
>
> 悲しく憂うつだと思うこと、恥ずかしいこと、不安なこともあります。今でも死ぬのではないかという不安は消えません。死ぬかどうかということは、今も気がかりです。たとえば、胸を突き刺すような痛み、しびれ、息苦しさを感じることがあります。でも、今はそうしたことも、自分の人生の一部だと楽しんでいるんです。

そう、過去の私にとって、悲しみ……悲しみというのは、とても恐ろしいものでした……あまりにも怖くて、人生をおびやかす脅威でした。もし、悲しみを十分に感じたらどうなるだろうかと考えることはつらすぎて、実際にどうなるかも私には想像もつきませんでした。人生の問題を避けていたのです。悲しみを感じている自分の姿を考えることすらできなかったのです。

今は、まったく新しい見方をしています。さきほども言ったように、本当にモノクロがカラーになったような感じです。数カ月前とはまったく違う見方で、自分の過去や未来を見ることができるようになったんです。驚きの連続です。自分がまだ成長している感じがします。私の人生は「広場恐怖」だけではありません。生きること、人とかかわること、自分自身を深めること、自分や他者を理解すること、それらすべてが私の人生なんです。

ウィリングネスである vs. ウィリングネスでない

ウィリングネスである：
- 花びらが散りやすい花を、手の中に大事にもつように、あなたの苦痛をもつこと
- 泣いている子どもを抱きしめるように、あなたの苦痛を抱きしめること
- 重い病を患っている人の傍ら(かたわ)に座るように、あなたの苦痛の傍らに座ること
- 二度と見ることができないようなすばらしい絵を見るように、あなたの苦痛を見つめること
- 敬意をもって友達の話を聴いてあげるように、あなたの苦痛に敬意を払うこと
- 深い呼吸をするように、あなたの苦痛を吸い込むこと
- 兵士が武器を捨て故郷に帰るように、あなたの苦痛との戦いを放棄すること
- 清らかな一杯の水を飲むように、あなたの苦痛を受け容れること
- 財布の中に写真を入れておくように、苦痛を持ち歩くこと

ウィリングネスでない：
- 苦痛に抵抗すること
- 苦痛を無視すること
- 苦痛を忘れること
- 苦痛を手なずけること
- 苦痛の命令に従うこと
- 苦痛の命令に従わないこと
- 苦痛を信じること
- 苦痛を信じないこと

ウィリングネスは、マインドが理解できるようなものではありません。これらのこと

ばは、それ自体では大きなインパクトをもつことはありません。アクションとして、ウィリングネスを実践していくためには、いくつかのメタファーや、この章に出てくるエクササイズを組み合わせて練習する必要があります。

　では、この頭の絵（図9.1）があなた自身だとしましょう。その絵の中にイヤな情動や記憶、考え、感覚、やりたくないけれどやってしまう衝動を書き込んでください。書いたものをよく見てください。他の困難な感情や思考、体験も呼び起こされてくるでしょう。それはあなたが戦おうとしているものですか？もし、これら以外にまだ他にもあれば、それも頭の絵の中に書き込んでください。ここに書かれたものすべてがあなたの苦痛の同伴者です。あなたがすべてのものを書き込んでしまうまで続けてください。この紙の中に、思い浮かぶすべての痛みを書き込めなかったら、コピーして必要なだけ「空の頭」を用意してください。

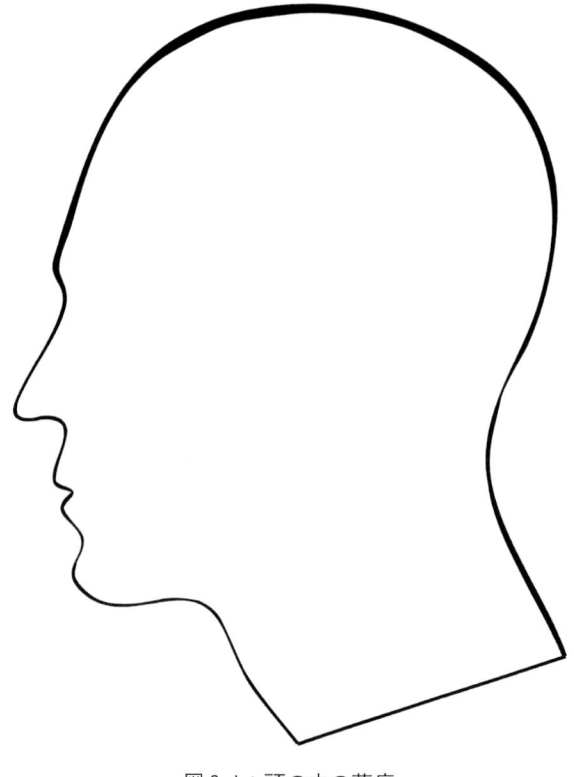

図9.1：頭の中の苦痛

　この章の最初に述べたように、いっぱいになった頭があると認めること自体が、すでにウィリングネスであると言えます。そうです。ウィリングネスとは、「あなたは、〈私〉をあるがままの〈私〉として受け容れてくれますか？」という質問に対して、「イエス」と答えることだからです。比喩的に言えば、ウィリングネスというのは、すべての苦痛が詰まった頭の絵をコピーして、それをポケットの中に入れて持ち運ぶようなものです。そのときに、あなたはこんなふうに言うでしょう。「この絵をいつも身につけて歩こう。それは、そうしなければいけないからではなく、自分がそうすることを選んだから」と。これを実際にやってみる前に、以下の質問に答えて、ウィリングネスでないものが、以前よりもはっきりしたかを確認してみてください。

　　絵をポケットに入れて、持ち歩くためには、痛みでいっぱいになった頭の絵を持ちたいと欲しなければいけませんか？

この質問に対する答えはもちろん「ノー」です。ウィリングネスとは「欲すること」ではありません。

　　絵をポケットに入れて、持ち歩くためには、まず書き込んだ内容を変化させなければいけませんか？

　この答えも明らかに「ノー」です。ウィリングネスは「条件つき」のものではありません。時間や状況を制限することができるだけです（たとえば、ポケットの中に1分間だけ、あるいは1週間、または仕事中だけ、家にいるときだけ、入れておくということならセーフです）。

　　絵をポケットに入れて、持ち歩くことは、とても努力のいることなので、それができるかどうかをまず試してみることが必要ですか？

　これも「ノー」です。ウィリングネスは「試すこと」ではありません。

　　絵をポケットに入れて、持ち歩くためには、この絵に関する何かを信じなくてはいけませんか？

　これも「ノー」です。ウィリングネスは「信じること」ではありません。信念は、頭の絵の中に書き足すべき事柄のひとつにすぎません。

　　絵をポケットに入れて、持ち歩くふりをすることは、実際に絵を入れておくことと同じでしょうか？

　この答えも、もちろん「ノー」です。ウィリングネスは「自己欺瞞」であってはなりません。
　少し時間をとって、実際に、頭の中にある苦痛を書き込んでみることをしてみてください。たぶん図9.2と同じような頭の絵が描けるでしょう。
　この頭の絵は、とても忙しそうに見えます。この絵は、あなたの敵をあらわしているのでしょうか？
　人生の方向を本当に変えるための形ある比喩として、この頭の絵の紙を進んで自らポケットに入れて持ち歩きますか？　私たちは、この絵を1時間以上、持ち歩くことをお勧めします。しかし、そうすることが、今はまだ大変であるなら、このくらいならできそうという時間を設定して、それから実際にやってみましょう。
　さあ、あなたの答えは？　「やります。でも、もし……」というのが答えで、この

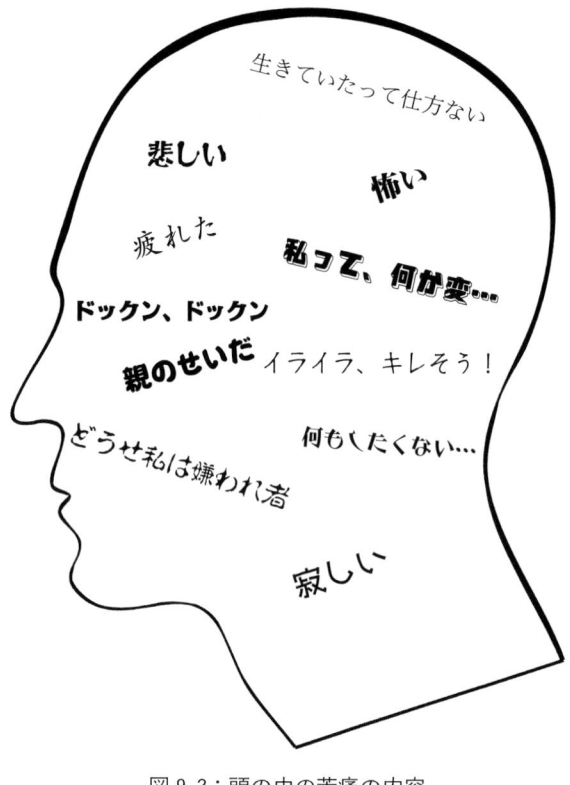

図9.2：頭の中の苦痛の内容

（頭の絵の中の言葉：生きていたって仕方ない／悲しい／怖い／疲れた／私って、何が変…／ドックン、ドックン／親のせいだ／イライラ、キレそう！／どうせ私は嫌われ者／何もしたくない…／寂しい）

「もし」があなたのコントロールできないものであれば、もう一度やり直しましょう。答えが「ノー」であるなら、少し掘り下げてその答えが意図することを探り、その意図があなたにとって、本当に大事な興味や関心であるのかを考えてください。もし、あなたの答えが、とても明確な「イエス」であれば、頭の絵をポケットに入れましょう。

そして、「ウィリングネスである」のリストの項に戻って、それらのリストが示すように、この頭の絵を持ち運ぶことができるかを考えてください。あなたが絵を持ち歩くと決めた時間中は、時々ポケットを軽く叩いて、自分が持ち運んでいるものを思い出してください。そして、この形あるメタファー（比喩）を用いることで、あなたが紙に書かれたあらゆる痛みを体験しながら、それでもなお、日々の生活の中でやるべきことをしながら生活していけるかどうかを考えてください。この機会――つまり、いろんな問題で詰まった頭の絵をポケットに入れて持ち歩くという貴重な機会――を活かして、自分に次の2つのことを問いかけてみてください。

　　紙に書かれた痛みは、本当に〈あなた〉と〈あなたが本当に望んでいる人生〉を隔てるバリア（障壁）なのでしょうか？

　あなたは、本当に絵に書かれた痛みを、その内容に翻弄されずに、あるがままに優しく、慈しみながら進んで持ち運ぶことができていますか？

第10章

ウィリングネス
ジャンプの仕方、教えます

　ライフは、あなたにずっと「あること」を問いかけています。今まで、その質問は、つぶやきのようなもので、聞き取りづらく、聞き間違いをしてしまうほど、声の小さいものでした。ですから、あなたがその質問に対して「イエス」と答えてこなかったのも無理はありません。しかし、たとえその小さな声が聞こえていたとしても、その質問を無視してきたり「ノー」と答えてきたりしていたとしたら、その声が聞こえていなかったことと、ほとんど変わりはありません。つまり、その質問に気づいていたとしても、気づいていなかったとしても、あなたがそれに対して「イエス」と答えてこなかったとしたら、結果は同じことなのです。

　この本の目的は2つあります。ひとつは、あなたがこの質問に耳を傾けるように手助けをすることです。もうひとつは、ライフからの質問に今までと同じ答えをし続けたり、答えを拒み続けたりすることが、あなたの本当にしたかったことなのかどうかを探り出すことです。もし、あなたが本当にしたいことが、「ノー」と答えたり、この質問に対して何も答えなかったりすることではないのなら、この本は、あなたが自分のライフに「イエス」と答えるように手助けすることでしょう。

　その質問は、一見複雑に見えますが、その本質はとてもシンプルです。ここでは、それを「ライフからの質問」と呼ぶことにしましょう。ではまず、以下のいくつかの部分に分かれた文章が、実は1つの質問であるとわかるまで、繰り返し読んでみてください。

- 「意識的でマインドフルな存在としての自分」と「自分が意識し苦悩する内面的な体験」の違いを見つめられる視点から

- 十分に　自己防衛をしないで

- マインドが「ささやくまま」にではなく　あなたが「内面的な体験のまま」に

- 進んでそれらの体験すべてを　感じたり　思ったり　考えたり　思い出したりし

- そして　今この瞬間　今この場所で

- 本当に価値を置く方向へと　自分が前進するためなら　あなたはどんなことでも行いますか？

- あなたの答えは「イエス」それとも「ノー」？

　さあ、ジャンプするときがやってきました。これまでに学んだあらゆることを使うときが来たのです。それが「いっぱい、いっぱい」でも、「ギリギリだけど、なんとか」でも、「やっとこさ」であっても、この「ライフからの質問」に「イエス」と答えること自体がジャンプなのです。それは、未知の世界へのジャンプです。それは、本当に生きたいと望む人生をはじめるための、もう自分の過去をどうこうしようとしなくてもすむ世界へのジャンプです。それは、自己をアクセプトし、世界に対して開かれ、内容の多義性を認め、明確な目的のある世界です。それは、苦悩と戦うことをやめ、正しくあることよりも、活き活きとした生活を送ることに意識的になるという心理的に柔軟な世界です。

　あなたは、どんなときも「イエス」と言わねばならないのではありません。ライフは、どちらの答えもアクセプトするでしょう。しかし、この質問に対して何も答えないことや「ノー」と答えることには代償が伴います。実際、あなたはそうした代償をこれまでにも体験してきたはずです。あなたの痛みは、あなたが「今、ここ」でジャンプするための最大の味方です（第9章のパニック障害のクライエントの例が示すように、「痛み」は、あなたの人生に深みを与え、カラフルにするために欠かせないものなのです）。もう十分に、あなたは苦しんだのではありませんか？

　私たちは、あなたを怖がらせようとしているのではありません。何も、東京タワーのてっぺんからジャンプする必要はないのです。たった一枚の紙からだって、薄い文庫本からだってジャンプはできます。もし、あなたが本当にはじめようとしているなら、あなたは新たな一歩を踏み出さねばなりません。この章の最後にたどり着くころには、きっとあなたはその一歩を踏み出していることでしょう。前の章で、あなたは「頭の絵」を持ち歩きました。紙に書かれた頭の図を持ち歩いたとき、あなたは自分が本当にしなければいけないことを中断させられたでしょうか？　それは、あなたの人生に起こることを本当に決定したでしょうか？　あなたが頭の絵を持ち運ぶことができたなら、あなたが苦悩してきた他のことに対しても、同じようにふるまうことに、まだ何かバリアが残っていますか？

ウィリングネスのものさし

　このエクササイズでは、あなたが避けようとしている思考や記憶、情動、感覚を探り出していきます。それらを回避してきたために、あなたは人生に代償を払ってきました（たとえば、不安、怒り、罪悪感、うつ、混乱などです）。第9章で、あなたが書きとめた事柄や問題を使ってもかまいません。あるいは、第1章で作った「苦悩のリスト」や、他のこれまでのところで行った、私的な悩みの内容を問うエクササイズに書きとめたことでもかまいません。どれからはじめてもかまいませんが、もし、もっと実行しやすいものや、重要なものが浮かんだときには、そちらに変更してください。
　思考や記憶、情動、感覚がこころに浮かんだら、それを以下の空欄に書いてください（ここでは、これを「ターゲット」と呼ぶことにします）。

　ターゲット：＿＿＿＿＿＿＿＿＿＿＿＿＿＿＿＿＿＿＿＿＿＿＿＿＿＿＿

＿＿＿＿＿＿＿＿＿＿＿＿＿＿＿＿＿＿＿＿＿＿＿＿＿＿＿＿＿＿＿＿＿＿＿

＿＿＿＿＿＿＿＿＿＿＿＿＿＿＿＿＿＿＿＿＿＿＿＿＿＿＿＿＿＿＿＿＿＿＿

　それでは、第3章と第4章でお話ししたラジオの2つのダイヤルを思い出してみましょう。ダイヤルのひとつは、とても見えやすいもので、もうひとつは、ぼんやりとして見えにくいものです。くっきりと見えるのが「不快ダイヤル」です。これは、不快な感覚や情動（たとえば、怒り、不安、罪悪感、うつ）や、不快な思考や記憶といった問題の強さを示します。では、このダイヤルには、0から10までの目盛りがあるとイメージしてください。それは、一見すると、自由に目盛りを動かせる普通のダイヤルのように見えます。この不快ダイヤルは、勝手に自分で目盛りを移動させ、あなたの好みにかかわらず、その価値をさっさと決めて動いてしまいます。
　それでは、あなたの「ターゲット」について、不快ダイヤルの強さを0から10までの数値であらわしてください。

―――――

　もしかすると、あなたの不快ダイヤルは設定が高すぎるのかもしれません。私たちは、あなたがこの本を手にしたひとつの理由が、そこにあると考えています。これは、必ずしもダイヤルの値が高いということではありません。大抵はそうなるでしょうが、「ものさしの値」が2や3であっても「高すぎる」場合があります。

第3章で扱った2つのダイヤルを思い出してください。背部にあるダイヤルは、とても見えづらいものでした。このダイヤルを、私たちはウィリングネスと呼び、これにも0から10の目盛りがあります。もし、あなたができるかぎり、自分の体験をあるがまま、直（じか）に、避けたり、逃げたり、変えたり、そうしたことを一切せずに体験するという開かれた態度をもつなら、あなたはウィリングネスのダイヤルを10に合わせるでしょう。これが、私たちが追い求めるものです。もし、あなたが、できるだけ自分の体験にふれずにいるという態度のままなら、ウィリングネスの目盛りは0です。

　それでは、この本をはじめて手にとったときのことを思い返してみてください。あのとき、「ターゲット」について、ウィリングネスのダイヤルの目盛りはどの値を指していましたか？　その数字を書いてください。

――――――

　あなたの不快ダイヤルが高い値で、ウィリングネスのダイヤルが低い値なら、これは最悪の組み合わせです。ウィリングネスのダイヤルを低くすることは、不快ダイヤルにラチェットレンチ*をはめて、歯車に爪を嚙ませるようなものです。このラチェットレンチは、一度、爪を嚙ませると、一方向にしか動かなくなります。ウィリングネスのダイヤルが低い値の場合、あなたが「今、この瞬間」に体験する「怒り、不安、憂うつ、罪の意識、または不快な記憶（不快ダイヤル）」を安定して下げることはできません。たとえば、あなたが、本当に、本当に、本当に、不安を感じたくないと思っている状態で、不安がわきあがってきたら、それは、ただの「不安」以上のものになるでしょう。そして、あなたは、火に油を注ぐような、自己増殖の悪循環に突入することになります。

　あなたが、ウィリングネスのダイヤルを10にすれば、歯車の爪は外れます。これは、あなたの不快ダイヤルが下がるという意味ではありません。下がる場合もあれば、下がらない場合もあるでしょう。あなたが、不快ダイヤルを下げるために、ウィリングネスを高くするなら、それは、バネの入った取っ手のような動きをするでしょう。つまり、ウィリングネスのダイヤルは、自動的にまた低いレベルに戻るでしょう。自己欺瞞や、裏取引、隠ぺい工作は、ここではうまくいきません。ウィリングネスのダイヤルが高いということは、不快ダイヤルがあなたのこれからの人生の道しるべとなるような考え方を捨てるということを意味します。少なくとも、あなたにとって価値のある人生を送るには、そうした考え方を捨てなければなりません。

　あなたは、まだ「不快ダイヤルを自在に上げ下げするために、ウィリングネスのダイヤルを高くすることはできない」と考えていますか？　では、そもそもなぜ、高くしよ

――――――

*訳注）周囲がのこぎり歯状をした歯車のこと。これに「爪（歯止め）」を嚙ませることによって、回転を一方向にする装置。ラチェットレンチは、この仕組みを利用して、ボルトを締める工具の一種。

うとしたのでしょうか？　この質問に賢いマインドは「ダイヤルを高くしたら、痛みのないバラ色の人生が待っているから……」と答えるでしょう。しかし、これはマインドが仕掛けるトラップ（罠）です（ここでマインドの言うことを鵜呑みにしてはいけません。痛みはなくせるモノではありません。もうおわかりですね？）。答えは、ごくごくシンプルなものです。そうです。「ただ、やってみる」、それだけです。今までのやり方ではうまくいかなかった……。それじゃあ、違うやり方でやってみよう！

　この少しふざけたような答えは直接的な言い方ですが、うっかりすると誤解されてしまうことがあるかもしれません。おそらく、この章以降（第11～13章）を読むまでは、この意味を十分に理解するのは難しいかもしれません。しかし、ここで強調したいのは、ウィリングネスのダイヤルを高くすることの意味は、あくまで活力ある、活き活きとした、価値に沿った人生を送ることにある、ということです。

　あなたがウィリングネスのダイヤルを高くしたいと望む最後の理由は、もっと単純なものです。それは、不快ダイヤルと違って、このダイヤルはあなたの責任（＝あなたが「応じる-ことが-できる」こと）だからです。あなたの体験は、不快ダイヤルをコントロールしているのはあなただと言っていますか？　おそらく違うでしょう。もし、コントロールできるなら、どうして不快ダイヤルはいつも低くないのでしょうか？　一見すると、いつでもあなたが動かして回すことができそうですが、実はこのダイヤルはそうした自由のきかないものなのです。

　では、ウィリングネスのダイヤルをコントロールするのは誰でしょうか？　それは、〈あなた〉だということは、はっきりしていませんか？　実際にそれを動かすことができるのは〈あなた〉だけなのです。そして、その結果、ライフが不快ダイヤルを上げたり、下げたりすることができるようになるのです（あなたには、不快ダイヤルを直接に操作することはできませんが、ライフにはそれができるのです）。愛する人の死、ガーン！　不快ダイヤルは大きく動きます。自分が死に至る病に罹っていることを知る、ガーン‼　配偶者が浮気をする、ガーン‼‼　しかし、どんな不幸な出来事があなたの身に降りかかったとしても、ウィリングネスのダイヤルはあなたのものであり、あなただけが回すことのできるものなのです。さて、あなたは、どちらのダイヤルに働きかけようと思いますか？　コントロールできないダイヤルとコントロールできるダイヤル、さあ、どちらですか？

ジャンプしよう

　さあ、今がジャンプするときです。自分の書いたターゲットを見て、自分に問いかけてみてください。「実際の自分」と「自分のターゲットについてのウィリングネスのダイヤルを高くすること」との間に、何か立ちはだかるものがありますか。しばらく考えると、ダイヤルをどこに設定しようが、それはあなたの自由であることがわかるでしょ

う。もし、そうなら、今が最初のウィリングネスのジャンプをするときなのです。

　ジャンプを時間や状況で限定することはできます。たとえば、あなたはこれから行うワークシートで取り上げる不安に対しても、ウィリングネスを10にできます。「5時から5分間だけ、コンビニで買い物をする」という具合です。あなたが買い物をする間、できるだけ多くの不安を味わうようにします。店から逃げ出したり、道で立ちすくんだりせず、どっぷりとその体験に浸るように、ただし5分間だけそうするという意味です。ただし、あなたが今いるところから大きく外れたジャンプは選ばないでください。あなたのジャンプを計測しようとしている人はいませんから。急ぐ必要はありません。高いビルから一気にジャンプすることより、小さくてもいいから、ジャンプすることを学ぶことのほうがはるかに重要です。いずれ大きなジャンプが必要になるということがわかっていれば、躊躇はいりません。確実にできそうにないなら、小さなことからはじめましょう。しかし、小さなことからはじめるということは、時間や状況を限定することであって、ウィリングネスのダイヤルを下げることを意味しません。ダイヤルを10にすることができなければ、1秒たりともやる価値はありません。

　私（著者であるスティーブン・C・ヘイズ）は、以前、親しい同僚が担当するクライエントのケースのコンサルテーションにかかわりました。その女性のクライエントは、わきあがる恐ろしい孤独の感情をあるがままに感じてしまったら、そのあまりの強さに自分が壊れてしまうと信じていました。彼女は夫と離婚し、仕事もしておらず、単純作業以外の仕事が見つけられるほど、十分な教育も受けていませんでした。頼れる友人もなく、年金でやっと暮らしていける状況で、自殺未遂を何度も試みていました。彼女の人生は、すっからかんで何の意味もないようでした。セラピーのセッションで、同僚と私は、彼女に「あるがままに孤独を感じてみませんか？」と尋ねました。彼女は、イヤだと言い続けました。しかし、最後には1秒だけならやってみると同意しました。彼女は、1秒間だけなら、防衛することなく、積極的に孤独を感じることに同意したのでした。それが「はじまり」だったのです。

　ACTを1カ月行った後、彼女の治療は終結しました。その後、彼女がどうなったかはまったくわからなかったのですが、何年も経ってから、つい1週間前に電話がかかってきました。そのときは、治療終結から10年以上経った後だったのですが、彼女は学位をとり、仕事をもち、恋人や友達もいました。彼女は、自分の人生を生きるようになったのです。彼女は、そこにたどり着くまでに、一歩一歩、歩き続けたのです。

　その旅路の「はじまり」は、どこから？　そうです。それは、ちょうど絹の織物に触るように、たった1秒間だけ、彼女がウィリングネスをもち、防衛することなしに、十分にその孤独を感じるところからはじまったのです。

> **エクササイズ** ウィリングネスの「ものさし」のワークシート

　以下の空欄を埋めてみましょう。
　自分のターゲットについて、私はウィリングネスのダイヤルを以下の目盛りに合わせます（10に合わせられるか考えてください。もし、できなければ、少し間をおいて、もう一度考えましょう。これは、ダイヤルというより、スイッチのような役割だと言えます。ですから、10未満であれば、うまくいきません。あくまで、10に合わせられるか考えてください）。

　　　　　　　　　　　　———————

　自分の限界を以下のように決めます（あなたのウィリングネスを時間や状況でのみ限定しましょう。私的な事柄の強さやその有無で、限定しないようにしてください）。

_____

_____

自分のスキルを使って、新しいスキルを学びましょう

　今、あなたが行ったように、何かを選択するとき、一気にいろんなものが浮かんでくることがあります。もし、そうなったなら、この本で学んだスキルを使いましょう。あなたのマインドが叫びはじめたなら、そうした考えを「ただの考え」として観察してください。その考えと口論してはいけません。たとえば、あなたのマインドは、恐ろしい将来を予言したり、ウィリングネスのジャンプが危険でないのかというクレームをつけてきたり、その確証を求めてくるかもしれません。
　あなたのマインドに確証を与えようとしたり、ことばで議論したりすることは、古い習慣にエサを与えることになります。そして、再び、トラップ（罠）にはまることになります。ですから、そのようなときは、マインドに「そう言ってくれて、ありがとう」と感謝して、それ以上何も言わずに、アクション（実際の行動）に戻りましょう。それが自信をもって「事に当たる」ということです。自信ということばの由来には「信頼や誠実さとともに」という意味があります。あなたの体が震えたり、気分が悪くなったりしたら、その場所や感じていることをそのまま感じてください。自分自身に、穏やか

に、慈しみ深くやさしく接してください。

　あなたは、それがどんなに小さいものであれ（さきほどの1秒間だけ、孤独を感じることに同意した彼女を思い出してください）、「イエス」という答えにたどり着きました。ここからは、実際にウィリングネスをもってアクションするための練習に移っていきます。この章の残りの部分で、あなたのウィリングネスのスキルを高めるいくつかのエクササイズを紹介します。このエクササイズは、あなたが痛みを伴う内的な内容にふれるたびに、1段階ずつ、新たなスキルを身につけられるよう、段階的なエクスポージャー（自分自身を体験に直面させること）になっています。

　さきほど、ターゲットを選ぶときにも少しふれましたが、強い痛みにすぐに向き合う必要はありません。新しいステップに向かうごとに、自分で自分の背中を押す必要がありますが、あなた自身に対して優しくあってください。次のエクササイズでは、さきほどあなたが「イエス」と答えた（つまり、ウィリングネスのダイヤルを10に合わせた）ターゲットに取り組みます。ウィリングネスを練習することで、進んで痛みを感じるという選択をしたとき、その選択がどんな結果をもたらそうと、あなたは前進を続けられるようになります。

エクササイズ　感情をカタチにする

　私たちが自分たちの外にあるものを目にしたとき、それをすぐに自分に関連したものと考えることはないでしょう。たとえば、あなたが通りを歩いているときに、汚いごみの山を見たとします。普通、それを見たからといって、あなたは自分自身を汚い人間だと考えるきっかけにはなりません。しかし、ごみの山の代わりに、自己嫌悪の感情に気づいたとすれば、あなたはその感情とフュージョンしてしまい、そのように感じてしまうことが自分は汚いという証拠だと考えてしまうかもしれません。もうおわかりだとは思いますが、この感情は「あなたが、ごみの山である」ということを決めているわけではありません。ここでのエクササイズは、こうした区別を学んで、あなたがより積極的に、痛みを伴う出来事とともにあることを選択できるように助けるものです。

　ここでは、最初に使ったターゲットを観察するところからはじめましょう。そのターゲットとなる出来事にふれることで、あなたが「どう感じるか」ということを感じてみましょう。

　では、今感じたその感情を取り出して、あなたの1mくらい前に置くことを想像してください。ただし、この感情は、後であなたの中に戻します。ですから、もし、その「感情くん」が外に出されることに抵抗したら「後で戻すよ」と言ってあげてください。あなたが座っている場所のちょうど真正面の床に、その「感情くん」を置くことができ

るか、やってみてください。

　目を閉じて、その場面を想像するとやりやすくなるでしょう。そして、外に取り出せたら、次の質問を読む間だけ、また目を開いてください。それができたら、また目を閉じて質問に対して、どのような反応が生じるかをみてください。そして、こころに浮かぶ感情がどのような特徴をもっているかを感じてください。このエクササイズは、多少奇妙な感じがするでしょう。でも、だからといって、やめないでくださいね。

エクササイズ　そのターゲットは、どんな□□をしているでしょう？

　目を閉じて、さきほど取り出した「感情くん」（以下、ターゲットと呼びます）に注意を向けてください。そして、以下の問いを考えてください。本当に絵に書けるように、ありありと思い浮かべてください。

　ターゲットに形があるとしたら、それはどのようなものですか？

_____

　ターゲットに大きさがあるとしたら、それはどのような大きさですか？

_____

　ターゲットに色があるとしたら、それはどんな色ですか？

_____

　ターゲットに力があるとしたら、その力はどのようなものですか？

_____

　ターゲットに重さがあるとしたら、それはどのくらいの重さですか？

_____

ターゲットにスピードがあるとしたら、それはどの程度の速さですか？

　　ターゲットの表面に手触りがあるとしたら、それはどのような感じですか？

　　ターゲットに中身があるとしたら、その中身はどのようなものですか？

　　ターゲットが水を溜めることができるとしたら、それはどのくらいの水を溜めることができますか？

　さて、もう一度目を閉じて、その物体の全体を思い浮かべてください。あなたがイメージした形やサイズ、色、力、重さ、スピード、表面の状態、内側の状態、水の量を思い浮かべてください。あなたは、これらの性質を備えた苦悩を受け容れることができますか？　恐れたり、身構えたりすることなく、十分にすみずみまで味わうつもりになってください。そしてしばらくの間、頭に思い浮かべてください。

　今度は、あなたが体験するとおりに、この物体をもつことへのウィリングネスを邪魔する、しつこい不快な反応があるかどうかを観察してみてください。たとえば、それは「こんなのはイヤだ」「これは怖い」「これは正しくない」「あっちに行ってくれ！」といったものでしょう。また、目を閉じて、こうした反応が頭の中でガヤガヤとさわいでいるのを感じてください。

　何の反応も出なければ、この練習をおしまいにしましょう。そのような反応があれば、もとのターゲットを右側にずらして、これらのターゲットに対して一緒にくっついてくる困難な反応を想像し、それをあなたの正面1ｍ前（もとのターゲットの隣）に置いてください。床にそれを置いたとき、どうなるか感じてください。たとえば、最初の物体を嫌っているのであれば、「嫌い」ということばを最初の物体の隣に置いてください。この２番目の物体を新ターゲットと呼ぶことにしましょう。

　再び、目を閉じて、以下の問いの答えを思い浮かべてください。本当に絵に描けるように思い浮かべてください。

新ターゲットに形があるとしたら、それはどのようなものですか？

_____

新ターゲットに大きさがあるとしたら、それはどのような大きさですか？

_____

新ターゲットに色があるとしたら、それはどんな色ですか？

_____

新ターゲットに力があるとしたら、その力はどのようなものですか？

_____

新ターゲットに重さがあるとしたら、それはどのくらいの重さですか？

_____

新ターゲットにスピードがあるとしたら、それはどの程度の速さですか？

_____

新ターゲットの表面に手触りがあるとしたら、それはどのような感じですか？

_____

新ターゲットに中身があるとしたら、その中身はどのようなものですか？

_____

新ターゲットが水を溜めることができるとしたら、それはどのくらいの水を溜めることができますか？

_____

さて、最後にもう一度、目を閉じて最初のターゲットを思い描いてください。新ターゲットについても、苦悩することをやめられるかどうかを考えてください。新ターゲットのサイズや形、色、力、重さ、スピード、表面の性質、中身、容量を考えてください。何かの言い訳をしたりせず、十分にそれを体験できるように、進んで体験できるようにやってみましょう。しばらくの間、頭に思い浮かべてください。
　これらの物体をもとに戻す前に、もう一度目を閉じましょう。最初のターゲットの物体をこっそり覗いて、サイズや形、色が変化したかどうかを観察してみてください。何か変化があったかもしれませんし、まったく変わりないかもしれません。覗いてみて何か違いはありましたか？　もし変化があったら、以下の空欄に書いてください。

　さて、新ターゲットを床から拾い上げて、自分の中へ取り込むことを想像してください。最初のターゲットについても、同じようにしてください。きっと、あなたはこれまで苦悩してきた体験を、より積極的に受け容れられるようになっているでしょう。そのことに注目してください。それと同時に、自分を苦しめる大きな力をそれらに与えたのは、何よりも、自分がそう反応してきたからだということにも注目してください。目を閉じて、両方の物体を自分の中に戻してください。積極的に、ちょうど、我が家にお客様を喜んで迎え入れるような感じです。

　つらくて避けている出来事に形を与えてみると、それを受けとめやすくなります。新ターゲットは最初のものと同じくらいか、それ以上に難しいものだったことに気づきましたか。また、後でこっそり覗いたとき、新ターゲットの物体に伴う苦悩を手放すことで、最初のターゲットが、より軽く、単純で小さなものになったことに気づいた人もいるのではないでしょうか。もし、そうであれば、とても大切な発見をしたことになります。私たちが避けている出来事の強さというものは、それが元々もっている性質から来るのではなく、私たちの非ウィリングネス（ウィリングネスをもたないこと）に由来するものなのです。

◆問題と距離をとる
　問題に直面することは、まるで空き缶と針金と紐で出来た高さ 10 m のモンスターに出会うようなものです。見るからに圧倒されるような形と大きさをもったモンスターは、面と向かうと、とても恐ろしい感じがします。しかし、もしこれを空き缶と針金と紐に分解してしまったら、ひとつひとつに触れるのはいとも簡単です。
　次のエクササイズでは、ターゲットのいろんな部分を観察する練習をします。ウィリ

ングネスをもって、それぞれの部分にふれることができるかどうかを検討していくわけです。第3、4章でお話しした「あなたの情動との綱引き」のメタファーを思い出してください。ここでも基本は同じです。それぞれの領域で、一本一本、その綱から手を放していきましょう。このエクササイズは、本を読みながらやってもよいですし、テープレコーダーに吹き込んで目を閉じて行ってもよいでしょう。それぞれの説明の後、十分に考える時間がもてるよう、長い間合いをとって行ってください。目を閉じて、テープを聴きながらエクササイズをしたり、友達に読んでもらうなどしてください。友達には、あなたが十分に頭の中で思い描くことができるように時間をとってやってもらえるようにお願いしてください。それぞれの説明の後、あなたが考えている間、待ってもらえるように指で合図したら、次に移るというような約束をしておくと役に立ちます。

　本を読みながら行う場合は、ゆっくりやりましょう。ただ読み進めるだけにしないでください。そのようなやり方では、ほとんど効果はありません。ちょっと読むだけというのでなく、それぞれの文章に書かれていることを十分に味わってから、次のパートを読み進めるようにしてください。書かれていることをきちんと行おうとすると、このエクササイズは1時間以上はかかります。ですから、静かな場所で、邪魔されない十分な時間がもてるまで、このエクササイズは行わないでください。

エクササイズ　空き缶モンスター

　このエクササイズでも、この章の最初に決めたターゲットを取り上げます。別のターゲットを対象にするときに便利なように、このエクササイズをはじめる前に、シートのコピーをとっておくとよいでしょう。

　ゆったりと座れる場所に腰掛けてください。自分の呼吸に注意を払って、気持ちを落ち着けて、何回か深呼吸をしてください。鼻から口へと、空気が満たされるのを感じてください。椅子や床に触れているあなたの身体を感じてください。部屋の中や外から聞こえてくる音を意識してください。先に進む前に、少なくとも1分間は、エクササイズに集中するために時間をとってください。ここで、前章で行ったマインドフルネスのエクササイズを使うのもよいでしょう。

　では、去年の夏にあった出来事を1つ思い浮かべてください。どんなことでもかまいません。そのとき、どんなことがあったのか思い出してください。去年の夏にどこにいて何が起こったか、何が見え、聞こえ、どんなにおいがして、何をしたかを思い出してください。部外者のように、その光景を外から思い出すことはしないでください。その場にいた〈あなた〉という人間の身体を通して瞳の奥からその光景を見つめてください。目を閉じて、その場面をしばらく思い浮かべてください。

今度は、まるでそこにいたかのように、去年の夏の光景を思い出しているあなたに注意を払ってください。まるで、今がそのときであるかのように、瞳の奥からその光景を見つめる人間がいます。去年の夏から、多くの出来事がありました。そして、今、あなたが意識していることに注意を払っている「あなたの一部」と、その当時、あなたが意識していたことに注意を払っていた「あなたの一部」には、本質的なつながりがあることに気づいてください。第8章でお話ししたように、その人のことを私たちは「観察者としての自己」と呼んでいます。「観察者としての自己」の視点から、あなたがこのエクササイズの残りの部分に取り組めるかどうか、やってみましょう。観察者の席に着いたら、さきほど思い起こした夏の光景は、消えゆくままに流してみてください。

身体感覚
　それでは、あなたのターゲットに取り組みましょう。しばらく時間をとってください。あなたのターゲットには、どのような感覚が伴っているのかを細かく観察してください。
　自分の身体がどうなっているのかをよく観察してください。ただ自分の感覚を感じ、身体を見つめるのです。身体の感覚がどう変わっていくか、何がわきあがってくるかを見つめてみてください。いくつかあれば、そのうちの1つに集中してください。本を見ながらエクササイズを行っている場合、あなたが感じた身体の感覚を以下の欄に書き込んでください。

_____

_____

_____

_____

_____

_____

_____

今度は、1つの身体感覚に注目をしましょう。他のものが一緒に混ざっていたら（思考や、情動、記憶、その他の身体の感覚など）、「後でそれらも取り上げるから」と言って、さきほど選んだ身体の感覚に注意を戻しましょう。いつ、その感覚がわきあがって、なくなっていくのかに気を留めてください。身体のどの部分に、それがあるのかを正確に感じてください。もし、その感覚の形を彫刻にして、あなたの体につけることができるなら、それはどんな形をしているでしょうか？

　では、この感覚について、あなたが完全に「綱を放す」（第4章参照）ことができるかどうか考えてみましょう。それはあなたの敵ですか？　これをそのままもっていられますか？　何か抵抗があれば、新しい想像上の彫刻を考えましょう。その彫刻は、あなたの感覚と完全に同じ形をしています。これを、その感覚を感じた身体の場所に置いてみましょう。こうすると、あなたは、さきほど感じた身体の感覚と、まったく同じ感覚を作り上げたことになります。この彫刻は、あなたの感覚とまったく同じ形をしていますが、これはあなたが作り上げたものです。この感覚をそのまま置いておくことができるか考えてください。それから逃げないでください。どんな感じがしますか？　あなたは、自分が「いつも」そんなふうにできるという確約はできないでしょう。しかし、「今のこの一瞬」そうできるかを考えてください。

　それでは、ターゲットに戻りましょう。あなたの身体の感覚を見つめてください。ターゲットに伴って、別の身体の感覚が生じるかに気を留めてください。もし、別の感覚が生じたら、注意を払うべきものが、また1つ浮かび上がったことになります。あなたが、本を見ながらエクササイズを行っていたら、それを以下の空欄に書いてください。

_____

_____

_____

_____

_____

_____

_____

それでは、この身体感覚に注目してください。いつ、その感覚が浮かんで、いつ消えるかに注意をしてください。それがあなたの体のどの部分にあるか、正確に感じてください。そしてもう一度、この身体感覚との戦いから手を放すことができるかどうか考えてください。その感覚をもつことを肯定できますか？（それを「好きになる」という意味ではなく、「ただ、あるがままの状態で存在する」ことを認めるという意味での肯定です）。その身体感覚をもつことに、もう少し開かれた姿勢をとるまで、少し時間をとってその感覚を感じてください。

その感覚について、あなたが自分と話し合うことをしていたら、それはひとつの考えです。今は、まだ思考は取り上げません。身体の感覚を感じることに戻って、その感覚との付き合い方を変えることができるかどうか考えてください。あなたは、自分がすでに感じていたことをもっと積極的に進んで感じようとしますか？

では、この感覚を一度、横に置いて最初のターゲットに戻りましょう。1分ほど時間をとって、別の身体感覚が生じるかどうか見てみましょう。それぞれの身体感覚について、今ここで述べたやり方を繰り返してみてください。そうすれば、ひとつひとつにあまり時間をかけずに、浮かんでは消えるズキッとした痛みや、その他の反応すべてをただあるがままに感じ、注意を払うことができるようになるでしょう。それぞれの感覚が浮かび上がるたびに、それらに気を留め、その存在を肯定しましょう。ちょうど、通りに立っていて、知り合いに会うたびに手を振るような感じです。身体の感覚と議論をしたり、同意したり、その話に従ったり、抵抗したり、防衛したり、一切そういったことをせずに、ただそれらを歓迎し、迎え入れましょう。ここで感じたすべての身体の感覚を以下に書いてください。

_____　_____　_____

_____　_____　_____

_____　_____　_____

生理的な感覚すべてをあるがままに感じることができたら、先に進む準備が整ったことになります。次は、「情動」を取り上げましょう。

情動

もう一度、ターゲットを感じてみましょう。しばらく時間をとって、その感情を十分にすみずみまで感じてください。

ここでは、ターゲットに伴う情動に注目しましょう。それらをただ観察し、どんな感じがするか検討してください。その感情にふれて、しばらくの間、どんなことが生じる

か観察してください。いくつかの情動が浮かんだら、どれか1つを選んで、それに焦点を当てましょう。本を見ながらこのエクササイズを行っていたら、以下の空欄にそれを書いてください。

―――――――――

　この1つの情動に焦点を当てましょう。あなたが、逃げることなく本当にその選んだ情動をもつことができるかを検討してみてください。今のこの瞬間、その情動を感じることを肯定できますか。ここでの目標は、その情動が好きか嫌いかといった評価をすることではありません。ここでの目標は、ただそれを感じ、あるがままに一切の防衛をせずに感じることです。他の領域、たとえば、思考や行動の傾向とごちゃ混ぜにならないように注意してください。ここでは、情動だけに注意を払ってください。他のものは、また後のところで取り上げます。
　あなたが、今感じている情動には、1秒たりとも持てないような情動がありますか？　あなたが何としても取り除かねばならないほど、あなたを危険で不利な状況に陥れ、害を及ぼすような情動がありますか？　それとも、あなたは、それをただのひとつの情動にすぎないと捉えることができますか？　そのような体験に一歩進むことができるでしょうか？　あなたがその情動に対して、とても開かれた姿勢を示していた場合でも、今よりもうちょっと開いた姿勢をもてるでしょうか。もう一度、それから逃げることなしに、あなたが今、選択した情動とともにあることができるかみてください。今、この瞬間、あなたはその情動と時を共有することができますか？　今よりもう少しその情動に対して、開いた姿勢をとれるまで、時間をとって、その情動を感じてください。
　では、今感じている情動をちょっと横にずらして、もとのターゲットに戻りましょう。数分の間に、別の何らかの情動が浮かんでくるかみてください。他の情動を感じたら、それぞれについてあなたがやりたいと思うだけ、今やったエクササイズを行ってみてください。少なくとも、もう一度同じことをやってください。別の情動を感じたら、以下の空欄に書いてください。

―――――――――

　これまでの流れをもう一度繰り返してみましょう。その情動に苦悩する状態をただ感じることができるかやってみてください。
　1、2分そうしたら、もう一度、ターゲットに戻って別の情動があるかどうかみてみましょう。それらをただ感じて認めてください。それぞれの情動が浮かび上がるたびに、それらに気を留め、その存在を肯定しましょう。情動が浮かんだら、ひとつひとつ、その名前を以下に書きとめてください。今、あなたが注目している情動について「綱を放

す」姿勢がとれるまで、次の情動には進まないでください。

_____　　_____　　_____

_____　　_____　　_____

_____　　_____　　_____

　ターゲットに伴う情動のすべてをあるがままに感じることができたら、先に進む準備が整ったことになります。次は、「行動への衝動」を取り上げましょう。

行動への衝動
　あなたの瞳の奥にいる人物、つまり、生涯にわたり、あなたを意識する存在である「観察者としての自己」にふれることができるかをみてください。このエクササイズでは、あなたの私的な体験の内容に焦点を当てているので、そうした自己の視点は、どこかに行ってしまったかもしれません。しかし、このエクササイズをうまく行うには、「観察者」という体験のもっと超越的な側面から体験にふれることが必要なのです。この視点から、ターゲットの感情にふれましょう。そのような状態を感じられるまで、十分に時間をとってください。
　今度は、あなたを行動へと駆りたてる衝動を感じてみましょう。そうした衝動を感じたとき、あなたはどうしたいですか？　実際にそうするのではなく、あなたを行動へと駆りたてる感覚をただ感じてください。ちょうど、あなたの筋肉が動き出すような感覚です。これは、身体の感覚に似ていますが、流れのある行動を始発する、そのはじまりのようなものです。そうした衝動を1つ感じたら、それを以下に書いてください。
　今回は、その行動を実際にやろうとしたり、抑えようとしたりするのでなく、そのように行動へと駆りたてる衝動をあるがままに感じ、今の瞬間にふれてください。本当に、その行動をするのではありません。それは、ちょうど橋の真ん中の一番高いところに来たときに、自然に後ずさりしたり、川に飛び込んでしまいたいような衝動を感じながら、そのてっぺんに立っているようなものです。実際に、後ずさりしたり、飛び込んでしまったりする代わりに、ただその引っ張られる力を感じるのです。そして、このように尋ねてみましょう。「自分が持ちこたえられないような力があるだろうか？　その力は、本当に悪いもので、私を破壊してしまうようなものだろうか？　それは、私が何としても取り除かねばならないものだろうか？」
　これまでと同じように、別の反応（身体の感覚、情動、思考など）が入り込んできたら、それは後で取り上げるからと伝えておきましょう。
　行動へと駆りたてるその衝動に対して、もう少し開いた姿勢をとれるまで、少し時間

をとって、あるがままに感じてみてください。実際にそのようにふるまったり、逃げたりせずに。

　では、この行動への衝動を少し横に置いて、瞳の奥にいる「観察者としての自己」にふれてください。この視点から、あなたの意識の中心に、そのターゲットの感情を置いてみましょう。それ以外の行動への衝動があるかどうか、静かに見つめてください。その間、「観察者としての自己」にふれ続けてください。それは、これまでずっとあなたと一緒にいた「あなたの一部」なのです。その視点から見つめてみましょう。他の行動への衝動を感じたら、以下の空欄に書いてください。

―――――――――――

　では、これまでの流れを繰り返し行ってください。他の行動への衝動を感じたら、それぞれについて、エクササイズを繰り返しましょう。ひとつひとつ、浮かんだ順に以下に書き出してください。それぞれにふれるときに、大切なことは、それに従ったり、避けたりせずに、その衝動を積極的に感じられるかどうかです。そうした状態になるまで、ひとつひとつの衝動を感じてください。目標は、それらを進んでもつことです。それらの言うとおりにふるまうことではありません。別の衝動を感じたら、以下の空欄に書いていってください。

――――――――　　――――――――　　――――――――

――――――――　　――――――――　　――――――――

――――――――　　――――――――　　――――――――

　すべての行動への衝動をあるがままに感じられたら、次は「思考」に進みましょう。

思考
　考えや思いをあるがままに感じるのは、とても難しいことです。ですから、ゆっくり時間をとって、あなたの瞳の奥にいる「観察者としての自己」を十分に感じてください。あなたは、この自分自身の一部を見つめることはできません。なぜなら、それは、「今-ここ-私」から見ることだからです。ですから、あなたの中の「大きなこころ」にふれるようにして、その視点から、ここで取り上げる領域（つまり、思考）を見つめましょう。

　あなたが苦悩してきたターゲットにふれるようにしてください。ここで、どのような考えがわいてくるのかを観察してみてください。ちょうど魚を一匹捕まえるように、ただ１つの考えだけを捕まえることができるでしょうか。リールを巻き取ることができる

でしょうか。その名前を下に書き出してください。今までに何度もこのやり方を練習してきましたから、もうそのやり方について、ある程度の感覚をつかむことができたでしょう。

_____

_____

_____

　この考えを軽視したり、議論したりしようとしないで考えてみてください。その考えを消し去ろうとしないことが重要です。消し去ろうとするためには、あなたの注意と同意が必要になるからです。その考えに、ただ耳を傾け、最大限の注意を払ってください。ちょうど、かわいらしい声をあげる赤ちゃんの声に耳を傾けるように注意を払いましょう。否定するのでも、肯定するのでもありません。その考えを疑ったり、信じようとしたりするのでもありません。ただ、ひとつの考えとして見つめてください（「『お茶、お茶、お茶』のエクササイズ」を思い出して）。

　ターゲットにふれたとき、あなたのマインドが、この考えを本当にただの考えとして受けとめているかをみてください。ただ単純に１つの思考だと感じることができますか。

　次に、あなたは、１つの選択として、その考えをもつことができるでしょうか。これは、あなたがその考えを信じるということではありません。もちろん、その考えを疑うということでもありません。それは、あなたのマインドが思考の内容について考えているだけにすぎません。自分自身に「その考えは、あなたがもつことができないほど本当に悪く、敵意があり、害を及ぼすものなのか？」と問いかけてください。そして、「その思考が１つの思考にすぎないのではないか？」ということも、自分自身に問いかけてください。

　これまでより、その思考が単なる思考にすぎないと積極的に感じられるようになったら、それを横にずらして、もとのターゲットにふれてください。ゆっくり時間をとって……ここで焦らないように。その思考を思考としてあるがままに体験できたら「考えの魚釣り」をもう一度、やってみましょう。ターゲットに付着する次の思考が釣れたら、以下の空欄に書いてください。

_____

_____

_____

その考えを思いついた、あなたのマインドに感謝しましょう。「すごい。すばらしい……とても、いい考えだ」と。あなたは、以前にもその考えが浮かんだことがあるかについて考えてみてください。その考えを歪(ゆが)めたり、その考えに同調したりしないでください。その考えに付け足したり、何かを差し引いたりするのでなく、ただ、考えのおもむくままにしてください。そうすると、マインドはいろんな思考が付着した苦悩について、耳を傾けるべきことばや、敬意をもって辞退するべきことばを次々と語りだすでしょう。あなたは、ただそれらのことばを理解し、認めながら耳を傾ければよいのです。

別の生理的な感覚や情動、思考が入り込んできたら、それらはまた後で取り上げることを伝えましょう。

それらの思考を弱めたり、小さくしたり、口論したりしようとせず、また、それから逃げるために、思考の言いなりになったりせず、ただ、その思考を感じることができるまで、その状態でいてください。それができたら、その思考を横に置いて、もう一度、瞳の奥にいる「観察者としての自己」の視点から、ターゲットにふれ、それをあなたの意識の中心に置いてください。そうして、もう一度、そのターゲットに伴う別の考えが浮かんでくるかをみてください。どんなものでも、以下の欄に書いて、何回でも好きなだけ、今やったことを繰り返してください。脱フュージョンとアクセプタンスの姿勢で、それらをただ認めましょう。そうしたら、また、次の思考が浮かんでくるかをみて、浮かんできたものを以下の空欄に書いてください。

_____　　_____　　_____

_____　　_____　　_____

_____　　_____　　_____

すべての思考をあるがままに感じられたら、次は「記憶」に進みましょう。

記憶

もう一度、瞳の奥にいる「観察者としての自己」にふれてください。あなたの人生全体を見渡している人です。その視点から、あなたのターゲットにふれましょう。

できましたか？　このエクササイズの最後の部分では、ちょうど索引カードでいっぱいになった書類棚のように、誕生から今この瞬間に至るまで、あなたの人生すべての出来事が、スナップ写真となって記憶に収められているとイメージしてください。ターゲットにふれて、書類棚を開いて、記憶のカードを一枚一枚丁寧にめくってください。現在からはじまり、過去へと続く階段を一段一段下りるように、思い返してください。どれかの写真で立ち止まっていることに気づいたら、階段を下りるのをやめて、その記憶

を見つめてください。どの記憶が浮かんだか、あなたが後でわかるように、以下にメモをとってください。

_____

_____

_____

〈あなた〉と呼ばれる「観察者としての自己」の目で、ただそれらを見つめましょう。

- そこには、他に誰がいましたか？

- あなたは、何を感じていましたか？

- あなたは、何を考えていましたか？

- あなたは、何をしていましたか？

- あなたは、何をしたいと思っていましたか？

　では、記憶に伴う苦悩をあるがままにアクセプトできるでしょうか。それは、その写真に呼び覚まされる痛みのようなものかもしれません。あるいは、その写真から感じられる幸せを失うことへの非ウィリングネスなのかもしれません。それぞれの記憶にどんな反応が生じたとしても、苦悩をあるがままに感じ、いろんな反応が生じるスペースを確保しましょう。あなたは、進んで、あるがままにその記憶を感じられるでしょうか。これは、あなたがその記憶を好きになるということではありません。ただ、それを進んでもとうとするかどうかです。

　今、ここで十分に感じられない記憶があるなら、あなたは、記憶について何かやり残した感じを覚えるでしょう。たとえば、ある記憶について、あなたは怒りを感じているのに、それを隠しているような場合です。もし、そうならば、その記憶の中に入り、そのときはどうすべきかわからなかったことを、今ここでやり終えてください。つまり、ただ、そのときに感じたことを感じ、考えたことを考えるといったことです。ここであなたを導くものは「逆向きのコンパス」です。あなたの一部が「そこに行くな」と言っているのを感じたら、それが本当にそうなのかを検討してください。つまり、言われるがままにするのでなく、実際にそうなのかどうかを体験することが重要なのです。

あなたの記憶に十分にふれて、それらに対して開いた姿勢をもっていると感じられたら、「書類棚」にその記憶を戻しましょう。

それでは、あなたの「観察者としての自己」の視点から、この章の最初にあなたが選んだターゲットの感情にもう一度、ふれましょう。もう一度、書類棚を開いて、ターゲットにふれながら、一枚一枚記憶のカードを丁寧にめくりましょう。今回は、さっきより、もっと過去にさかのぼることになるでしょう。どの程度まで戻るかは、あなた次第です。もし、どこかの頁で立ち止まったら、あまりターゲットには関係ないように思えても、いったん立ち止まって、その写真を取り出して、じっくり見つめてください。それを以下に書いてください。

_____

_____

_____

では、その記憶について、今やったことをもう一度、繰り返してみましょう。

- そこには、他に誰がいましたか？

- あなたは、何を感じていましたか？

- あなたは、何を考えていましたか？

- あなたは、何をしていましたか？

- あなたは、何をしたいと思っていましたか？

その記憶に伴う苦悩を、あるがままに認められますか？　ゆっくりでかまいません。もし、抵抗や痛みを感じたら、ただ、それらに注意を払って、その抵抗を見つめてください。その痛みを見つめてください。あなたは、進んで、あるがままにその記憶を感じられるでしょうか？

今、ここで十分に感じられない記憶があるなら、あなたは、その記憶について何かやり残した感じを覚えるでしょう。もし、そうならば、その記憶の中に入り、そのときはどうすべきかわからなかったことを、今、やり終えてください。つまり、ただ、そのときに感じたことを感じ、考えたことを考えるのです。

今度は、その記憶を少し横に置いてください。もし、まだあなたが幼少時の記憶にまでさかのぼっていなかったら、何度か同じことを繰り返して、幼少時まで戻ってください。その記憶を以下の空欄に書いてください。

_____

_____

_____

　そして、もう一度その記憶について、考えてください。その記憶の中にある、あらゆるものに対して、もっともっと開かれた姿勢になってください。しばらくの間、その状態でいてください。
　それが終わったら、記憶の書類棚を閉じましょう。呼吸に注意を払い、ゆっくり深呼吸して、鼻から口へと空気が入って、満たされるのを感じてください。そして、思い起こしてください。こうした記憶や、他のもろもろの感情をすべて包み込んだ存在こそが、欠けることのない完全な人間であることを。あなたは、そういう存在なのです。この「空き缶モンスター」は、あなたの中にいるのです。モンスターが、あなたよりも大きく見えたのは単なる幻だったのです。自分自身に問いかけてください。「私は、自分のあらゆるヒストリーとともにあることに前向きだろうか？」そして「これらの反応すべてを私の活き活きとした人生の一部として、持ち歩くことに前向きだろうか？」
　身体の感覚、情動、思考、行動の傾向、記憶のさまざまな結びつきに、あなたは何か気づきましたか。気づいたことがあれば、以下の空欄に書きとめてください。

_____

_____

_____

　記憶については、どうですか？　その記憶とあなたが苦悩している問題との間に、どんな結びつきが見えましたか？　どんな結びつきでもよいので、あなたが感じたことを以下の空欄に書いてください。

第10章　ウィリングネス：ジャンプの仕方、教えます　233

_____

_____

_____

_____

　こうした作業をするときの危うさは、痛みの「根っこ」が自分の過去にあることに気づいて、この過去さえなければもっとうまくできたのに……と理由づけをするようになることです。これは「ことばが作り出す幻想」です。確かに、あなたの過去があなたを今日、ここまで連れてきたことは事実です。そして、あなたの過去が不快ダイヤルの目盛りに影響しているのも事実です。しかし、今日、それらの思考や感情がどう機能するかは、多くの場合、それらとあなたがどのようなかかわり方をするかによって決まるのです。問題は、あなたがそれらの過去に苦悩することをやめ、もっと効果的にふるまうために、あなたに何ができるかということなのです。

　「あなた」と「あなたが、自分の人生に破壊的な影響をもたらすことなく、空き缶モンスターのたくさんのパーツを十分に体験すること」との間に、どんなバリアが立ちはだかっていますか？　この質問をじっくり考え、あなたの答えを書いてください（ヒント：これは、ひっかけ問題です）。

_____

_____

_____

_____

　もし、あなたが「何もない」とか「私」以外の答えを書いたとしたら、もう一度質問をよく考えてみましょう。これは、ひっかけ問題です。他の答えを書いたとしたら、それは、あなたの私的（内的）な内容ではありませんか？　もう一度、考えてみてください。「あなた」と、「あなたが距離をとって、その内容を進んでもとうとすること」のあいだに、何か立ちはだかるものはありますか？　ウィリングネスのダイヤルの値を決めるのは、誰だったでしょう？　「あなた」、それとも「あなたの過去」？

エクササイズ 「今、この瞬間」をアクセプトする

　今まで行ってきた2つのエクササイズは、あなたの想像上のつらい内容に対してエクスポージャー（その体験にさらされること）をするためのものでした。自分のこころの内にターゲットを思い浮かべ、それに伴う不快な身体感覚や情動、思考、記憶を呼び覚まし、その後、それらを分解してひとつひとつ検証してきました。

　しかし、もしあなたが現実場面で、苦悩する内容に直面したら、どうなるのでしょうか？　現実の生活の中で、同じような痛みが襲ってきたら、どうなるでしょうか？　たとえば、あなたは広場恐怖があり、長い時間外出したことがなかったとして、玄関の外に出た瞬間、大きな空き缶のモンスターに直面したらどうなるでしょう。こんなとき、あなたはどう対処すればいいのでしょうか？

　一言で言えば、どんな大変な体験であっても、それらすべてに対して、今までやってきたのと同じ方法を使えばいいのです。最初に、あなたは自分自身を観察する視点に立って、観察者の位置から距離をとりながら、アクセプタンスとマインドフルな姿勢で、自分の中に起こる体験を見ればよいのです。しかし、ここでは、あなたがそうした困難な体験に対処するのに役立つように、今まで述べてきたよりも、もっと具体的な方法を紹介します。

　ここでやろうとしていることは、❶あなたがずっと避けてきた、不快な内容を感じたときに生じる体験の組み合わせを考え、❷あなたが実際に世界に一歩踏み出すための段階的なエクスポージャーのプログラムを作り、❸これらのシナリオに沿って、リアルタイムで実際にその体験をすることです。

　これを実現するために、次頁のワークシートを使いましょう。左の空欄に、最初にあなたが選択したターゲットについて、ウィリングネスを具体化するような実際のシナリオを書いてください。10個の欄があります。これを使って10個のシナリオを考えてみましょう。あなたのターゲットが現れるような、いろんな異なる状況を選んでみましょう。その中には、強い悲しみや苦痛を呼び起こすものもあれば、それほど不快を起こさないものもあるでしょう。もし、あるシナリオがあまりにもつらく、威圧されるような感じがするなら、もっと細かなパーツに分けてもかまいません。

　たとえば、あなたが強迫性障害に悩んでいるとしましょう。土汚れや、バイ菌に対して不潔恐怖があるとしましょう。あなたにとっては、土の上で転げまわるようなことはありえないことだと感じるでしょう。では、これをもっと細かなパーツに分けてみましょう。この場合、ターゲットとするシナリオは、「ほんのひとつまみの土を白いシャツの上に置き、その布に触れながら、一日中生活する」というものです。そうすれば、あなたは「土のついたシャツ」を自然と着ることになります。このような細かなパーツに分けて、少しずつ体験の強さを高めていきましょう。

シナリオ	順位

10個のシナリオができたら、それらに1から10まで順位を決めてください。1がターゲットともっとも関係が薄いと思えるシナリオです。10は、あなたのターゲットをもっとも強く呼び起こすものになります。1から10の順位をつけることで、ターゲッ

トの内容に対して、段階的にふれることが可能になります。

　この表ができたら、あなたが「1」をつけたシナリオを、実際に体験する**時間と場所**を決めてください。あなたがエクスポージャー（その体験にさらされる）する時間は、「**ウィリングネスの『ものさし』のワークシート**」エクササイズで行ったように、自分で決めることができます。しかし、繰り返しになりますが、あなたがどのくらいその体験をしたいか（する気があるのか）という程度を安全に制限することはできません。どのような回避も、この場からはご退場願いましょう。コミットメントできるかどうかが（本章では「コミットメント＝関与」くらいの意味で捉えておいてください。第13章で詳しく述べます）、よくわからないようであれば、もっと小さなステップに落としてみましょう。あるいは、時間や場所を限定して、より細かなステップからはじめましょう。

　以下の空欄に、1つ目のシナリオについて、あなたがエクスポージャーしようとしている、「時」、「場所」、「時間」を記入してください。

_____

_____

_____

_____

　実際にエクスポージャーする間、これまで学んできたスキルを使うといいでしょう。まず、これらのスキルについて説明をします。そして、そのスキルを一覧表にして、エクスポージャーの最中に、自分が何をすればよいのか思い出せるようにしておきましょう。

　あなたは、自分の身体の感覚をよくわかっている必要があります。自分の感覚や情動が体のどこで生じているのか、感覚の状態や、それらがいつ浮かんで、いつ消えていくのかを感じましょう。あなたの身体を、頭からつま先までスキャンするように、あなたの感じているものがどこにあるのか、そして感じた後に、それがこころの中でどうなっているのか、自分自身がそれをどう思うのか、防衛やごまかしをしないで、その感覚を感じてください。ここでの目的は、ただ今の瞬間に存在し、進んで事に取り組むということなのです。他には何もありません。これは、不快な感じを弱めたり、少なくしたりする秘密の方法ではありません。たとえ、あなたの感覚に変化が生じたとしても、その考えに入り込んでしまってはいけないのです。

　自分自身をエクスポージャーしている間、あなたの周りを見渡してみて、周囲では何が起こっているのかを観察してください。もし、周りに人がいたなら、その人を見てく

ださい。周りに物があるなら、ビルや植物や木があるなら、それらも感じてください。あなたが、苦悩しているものを消し去るために、そうしてはいけません。大事なことは、あなたの体験にそれらを加えていくことなのです。今、ここであなたがもっている感情だけでなく、あなたの周りには、さまざまな生命や物体が存在するのです。

　自分の中にわいてくる考えを認めてください。ちょうど空に雲が浮かんでいるとき、その雲を眺めるような感じで認めるのです。考えに対して、何もしてはいけません。ただ現れ、消えていくのに、身をまかせてください。考えと議論してもいけません。考えを嘘だと否定したり、考えの言いなりになったりしてもいけません。ただ考えの存在を認め、ちょうどラジオから流れるBGMのようなものだと聞き流すのです。あなたの考えは、いろいろとささやいてくるでしょう。いろいろな考えが出てきますが、あなたの内側から出てきたすべてのものに対して「ありがとう」と感謝してください。

　過去と未来に引っ張られる感覚に注意してください。過去と未来についての考えとともに、今ここに存在することができますか。時計をチェックしているようなら、時間へのこだわりを手放しましょう。

　あなたを行動に駆りたてる衝動を感じてください。立ち去りたい、避けたい、引き剝がしたいような力の存在に気づいたなら、それらを積極的に、そして十分に感じるようにしてください。

　そして楽しみましょう。どんなことでもかまいませんから、この状況で新しいことをしてみるのです。つまらないことでもいいのです。冗談を言ったり、ご飯を食べたりしてもいいし、スキップをしてもいいです。頭の中でしりとりのような遊びをしてもかまいません。たとえば、周りに人がいるのなら、一番かっこ悪い髪形をしているのは誰ですか。今、この状況で何が一番おもしろいですか。ただそれらを感じてください。注意してほしいのは、これは気ぞらしではありません。大事なことは、今、あなたが苦悩していることに加えて、それ以外にも、いろんなことをするチャンスがある、ということを知ることです。自分のターゲットにふれている間にも、できることをもっと増やしましょう。

　もし、あなたが本当にウィリングネスを体現していたら、あなたのマインドが「これはできない」とか、「これはしてはいけない」と言っている声に耳を傾け、もっとそれができるかどうかについて考えてください（これは、あなたがそうすることに、ウィリングネスをもっているときに限ります）。たとえば、あなたが人前で、何か不安に感じるとしましょう。あなたのマインドが「不安になりすぎると、おかしな人に見えるよ」と言ったとします。そうしたら、実際にばかげたことをやってみましょう。帽子を裏表逆にかぶってみるとか、めがねを逆さまにかけてみるとか？　通りがかりの人に「今、何月ですか？」と聞いてみましょう。もし、マインドが「このままだと、気を失って倒れてしまいそう」というのなら、本当に地面に倒れ込んでみてください。そして地面に倒れて、横たわった自分の体にどんな反応が生じるかみてください。

このとき、あなたは、ずっと「観察者としての自己」として変わることなく存在していることを意識してください。その感覚が、あなたの体験とともにある、ということです（これを解離や回避をするために使ってはいけません）。

　これらのことに加えて、マインドが、あなたを回避によって「守ろう」とする小さなトラップ（罠）をよく観察してください。それらの回避を1つずつあるがままに感じましょう。これらすべてをある1つの目的のために行うのです。それは、今の瞬間に積極的に存在するということを練習するためです。仕掛けは一切なしです。これは、あなたの内的なプロセスを操るための新しい秘密のやり方ではありません。そんなものは、もう要りません。

　わかりましたか？　では、外に出てやってみましょう。あなたは、現実の場面で学んだスキルをすべて使い、十分に、そして防衛することなしに体験をするのです。最初に、制限を決めておきましょう。

　以下の欄に、あなたがすべきことを思い出せるようにリストアップしておきました。このリストに対して、この本で今まで取り上げてきたエクササイズを加えてもかまいません。あなたが考えや感情と距離をとって、それらをアクセプトしたり、「観察者としての自己」にふれたりするのに役立つエクササイズを加えてみてください。これまでに役立ったものなら、何でもかまいません。たとえば、あなたが広場恐怖に悩んでいて、第1段階は街角の1ブロック分をぐるっと歩くことに決めたとします。そして、不安が浮かんできたら、こんなふうに問いかけてください。「もし、この感情にサイズがあるならば、どのくらいの大きさだろうか？」「もし、この感情に形があるなら、どんな形だろうか？」と。

　あなたの考えや感情が、水面に落ち葉が流れるように過ぎ去っていくのを見たいのなら、こころの中でそのエクササイズをやってみてください。考えや感情を、3つのマインド・トレインにのせて走らせたいなら、やってみてください（ただし、その列車に、あなた自身が乗り込んではいけません！）。もし、自分の感情に包み込まれてしまいそうなら、第6章で学んだ脱フュージョンのエクササイズをするのもよいでしょう。第6章で、あなたが自分のために、新しく作ったエクササイズを思い出してください。直感が役に立つのなら、それも使っていいのです。その目的は何でしたか？　あなたがターゲットを操るのを助けることが目的ではありません。それが目的ならば、このエクササイズは何の意味もなくなってしまいます。ここで、私たちが助けようとしているのは、今までずっと苦悩し、避けていたことから距離をとって、それをあるがままにふれることです。

　このリストを持ち歩き、実際のエクスポージャーをしている間、時々見るようにしてください。あなたの身体やその感覚に注意を払ってください。それらを十分に感じられるスペースを作りましょう。

- あなたの周りにあるものに気を留めてください。あなたが今いる周りの環境をよく観察してください。

- 避けないでください。

- 考えに注意を払ってください。ただ、それらが浮かんでは消えるのを感じましょう。その考えの言いなりにならないでください。

- 過去や未来にあなたを引っ張る力に気づいてください。あなたが、今ここにいることを意識してください。

- 戦ってはいけません。

- 行動へと駆りたてたり、回避へと駆りたてたりする衝動に気づいてください。そうした衝動を感じるだけです。それ以外のことをしないでください。

- 何か新しいことをしましょう（それは遊び心のあるものがよいでしょう）。

- 「逆向きのコンパス」を使ってください（あなたが、進んでそうしようとするなら！）。

- これらすべてのことに注意を向けている自分を感じてください。

- 他にも、あなたがエクササイズの間にできることを書きましょう。

_____

_____

_____

- アクションを続けましょう。今の瞬間にいつづけるのです。回避をしてはいけません。

体験することに対して、自分が開いた姿勢をもち、それがもたらすことをアクセプトできていると感じるまで、1つ目のシナリオのエクスポージャーを繰り返しましょう。

これは、あなたの痛みがなくなるまで続けなさい、という意味ではありません。これは、痛みをなくすためのものではありません。あなたの思考、感情、衝動、身体感覚、記憶のすべてに、十分なスペースを作れるまで、繰り返しやってください。お客さんを自分の家に迎え入れるように歓迎するのです。すべてを包み込むように。

それができるようになったら（何度もエクスポージャーが必要かもしれません）、2つ目のシナリオに進んで、同じことを繰り返しましょう。もし、できそうにないレベルにまでになってしまったら、そのリストをいったん脇に置いて、この本の最後まで読み終えたときに、またこの頁に戻って、このエクササイズに取り組んでください。

このリストや、その他のリストを使えば、このプロセスをずっと続けることができます。ある時点で、シナリオはいらなくなるでしょう。アクセプタンスのスキルを十分に練習することで、毎日の生活にエクスポージャーを組み込むことができるようになります。そして、日々の生活そのものが、あなたにジャンプするチャンスを与えてくれるようになります。私たちが、「ライフからの質問」に「イエス」と答えるようになったとき、ライフは本当にすばらしいチャレンジを私たちに与えてくれます。私たちが望むよりも、少しだけ早めに、少しだけ多くのチャレンジを。そして、私たちは、そのようなチャレンジだって成し遂げることができます——そう、ウィリングネスさえあれば。

ジャンプをしたことが大切

この段階まで、あなたは本当によくやってきました。ウィリングネスに向けての最初のステップをあなたは踏み出しました。これまでとはまったく異なったやり方で、痛みを理解することへの最初のジャンプをしたのです。でも、あなたのこの成功をマインドに横取りされてはいけません。もっと完全なものにしていきましょう。「時間切れ」なんてことはありません。このレースに「ゴールライン」はないのです。ひとまず、今の時点では、最初のジャンプをしたということだけで十分です。

次の章では、これまでに学んだ脱フュージョンとマインドフルネス、そしてアクセプタンスのエクササイズすべてを活かして、価値ある、有意義な、活き活きとした人生を追求するためには、それらをどのように使えばよいかを学んでいきましょう。

第11章

〈これ〉が価値だ！

　〈私の人生〉という名のバスを、あなたが運転しているところを思い浮かべてください。普通のバスと同じように、路線の経路を進み、バス停で乗客を乗せていきます。そのバスの乗客は、あなたの記憶や身体の感覚、条件づけされた情動や、プログラムされた思考、これまでに形成された衝動です。乗客の中には、あなたが乗せたいと思うお客さんがいるでしょう。たとえば、一番前のあなたのすぐ傍に座ってほしいと思うような、小柄な優しいおばあちゃんのように。その一方で、乗せたくないと思うお客さんもいるでしょう。たとえば、別のバスに乗ってくれていたらと思うような、ゴツくて、見るからに怖そうな人たちのように。

　あなたは、この本を読みはじめたとき、このような乗ってきてほしくない乗客に注目していませんでしたか？　そのような乗客たちが、あなたの苦悩をより深刻なものにしているのです。そして、そのような乗客をバスから降ろそうとしたり、その外見を変えようとしたり、あるいは彼らをより目立たなくさせることに長い時間を費やしてきませんでしたか？　もし、あなたが強い不安や、耐え難い衝動、悲しくつらい感情に苦しんできたとしたら、あなたはそのバスを止めようとしたり、そのような乗客たちを降ろそうとしてきたのです。

　もし、そのような乗客をすべて降ろそうとしたら、あなたが最初にしなければいけないことはいったい何だと思いますか？　それは、バスを止めなければいけない、ということです。あなたは、自分の人生をいったん止めて、苦悩と戦うことになります。しかし、どんなふうに戦っても、そのような乗客たちはバスを降りてはくれません。その乗客たちは、それぞれ自分のこころをもっています。しかも、時間は1つの方向にしか進みません。2つの方向に進むことはありえません。一度、乗車してしまった痛みの記憶は、永遠にバスに乗っています。自分の脳を破壊でもしないかぎり、そのような乗客がバスを降りてくれることはないのです。

　乗客がどうにも降りてくれそうにないと知ったとき、私たちは最後のあがきとして、その見た目や外見に注意を向けます。もし、否定的な考えをもっているとすれば、その見た目の大きさを小さくしようとしたり、別のことばに置き換えたり、あるいはニュア

ンスを変えようとするでしょう。しかし、私たちは、時間の流れの中を生きる存在です。バスに乗っている乗客たちを変えたり、争ったりしても、それはただ乗客を増やすだけです。それは、まるで、ガラの悪そうな人たちに、少しでも見栄えが怖くならないように、スーツを着せたり、ネクタイをさせたりするようなものです。しかし、中身は、そのままの怖い風貌のままです。

　さらに、あらゆる手段をとりつくすと、たいていの場合、乗客たちと取引をしようとします。一番怖そうな客を最後部の座席に追いやって、そこに閉じ込めてしまうのです。そうしてしまえば、その乗客を見なくてすみそうに思えるからです。あたかも、彼らがバスに乗ってなんかいないかのようにふるまうことすらあります。そもそも、そのような乗客がバスに乗っているということを知ろうとしない方法をでっち上げることもあります。私たちは、そうやって回避するのです。あるいは麻薬などのドラッグに手を出してしまうことすらあるかもしれません。そうやって、打ち消そうとするのです。

　あなたは、不安やうつ、低い自尊心を隠そうとして、いろんなことをしてきたのかもしれません。「頼むから、おとなしく、じっとしていてくれないか」と思いながら。しかし、このような方法の代償はとても高くつきます。というのも、それはあなたの「自由」と引き換えだからです。あなたは、乗せたくない乗客を視界から遠ざけようとして、自分の自由を安売りしてきたのです。しかし、そうとは知らずに、あなたは「彼らが後部座席で、じっとしてくれていたら、私はどこへだって好きなところへ運転していける」と考えてきたのです。

　たとえば、あなたに社交不安があったとしたら、それを後部座席に追いやるために、評価や緊張を感じる場面で人に会ったり話をしたりすることを避けてきたのでしょう。誰かと話をしなければならない場面があるとその場から立ち去ろうとしたり、不安や緊張を隠そうとして、おどおどして話すことしかできなかったかもしれません。そうしてきたのも、社交不安という恐ろしい乗客の醜い顔を見ないようにするためだったのです。

　しかし、こうしたやり方がある程度うまくいったとしても、それには大きな代償が伴います。乗客に気を取られながらバスを運転することになれば、あなたは「私の人生」という名のバスのコントロールを失うことになります。この本の表紙に書いてあるように＊、私たちは、あなたにある約束をしました。「あなたのマインドから解き放たれて、あなたのライフに生きる、ということは可能なのです」と。今、あなたには、それができます。少なくとも、あなたのマインドを変える必要はないのです。

　ただし、この約束を果たすには、もう少し時間がかかります。私たちは、今まで長い道のりを走ってきました。その中で、不快な客を降ろそうとしたり、その外見を変えよ

＊訳注）この本のもともとのタイトルは、Get Out of Your Mind & Into Your Life（あなたのマインドから解き放たれて、あなたのライフに生きる；「マインドの沼から、ライフの海へ」）というものです。この「マインドの沼から、ライフの海へ」というフレーズが重要であることを念頭に、この本をお読みいただけますと幸いです。

うとしたり、見ないようにしたり、彼らと取引をしたりしない、別の方法を模索し、それを育んできました。たとえば、そのような回避をする代わりに、あなたはアクセプタンスを学んできたのです。信じたり、疑ったりする代わりに、脱フュージョンとマインドフルネスを学んだのです。恐ろしい未来を考えたり、悲しい過去を振り返ったりする代わりに、「今、この瞬間」にふれることを学んできたのです。そして、マインドが「こうなるべきだ」と言うような自分になる（つまり、「概念化された自己」になろうとする）代わりに、あなたは「モノがない（no-thing）自己」（観察者としての自己）の存在に気づくことを学んできました。

　ここまで、この本を読み進めていくなかで、活き活きとした「今、この瞬間」にふれ、その乗客たちと距離をとりながら、そしてそのまま彼らを運びつつ、「私の人生」というバスを快適に運転する方法について多くのことを学んできたのです。あなたは、もう乗客と秘密の取引をして、彼らにバスの行路を邪魔されない方法をすでに多く手にしているのです。そこで、この章とそれに続く2つの章では、いよいよ、あなたは人生のもっとも中心にある問題に取り組むことになります。

　一般的に、どんなバスにも「行き先」がバスの先頭に表示されています。そして、そのバスに乗り込んだ人たちは、その行き先に連れていかれることになります。その「行き先」を決めるのは誰でしょう？　乗客でしょうか？　乗客があれこれ行きたい場所を運転手に言って、それで行き先が決まるでしょうか？　そうではありませんよね？　そのバスの行き先を決めるのは、バスのオーナーとその運転手です。そうです。今が「私の人生」というバスをどこに向かわせたいのかを見極める「そのとき」なのです。あなたは、その「行き先」をどこにしますか？　あなたの進むべき道はいったい何でしょう？

選択された人生の方向としての価値

　最初に1つ注意をしておきましょう。今から、あなたは、この本の中で、もっとも難しい箇所に進んでいくことになります。あなたのマインドは、これから私たちが一緒に行うすべての事柄に対して、耳を澄まし、目を凝らすでしょう。そして、あなたのマインドは、それらすべてに口を挟もうとするでしょう（いつものことです！）。価値とは、純粋に言語だけのものではありませんが、（少なくとも一部は）ことばで明示される必要のあるものです。つまり、これは、ことばの破壊的な働きと、ほんの紙一重のところにあることを意味します。あなたのことばの臓器（つまり、あなたのマインド）は、あなたがこれからしようとする重要な作業の意味について、「そんなことは意味がない」と主張してくることもあるかもしれないのです。

　たとえば、あなたは、この作業について、とても重苦しい感情を感じたり、無力感や無意味さを感じはじめるようになると、自分がどこにも行き場を失い、棒切れの先にし

がみついているように感じたり、考えたりするようになるかもしれません。そうしたら、作業をひとまず中断しましょう。このように感じたり、考えたりするのは、マインドが主導権を握りだしたサインです。もし、第11〜13章を読み進めるなかで、こうした感情が浮かんだら、少し前に戻って、この本でこれまで学んだ方法を総動員して、もう一度、この章の最初からやり直してみましょう。そうして2回目に読んだときには、あなたの心理的なフック（引っかかり）を外して、距離をとれるかどうかをみてください。価値は、活き活きとしたもので、人を鼓舞させ、活力を与えるものです。価値は、あなた自身を叩くための心理的な「こん棒」ではありませんし、何かを評価するための「ものさし」でもありません。

　「私の人生」というバスの先頭にある「行き先」は「価値」をあらわしているのです。価値とは「選択された人生の方向」です。ただし、このシンプルな定義をよりよく理解するには、「方向」とは何か？　そして「選択」とは何か？ということを理解する必要があります。

◆方向

　価値とは、単なることば以上のものです。それを理解しやすくするため、もう一度、あなたの人生をバスに見立てるメタファーを使って話を進めます。それでは、あなたのバスが、谷間の広い平原の中のでこぼこした道を走っている様子をイメージしてください。周りに見えるのは、遠くの山々や丘、木々、岩などです。近くには、池や低木、牧草地、岩、小川が見えます。そして、そのバスにはコンパスが備えられています。

　まず、あなたは、バスの向かう方向を決めなければいけません。たとえば、「東に行く」ことにしたとしましょう。あなたは、コンパスを見て、バスの進路を東に変えました。その道はつねに真東の方向とはいきませんが、東の方向に向かって続いています。あなたはバスを走らせ、その道の終わりまで来ました。そこからは、何本かの別の道が続いています。それを見て、あなたは、東の方向に進む道を選び、さらにバスを走らせます。

　では、あなたが実際に、いつか東にたどり着くのでしょうか？　東に着いたということをどうやって知ればいいでしょう？　「東」という方向が終わるのはいつでしょう？　いつか東の最果てにたどり着けるのでしょうか？

　あなたが、どこか決まった場所に行こうとするのでなく、ただある方向を目指しているだけだとしたら、その答えは「私は、永遠に東にたどり着くことはない」となるでしょう。方向というは、それをつかんだり、どこかに着いたりするような「得る」ものではないからです。

　同じように、価値とは、一瞬一瞬の時間を紡ぎあわせて、1つの意味ある道のりを作り出すような意図的な性質をもつものなのです。

　それは、一瞬一瞬についての出来事ですが、決してモノのように所有することはでき

ません。それは、価値が、変化しないモノとしての性質をもつものでなく、次々に広がり、展開していく性質をもつからです。別の言い方をすれば、価値は、動詞や副詞であって、名詞や形容詞ではありません。それは、あなたがすること、あるいはその行いの性質であって、あなたが所有するモノではありません。もし、価値がそのようなものであれば、それは永遠に終わることはありません。価値に終わりはないのです。

　たとえば、あなたの価値のひとつが「愛情のある人でいること」だったとしましょう。これは、あなたが誰かを愛して、数カ月愛情を注いだら、それでおしまい、ということではないでしょう。それは、家を建てたり、学位をとったりするのとは違います。愛することは、それ以上のことです――それはずっと永遠に続くものです。愛することとは、方向であって、モノではありません。

　もう少し、価値について探索を続けたら、またバスのメタファーを使って考えてみましょう。その前に、最初の問いに答えるために「選択」について定義をしましょう。

◆選択

　「選択」と「理由づけされた判断」とは、同じものではありません。判断をするとき、あなたは、自分のマインドと一緒になって、いくつかのものを比較する評価の能力を使い、自分の望みに応じて、その中のどれか1つを取り出そうとします。たとえば、魚の脂は心臓に良く、長生きしたいので、夕食には脂っこいハンバーガーではなく魚を食べることに決める（たとえ、ハンバーガーのほうが好きで、値段も安かったとしても）ということです。これは判断です。今、味や値段、長生きすることなど、いくつかの条件を吟味して、どちらがよいかを考えました。魚は、すごくおいしくはないけれど、普通に食べられるし（もし、ひどい味なら、判断は変わっていたでしょう）、ちょっと高いけれど、別に問題にならない程度だから（あまりに高ければ、健康のことがあっても、ハンバーガーを選んでいたでしょう）、あなたは、健康でいたいから、魚のほうが体に良いと考えたから、魚に決めたのです。

　判断の90％は、おそらくうまく機能するでしょう。いくつかの選択肢の中から、論理的にある1つのものを取り出すという能力は、とてもすばらしいものです。この能力こそが、地球上で、人間がこんなにも繁栄を遂げてきた理由だからです。しかし、場合によっては、この判断がうまく働かないことがあるのです。ある場合には、判断がこれっぽっちも機能できないこともあるくらいです。

　判断がまったく機能できないということのひとつが、価値なのです。その理由はこうです。判断は、必ず評価のものさしを使って、別のアクション・プランと比較することを必要とするからです。たとえば、さきほどの例では、「健康な心臓」が1つのものさしになっていました。形あるモノに定規を当てるように、魚とハンバーガーに「健康な心臓」というものさしを当てることはできます。これは、どんな評価の場面でも同じです。どのものさしを使うかを決めたら、その中で一番良い選択肢を取り出すことは、純

粋に知的な判断の問題です。

　しかし、ものさしそのものはどうでしょうか？　それは、どうやって決められたのでしょうか？　1つのものさしを取り出すこと自体が判断です（実際に、そういうことはよくあります）。つまり、ものさしは、他にもたくさんあるということです。これは、ある目的が別の目的の手段になっている場合に起こります。たとえば、あなたは、「健康な心臓」というものさしを使う場合、それを使う理由はそれ自体が目的だからではありません。そうではなく、心臓が健康であれば、より長生きして長寿をまっとうできる可能性を高めてくれるからです。しかし、そのものさしは、どうやって決められたのでしょうか？「長寿をまっとうし、健やかに生きる」ことを選ぶこと自体は判断なのでしょうか？　もちろん、それが判断であることもあるでしょう。しかし、もしそれも判断ならば「長寿をまっとうし、健やかに生きる」ことを測る、別のものさしがあることになります。なぜなら、定義の上では、判断は「2つ以上の選択肢から1つを取り出す」ために、必ず評価のものさしを必要とするからです。

　今ここで考えてきたことを振り返ってみてください。何が起こっていますか？　こうした判断は際限なく続いていくことではありませんか？　最終的に判断は、あなたがどのものさしを取るべきかを教えてはくれません。というのも、判断は評価のものさしを当てはめることが必要だからです。しかし、いずれにせよ、最初にどれか1つものさしを決めなければいけません。

　一方、価値づけることは、その際限のない繰り返しに終止符を打ってくれます。価値は、判断ではないからです。価値とは選択だからです。選択は、いくつかの選択肢から理由と一緒に選ばれることもあるでしょう（あなたのマインドが、理由を生み出したとしても、それは特別なことではありません。マインドは、すべてのことに口を挟むものですから）。しかし、その選択は何らかの理由のために行われるものではありません。つまり、その理由で説明がついたり、正当化されたり、うまく関係づけられることによって、選択が行われるわけではないのです。何であれ、選択は評価ということばのものさしと関係づけられないものなのです。別の言い方をすれば、選択は、複数の選択肢から距離をとりながら、どれか1つを選ぶという行為です。それは、選択肢の中から、ことばに導かれて選ぶ（＝判断）のとは違うのです（少し、わかりにくい話かもしれません。なんとなく「しっくり」こなくても、そのまま先へと読み進めていってください）。

　普段、私たちは、こうしたことについて、それほど考えることはありません。それには、もっともな理由があります。マインドは選択が嫌いだからです。マインドは評価のものさしをどのように使うかを知っています。事実、このマインドの働きが、人の関係づけの能力を進化させた一番の立役者なのです。しかし、マインドは、ひとつひとつの意思決定すべてを意義深いものにする最終的な「方向」を選ぶことはできないのです。

　ことばをもたない生物の場合、選択肢の中から選ぶという行為は、すべて「選択」になります。そうした生物は、字義どおりの判断を下す言語的な道具をもたないからです。

実験室の中でこうした問題を研究している科学者たちは、彼らの選択について理由を考え、それが合っているかどうかを実験しています。しかし、動物は科学者がことばで思考した「理由」に導かれて行為をしているわけではありません。動物は単に選んでいるのです。それと同じで、私たちも、神様のように、自分の人生すべてについて、どんなに細かなことでも知っていて、それらの影響をどのように解釈すればよいのかも知っているなら（つまり、人間が全知全能なら）、人生のある時点で、自分がなぜその選択をしたのかという理由を説明できるかもしれません。しかし、実際には、私たちは神様でない以上、どうしたって単に選択しているだけという場合があるはずです。

つまり、人間は地球上の他の生物が、いとも簡単にやってのけていることを意識的に学ばなければいけないのです。たとえ、おしゃべりなマインドが、私たちのなすことすべてに永遠に語りかけてくるとしても。選択をしないで生きていくことはできません。というのも、選択をしなければ、私たちは何かに価値を置くということができなくなるからです。

「選択をする」ということは、どういうことなのか？

「選択をする」ということは、いったいどういうことなのでしょうか。まずは、とても簡単なものからはじめてみましょう。以下に、2つの文字があります。どちらかを選んでください。

あ　　わ

（ここからちょっと、ややこしくなりますが）次の質問をされたとき、あなたのマインドがどのように語りかけてくるかを注意深く観察してください。「どうして、そっちを選んだのですか？」

たいてい、あなたのマインドは何らかの「理由」をささやいてきたことでしょう。しかし、今、ここで、あなたの脱フュージョンのスキルを総動員してみましょう。その考えに注意を向けながらも、距離をとって、どちらか1つを選ぶことができますか？　第8章でやったエクササイズを思い出してください。ことばによって表現されたルールを読みながら、そのルールとは別のことをするエクササイズをしましたね。ここでも、それをやってみるのです。

今度は、あなたが意識する「理由」をたくさん用意しました。以下に2つの文字があります。次の文章を読んで、「あ」か「わ」のどちらか1つを選んでください（判断ではなく！　距離を置いて、アクセプトしながら、マインドフルに、開かれた姿勢ですべての理由を意識しながら、すべての理由とともに、そして（矛盾しているように聞こえるかもしれませんが）それらすべての理由とは無関係に、どちらか1つを選びましょう）。

それでは……左の字を選んで。いや、右の字を選んで。いや、左のほうを選んで。いや、右のほうを選んで。いや、左を選んで。いや、右を選んで。いや、左を選んで。いや、右を選んで。いや、左を選んで。いや、右を選んで。

　はい、では、ここに2つの文字があります。どちらか1つを選んでください。

あ　　わ

　どうでしたか？　マインドのおしゃべりに惑わされず——つまり、防衛せずに、裸になって、風にまかせて、マインドのおしゃべりの言いなりにならずに、あるいは抵抗せずに——どちらかの文字をただ選べるまで、これを繰り返しましょう。

　「右を選んで」、「左を選んで」という指令をマインドに言わせる、この単純なテストをクリアできたなら、もう少し重要な選択についても、あなたのマインドが生み出す理由とともに、選ぶことができないでしょうか？　脱フュージョンのスキルを使えば、一方が「重要である」、もう一方が「重要ではない」と言われるものであっても、さきほどと同じように選択することができます。

　では、やってみましょう。2つの文字から1つを選ぶ「理由」を思い浮かべましょう。もちろん、これはお遊びの選択ですから、ふつう、そんなことをするのにいちいち理由などありません。しかし、ここでは、エクササイズの目的を思い出して、あなたの言語マシーンをフル回転させて、いくつかの理由を考え出してみてください（たとえば、「自分の名前の一文字だから、〈わ〉のほうがいい」、「〈あ〉は、アクセプタンスの〈あ〉だから」、「右利きだから、右にしよう」、「左は心臓があるから、やめておこう」など）。2つの選択肢から1つを選ぶ理由をいくつか書いてください。

左の「あ」を選ぶ理由　　　　　　右の「わ」を選ぶ理由

_____　　_____

_____　　_____

_____　　_____

_____　　_____

_____　　_____

では、もう一度、このたわいもない選択をしてみましょう。自分で書いた理由のリストを読んで、それぞれについて考えてみてください。マインドが、また新たな理由を生み出したら、それらについても、よく考えてみてください。その理由は、どれも考えであることを意識してください。それらに逆らわないでください。従いもしないでください。ただ、それらに注意を向けてください。では、2つの文字のうち1つを選んでください。

あ　わ

　あなたのマインドが何と言おうと、どちらかをただ選ぶことができるまで、これを繰り返してください。これは「あなたのマインドに反抗しろ」と言っているのではありません。もしマインドに反抗などしようものなら、それは逆効果となります。それは、ピーナッツを鼻に入れて遊ぼうとする子どもが「何してるの！　やめなさい！」と言われると、逆におもしろがって、それをもっとやるようになるのと同じです。このようなとき、あなたのマインドは主導権を握っているのです。それは、単に見た目が変わっただけにすぎません（逆に言うと、このことが「反抗も、服従も、本質的には『選択』ではない」ということの意味です）。ここで重要なのは、そうした心理的な事柄や内容のすべてにただ注意を払って、そして、理由に同意するでもなく、反対するのでもなく、それらの理由とともに、1つの文字をただ選ぶということなのです。

　マインドは、このエクササイズをとても嫌います！　というのも、マインドは、すべての選択肢に対して、何らかの理由づけを生み出し、それを当てはめようとするからです。ですから、マインドには、この話は理解できないのです。しかし、〈人〉にはそれができます。〈人〉というのは、ことばのレパートリーの寄せ集め以上のものだからです。

　この短いエクササイズでは、無意味に思えるような選択について取り上げました。しかし、価値は無意味なものではありません。ですから、マインドのおしゃべりは、もっと大きくなるでしょうし、その理由づけはさらに強力になるでしょう。しかし、やるべきことは同じです。あなたは、自分がそうなりたいと望むことを何だって選ぶことができるのです。それは誰も止めることはできないのです。

「価値」と「価値ではないもの」

　次の2つの章では、あなたの価値について細かくみていきます。自分の価値がどのようなものなのかを明確にする方法を学んでいきます。そのため、この章では「何が価値で、何が価値ではないのか」を簡単に説明するだけにとどめておきます。くどい作業になりがちなのですが、価値のプロセスはマインドにはとても理解しづらいことなので、

それをする意味があるのです。価値は単なることば以上のものです。しかし、マインドはそれを非難します。そして、いつものやり方で、評価や予測の関係を当てはめて、価値を歪（ゆが）めてしまうのです。ですから、十分に気をつけてください。

◆価値は「ゴール」ではありません

ゴールは、価値に沿った道を歩くなかで「得られるもの」です。ゴールは、具体的で、達成することのできる出来事、状況、そして物です。それは、完成させたり、所有したり、終わらせたりできるものです。ですから、ゴールは「方向」とは違うものです。ゴールを方向と同じだと捉えてしまうと、ゴールを達成した時点で、その人の前進は終わることになります。

このようなことは現実にはよく起こります。学位を取ったり、結婚したり、職場で昇進した後に、うつになる人がいます。そうなってしまうのは、ゴールと方向を混同してしまうからです。学位を取得すること自体が目的だとしたら、卒業と同時に、人生の方向を大きく見失ってしまうのは当然です。学位を取っても、そのこと自体が目的であったり、それが他のゴールを達成するための手段だったりしたら（たとえば、自分自身をもっとよく見せるなど）、それは達成によってごまかされているだけにすぎません。

ゴールと価値の区別が明確にできれば、ゴールはとてもすばらしく、力を与えてくれるものになります。方向が定まった後なら、ゴールはあなたが道を歩み続ける際に進むべき道を示すポイント（道標）になってくれるでしょう。コンパスだけを携えて、山や丘、木々や岩に囲まれた谷間に立っているとき、ゴールはあなたの進路を指し示す目印となり、あなたがその方向に進むことを助けてくれるでしょう。スポーツにオリエンテーリングというものがありますが、それは価値を探求するプロセスとよく似ています。オリエンテーリングをする人は、コンパスと、目指す方向の手がかりとなる自然や人工的に作られたヒントを頼りに、地図上のポイントからポイントへと自分の進む道を見つけていくからです。

これと同じように、人を助けることに価値を置く人は、学校に行ったり、資格を取得したり、人を助けることのできるより良いポジションを得ようとしたりするでしょう。資格を取ったら、その資格に関してではなく、人を助けるという価値に関して、とても興味深く、あなたの人生に意味を与えてくれるようなことが次々と起こることでしょう。

そのようにゴールを使うのなら、目の前に見える達成可能なゴールと、より遠くにあるゴールの両方を決めるようにすることが有益でしょう。一歩先にあるゴールは、歩みはじめるときに役立ちます。しかし、あなたが前進することを学ぶにつれ、目の前にあるゴールは、あなたの人生を導く目印としてあまり役に立たなくなります。しかし、山の向こう側にあるようなゴールは、近いゴールを補うために役立ってくれます。ですから、スタートの段階では、具体的で短期的なゴールを設定し、前進することが軌道に乗ってきたら、より中期的な目標を立てることが効果的です。

◆価値は「感情」ではありません

　その人のすべてが選択だとしたら、きっと、そのときの体験は私たちに価値を教えてくれることでしょう。というのも、価値に沿って選択をしたとき、何らかの感情がわき起こることは、よくあることだからです。少しずつ、自分の価値に沿って生きられるようになると、そのときにわきあがる感情に気づくようになります。たとえば、たいていの人は、自分の選んだ価値に沿ってアクションしているときには活き活きした感じがするものです。ただし、これは「価値＝感情」であるということを意味してはいません。ましてや、価値とは、短時間で気分が良くなるためにする行為でもありません。

　薬物依存の人は、薬を使っているときは良い気持ちになります。しかし、気分がハイになった状態がその人の価値である、ということにはなりません。もし、その人が他者と親しくあることに価値を置いているが、その方向に進もうとすると、怯えたり、弱さを感じたりするとします。彼は、その感情がイヤで、薬やアルコールをまた手にしてしまいます。もし、この人が薬やアルコールをやめて、価値の方向に歩み出したとしたら「良い気持ち」になることはないでしょう。逆に、彼は怯えや虚無感を感じることになるでしょう。つまり、価値ある方向に歩むことは、自分にとって「良い気分を感じる（feel good）」ようにすることではありません。そうではなく、「よくやる（work good）」あるいは「よく生きる（live good）」ようにすることなのです。

　価値を感情と考えてしまったり、感情そのものに価値を置くことには、もうひとつの問題があります。そして、その問題については、次の第12、13章で検討していきます。感情は、あなたがもつことのできるものです。しかし、価値は、定義上、もつことができないものです（以前検討したように）。さらに、感情は自分でコントロールできないものでした。一方、「方向を選ぶ」ということは自分でコントロールできることです。こうした理由からも、「自分が良い気分をもつことは、私にとって大切な価値だ」というのは、価値を誤って理解していることになると言えるのです。

◆「痛み（苦痛）」と価値

　「良い気分」と「価値」との結びつきより、さらに見えにくいものとして、「痛み（苦痛）」と「価値」の結びつきがあります。たとえば、パーティーに行くことを考えると、緊張して震えてしまう対人恐怖の人がいるとしましょう。なぜ、そのように感じてしまうのでしょう？　なぜなら、他者とのつながりというものが、その人の価値だからです。他者との接触がなんら重要でないとしたら、そもそもこの人は対人恐怖などにはならないでしょう。というのも、痛み（苦痛）は、自らを価値へと導くガイドの役割を果たしてくれるからです（そのため、この本の前半部でアクセプタンスに重きを置いて説明してきました）。しかし、逆もまた真なりです。つまり、価値には痛みが伴います。痛みを感じないで何かを大事にすることなどできません。実のところ、価値は、あなたのもっとも根っこの部分にあるものなのです。

あるACTのクライエントが、治療セッションで「私にとって、家族、恋人、子どもは、たいして重要なものではありません。そういうものは、自分の人生にとって、どうでもいいことなんです」ということを話していました。しかし、その数週間後、そのクライエントはこう言いました。「私はなんて嘘つきなんだ。自分にまで嘘をついていたなんて……」と。そして、彼はこんなことを話してくれました。彼がバーガーキングでハンバーガーを食べていたとき、ある家族連れが隣のテーブルに座りました。お母さん、お父さん、そして2人の幼い子どもという家族でした。彼は、ハンバーガーから顔を上げて、その家族に目をやったとき、涙があふれてきたと言うのです。そのとき、自分が家族や子どもを何よりも望んでいることを悟った、ということなのです。彼は、両親に虐待され、信頼する人の裏切りにあったという体験のせいで、やさしく信頼で結ばれている家族を強く望まないようにしてきたのです。というのも、そうした望みが自分にあると認めてしまえば、激しい痛みや孤独感も同時に感じることになるからです。しかし、彼はその後、自分の価値を認めることによって、前に進むことができ、そして家族をもつことができました。もちろん、そのとき、恐怖や孤独感に対するアクセプタンスのスキルを使い、自分の望む人生の方向に進むためのガイドとして自分の価値を使ったのでした。

◆価値は「結果」ではありません

価値に沿って人生を送ることが、すばらしい結果をもたらすことがあります。しかし、価値は、現実の世界で「あなたが望むものを手に入れる」ためのコソコソした手段ではありません。価値は、方向であって、結果ではありません。

このことを理解するには、台所のボウルに水をためて、その水に重力がかかっている様子をイメージするとよいでしょう。重力は、上方向ではなく下向きにかかります。重力は、方向であって、結果ではありません。その方向に流れる水路があれば（たとえば、ボウルに穴が開いているなど）、その方向に水は流れていきます。しかし、どこにも出口がなければ、水は流れ出したりはしません。そのような場合、外から見れば、そこにはまったく「方向」などないように見えるでしょう。しかし、ずっと方向は存在し、機会さえあれば、それは姿をあらわすのです。

価値とは、まさに重力のようなものなのです。あなたは、自分の父親と愛情のある関係をもつことに価値を置いているとします。しかし、お父さんは、あなたに一切かまおうとしません。手紙は無視され、電話をしても、家に行っても居留守を使われてしまいます。ボウルに入った水のように、あなたが送ったバースデー・カード（読まれようと読まれまいと）や、お父さんについてどのように思っているかという発言といったわずかな「雫のしたたり」以上に、他の人が見てもはっきりとわかるようなかたちで、あなたの価値があらわれることはほとんどないでしょう。しかし、ボウルに入った水のように、価値はずっと存在し続け、もっとはっきりしたかたちになって、それがあらわれる

機会を待っているのです。もし、きっかけさえ訪れれば――たとえば、ある日、お父さんが電話をかけてきて、あなたに会いたいと言ってくれたら――価値は、もっと見えやすいかたちで、姿を見せることになるでしょう。

◆価値は「私たちの道がいつも真っすぐである」と言っているわけではありません

あなたが、広い谷底のぬかるんだ道を東に向かうバスに乗っているとしましょう。その場合、時々、自分がどの方向を向いているのかわからなくなる瞬間があると思います。誰かが、その旅をずっとスナップショットにおさめたら、東に向かう旅であったとしても、バスは北や南、時には西を向いていることもあるでしょう。

道は、つねに真っすぐではありません。時に障害が立ちはだかり、あなたが望む方向に進むことを阻みます。愛情に満ちた家族を作ることに価値を置く人でも、どうしても離婚しなければならなくなることがあるでしょう。そうした状況で、家族を愛するという価値は、子どもに悪い影響を与えないように、あなたと相手との間で対立を避ける、あるいは別れる相手に平等に財産分与をするといった、限られたかたちでしか示せないでしょう。しかし、時間をかけることによって、家族を大事にするという根底にある価値がはっきりとしてくることもあるのです。雪原に残された足跡が示すように、たとえ道が真っすぐでなかったとしても、確かにその足跡は東へと向かっているのです。

道は、つねに真っすぐではありません。なぜなら、私たちが人間だからです。東へ行こうと思っても、意識が横道に逸れて気づけば北に向かっていたというように。薬物依存からの回復途中で、節度をもつことや人を助けることに価値を置く人でも、やはり再発してしまうことがあります。その人のマインドは「ほら、見たことか。東へなんか行けてないじゃないか。おまえは嘘つきだ。何をやってもダメなんだ。誰にも信用されないさ！」と叫んでいるかもしれません。それは「結局、おまえは北に向かっているんだ。いつものことだろ。東に行くことなんて、おまえにはできやしないのさ」と烙印を押すかのようです。こうした状況では、その人がやるべきことは、自分のマインドに感謝して、再発による悲しみや痛みを感じて、そしてまた東に向きを戻して少しずつでも進んでいくことなのです。

◆価値は「未来」の話ではありません

谷間の平原に戻りましょう。あなたが東に向かおうと決めた瞬間から、あなたがとったすべてのアクションは、そのように決めたことの一部になっています。あなたは、コンパスを見ました。これは、東に行くことの一部です。今、向かっている方向に気づくこと、これも、東に行くことの一部です。きっと、あなたは北に逸れていることにも気づくでしょう。これも、東に行くことの一部です。そして、東の方向に戻るまで右に進路を変えたりします。この進路修正も東に向かうことの一部です。そして、あなたは次

の一歩を踏み出す、これも東に向かうことの一部です。また、さらに一歩を踏み出す、これもより東に行くことです。そう、これらはすべて、「東に行くこと」なのです。

あなたが次のように質問されたとします。「東に向かうことを選択するのも含め、今までのすべての瞬間のうち、東に行くことはどの瞬間でしたか？」。考えられる唯一の答えは「どの瞬間も。全部です」――というのも、どれも比べようがないからです。この答えがもつ示唆深い点は、ある価値を選んだ瞬間から、あなたは価値に沿った道を歩き出している、ということなのです。また、あなたは「今を生きる」という価値の恩恵を受けているということなのです。価値は「未来について」の話のようにみえますが、実は、まさに「現在について」のことなのです。

あるいは「結果＝プロセス。なぜなら、プロセスがそのまま結果になるから」と言えるかもしれません。あなたの価値は、それ自体があなたの求める「結果」であって、あなたはその「結果」を今すでに手にしているからです。なぜなら、価値は、あなたが今を生きるプロセスに活力を与えるものだからです。その方向に向かう途中で、あなたが踏み出すすべての一歩は、そのプロセスの一部なのです。一度、あなたが価値を選択したら、あなたがその方向に向かって進むプロセスは価値そのものになるのです。方向を選択することで、進むべき一貫した旅の道筋がわかるのです。そして、それこそが価値ある旅となります。あなたの人生は、あなたの価値によって活力を与えられます。これは終わりのない旅です。その旅は、文字どおり「終わり」が問題なのではなく、あなたが行くと決めた道を進んでいく、ということが重要なのです。

たとえば、あなたが人を愛することに価値を置いているとしましょう。これは果てしなく続く旅です。どれだけ誰かに（何かに）愛情を注いだとしても、愛することに終わりはありません。この旅路がすばらしいのは、それが未来のことではないからです。あなたは、今、人を愛するという人とのつながり方を大事にして生きているのです。今、まさに、この今も。しかし、今、そうしているからといって歩みを止めてはいけません。価値は終わりのない方向なのですから。

◆価値と失敗

価値には「責任（responsibility）」が含まれます。これは、あなたには、いつでも反応する能力がある（応じる-ことが-できる；the ability to respond）ということを意味します。あなたがつねにできることは価値づけることです。たとえ、あなたの価値が目に見えるようになるには、現状ではわずかしかないような状況でも（ボウルに入った水のように）。しかし、たいていの場合、何かできることはあるものです。選択した価値に沿って生きることに躓いても、価値づけられた方向に向くことはできます。道路標識によって、誤った脇道に入ってしまったとしても、あるいはうっかり道路脇の土手に落ちてしまったとしても、価値は進むべき道を照らすライトのように、私たちを元の道に戻してくれます。そのときの失敗の痛みは、私たちが新たなスタートを切る支えとな

るのです。

　つねにどんなときでも価値に沿って生きていける人などいません。ですから「つねに価値に沿って生きられないから、私はダメな人間なのだ」と悩む必要などありません。このように自分をやりこめるために価値を使っているとすれば、あなたは「私は価値に沿って生きられない」という考えを「買う」ことをしている（考えを鵜呑みにしている）、と言えます。実際には、ただちょっと脇道に逸れてしまっただけなのに……自分がそうなったと思ったときには、次のような質問を自分に問いかけてみてください。

　　　　　その考えを「買って」、あなたはどうしたいのですか？
　　　　　　そうすることの価値は、何ですか？
　　　　　　　　　　正しくあること？
　　　　　　　　ゼッタイ、失敗しないこと？
　　　　　　　決して、弱さを見せないということ？
　　　　それは、あなたが、人生についてこうありたいと願うこと？

　もちろん、そうではないでしょう。それならば、あなたは、うまくいかないことについてマインドがぐちぐちとなじることに対して責任をもちましょう（それに対して「応じる-こと-ができる」はずです）。その痛みをそのまま感じるのです。そして、そこから学びましょう。それから、先に進んでいくのです。
　自分に限界を感じたり、恥や罪の意識を感じたりしたら、今こそ、そうした瞬間に浮かぶマインドのおしゃべりをそのまま受け止めるために、脱フュージョンとマインドフルネスのスキルを使いましょう。わきあがる痛みを受け止めるためにアクセプタンスのスキルを使いましょう。そして、自分が選んだ方向に立ち戻るために、もう一度選択をしてみましょう。そうすれば、あなたは再び、自分が選択した方向に進んでいくことができるはずです（その状況が許せば）。

　◆価値はいつも「完全」です
　ここで、価値についての「うれしい」お知らせをしましょう。究極の価値というのは、その人にとって「完全である」ということです。ここでの「完全（perfect）」というのは、「良いと評価される」ということではありません。Perfectのもともとの意味は、「完全に作る」、あるいは「全体」という意味です（ラテン語で、"per"は「完全に」を、"fect"は「作る」を意味します。ファクトリー（工場）と同じ語源です）。あなたが、自分の価値を壊れるものや欲するものだと考えていたら、それは価値ではなく「判断」です。
　仕事をもっている女性が「仕事に価値を置きすぎて」、なかなか家族との時間がとれないと嘆いているとしましょう。明らかに、彼女は、仕事に加えて家族と一緒にいるこ

とに価値を置いています。彼女がやるべきことは、この2つの価値のバランスをとり、うまく統合する方法を見つけることです。彼女の価値は完全です。変えるべきなのは彼女の行動にすぎないのです。

　あなたが進んで価値づけをするなら、決して「負ける」ことなどありません。喜びは、旅の中にあって、その「終わり」にはないからです。あなたの価値は、あなたが知るかぎり完全なのです（これは、価値が不変であるというのでなく、評価と無関係であるということです）。それには欠けているものは何ひとつありません。ここで問題になるのは、どのように生きるか、どのように、瞬間瞬間、そして一日一日、自分の価値に沿った行動を忠実に行っていくか、ということなのです。

　たいてい心理的な問題解決（心理的なゲーム）は、ポジティブな結果を手にしたときに「勝利」したと捉えます。しかし、マインドは、つねにもっと多くのことを要求してきます。あなたが「勝利」しても、マインドは次のゲームで「勝利すること」をいろいろ心配します。最近の新聞に、このことをよくあらわしている世界トップクラスのアスリートの話が掲載されていました。彼女は、その試合で世界一になり、世界大会で2回連続して金メダルをとりました。運動競技でこれだけのレベルに達することができるのは、地球上でもほんの一握りの人しかいません。しかし、2度目の金メダルをとった後、彼女はうれしさや満足よりも、まず恐怖を感じるようになったといいます。どうしてなのでしょう？　それは、彼女が、翌年の試合に勝てないかもしれないと恐れたからです。

　マインドとは、そのようなものです。そのようなマインドのやり方は、この先も変わることはありません。つまり、マインドは、評価し、予測し、比較し、それによって心配する「臓器」なのです。しかし、価値は、そうではありません。価値の選択に一歩踏み出したときから、あなたは、まさに「選択」という人生のプロセスに自分を開くようになったのです。あなたはすでに勝利しています。いや、「勝つか負けるか」は問題にすらなりません。価値は、あなたが自分の道を進むことを後押しし、その進歩を助けてくれるのです。

価値を選択するということ

　「どこに向かって進んでいくか」ということが、あなたにとって重要なことではないとしたら、そもそも苦悩があなたをどこへ連れていこうと問題ではないでしょう。しかし、あなたは、今この本を読んでいます。なぜでしょう？　「どこに向かって進んでいくか」ということがあなたにとって重要だからです。あなた自身はこれまでどうでしたか？　人生最大の痛みは、不安、うつ、衝動、記憶、トラウマ、怒り、悲しみ、そういったものでしょうか？　おそらく、そうではないでしょう。最大の痛みとは、自分の人生をこころの底から生きてこられなかったことではありませんか？　「はじめに」でお話ししたように、戦争をしていた間、あなたの人生は一時的に保留の状態になっているのです。そのため、時計が時を刻む音はあなたを苦しめてきました。十分に生きられな

い人生が1秒、そして1秒過ぎていく。その繰り返しだったのではありませんか？
　ここでの一番の問題は、あなたが問題を抱えているということではありません。問題は、「選択」というプロセスを一時保留にしていたことです。活き活きとして、自分の価値に沿った人生を送るために必要なこと、それは痛みを除去することではありません。必要なのは、それとは逆のことです。あなたが本当に、本当に、生きたいと願う毎日を送ることで、そこからわきあがる喜びや嬉しさに（そして、痛みに！）対して自分自身を開くことなのです。
　さあ、鏡に映った自分に問いかけましょう。

　　　　あなたの人生は、どんなふうにあってほしいですか？
　　　　こころから生きたい人生はどのようなものですか？

第12章

選ぶのは〈あなた〉

　あなたにとって何が大切なことなのかを見極め、そして、その方向に向かっていくことを自ら選択する。つまるところ、これがこの本の目指していることです。今まで検討してきた脱フュージョン、マインドフルネス、そしてアクセプタンスのエクササイズは、それ自体でも有用なものです。しかし、これらの方法が有意義な生活を送るために用いられるのでなければ、まるで抜け殻のような無意味なものになってしまいます。

　第11章を読んで「価値」とは何であるのかを理解してもらえたと思います。価値があると思うものを選び、それが示す方向を追求していくことは、たとえ大きな苦難に直面しているときでも、あなたの人生を豊かに、そして意義深いものにするでしょう。この章は、その具体的な方法について述べていきます。

あなたは誰に仕えますか？

　人が価値ある人生を送るということは、価値があると思うことのために生きることです。ボブ・ディラン*も言っているように「人は誰かに仕えるようにできている」のです。ここで問題なのは「人が誰に（あるいは何に）仕えるのか？」ということです。あなた自身の体験、この本、そしてあなたが抱えている心理的なジレンマがあなたに伝えようとしていることは、おそらく次のようなことでしょう。それは、苦痛を和らげるために生きることと、人生を生きていくこととはまったく違う、ということです。たとえば、あなたが広場恐怖のために悩んでいるとしましょう。あなたの中の「広場恐怖」は「外出なんて、できるわけがない」とささやき、一方、あなたの中の「広場恐怖以外」

---

*訳注）Bob Dylan（1941-）。アメリカのシンガー・ソングライター。彼には、"Gotta Serve Somebody"（だれかに仕えなくては）(1979) という楽曲がある。その楽曲は、神や信仰に人生の価値を見出すことの重要性を歌ったものとされ、グラミー賞（最優秀男性ヴォーカル賞）を受賞した。ちなみに、ジョン・レノンの"Serve Yourself"（仕えるべきはあなた自身）という楽曲（生前には未発表）は、このボブ・ディランの楽曲に対する「アンサー・ソング」として作成されたものと言われている。

のすべては「外出は本当に必要なんだ」ということを理解しています。そのような状況で、あなたが「広場恐怖」のささやきに耳を傾け、そしてそれの命じるままになってしまうことは、自分が望んでいる道から自分自身を遠ざけることになるのです。

　しかし、このように理解することで、ある意味、あなたは不安定で危うい場所に置かれることにもなります。なぜなら、それは次のような命題を新たに生じさせてしまうからです。マインドが命じることをもとにして、自分の道を決めないという選択をしたら、これから一体、何をもとにして行動すればいいのだろう？　もし、あなたの望むままにどんな人にもなれ、どんなこともできるのなら、自分が何をしたいかなんてわかるのだろうか？　限りなく無限に広がる選択肢の海の中で、自分の羅針盤は一体どこを指し示しているのだろうか？

　すでに、あなたは必要な道具をすべて持っています。今この瞬間、自分自身のために意義深く、活き活きとした生き方を選択するために必要な道具を。しかも、あなたは、そうするチャンスがあるだけでなく、実際に価値があると思っているもののために生きる実際的な能力をも持っています。しかし、それは、必ずしもあなたのゴールすべてが達成されるような環境や状況にあるという意味ではありません。つまり、結果に対する保証ではないのです。また、あなたは自分のゴールを達成するために必要なスキルをすべて身につけているという意味でもありません。そうではなく、今のあなたは、自らの進むべき方向を選択するために必要なものを持っているという意味なのです。

　「価値」という単語はラテン語で「有意義で、強い」という意味があります。それには、本当に大切で強いことを実践するというニュアンスがあります。また、漢字の「価」は売値を意味し、「値」は「人が目をしっかりと見開いて、隠れたものを直視する」ことを意味しているのです。価値は、毎日の日常生活で欲しいと願うことを決めるだけではありません。価値は、人生全体がいったい、どうあってほしいのかを真の意味で決めるものなのです。ある意味、ここで問題になっているのは、生きるか、死ぬかにかかわることです。少なくとも、活力に満ちた活き活きとした人生と、生ける屍のような虚しい人生と、そのどちらを選ぶのかにかかわることなのです。

エクササイズ　自分自身の葬儀に出席する

　人が亡くなって、その後に残されるものは、その人を象徴していたものです。もう亡くなってしまった人の中で、あなたが尊敬し敬愛してやまない人のことを思ってみてください。あなたが自分にとって英雄だと思っている人のことです。思い浮かべることができましたか？　思い浮かべられたら、今度は、その人を象徴していたものが、今現在もなお（その人が亡くなってから、ずいぶんと時間が経っていても）、もっとも重要か

どうかを考えてみてください。そうやって考えてみると、重要なのは、その人の物質的な所有物でも、内面的な悩みでもないことに気づきます。重要なのは、その人の人生に反映している「価値」なのです。

　あなたに与えられた地上での時間は限られています。そして、その時間がどれだけあるかをあなたは知りません。「あなたは、いつかは死ぬということを知っていながら、どうして生き続けるのですか？」という問いは、次のような問いと根本的な違いはありません。「あなたは、いつかは傷つけられると知っていながら、どうして愛し続けるのですか？」あるいは「あなたは、自分のコミットメントを果たせるとは限らないとわかっていながら、どうして有意義な人生を送ることにコミットメントするのですか？」または「あなたは、失敗することもあるとわかっていながら、どうして成功を目指すのですか？」。苦痛の可能性と、これらの体験から得られる充実感との関係は「コインの裏表」のようなものです。もし、あなたの人生が実際に何かに向かっているのなら「自分の人生の軌跡が、どのような意味をもってほしいのか？」という観点から、自分の人生を眺めるとよいでしょう。

　しかし、「地上での命には限りがある」ということを言語的に自覚するだけで、回避を生じさせる原因になってしまうことがあります。自分の人生が終わりに近づき、過ぎ去った今までの人生を振り返る、そんなことを想像するだけでもゾッとしてしまうこともあります。もちろん、このエクササイズは、あなたを怖がらせようとしているのではありません。そうではなく、基本に立ち返らせようとしているのです。あなたの人生が一貫して自分で選択したものであったとすれば、それを何によって、はっきりさせることができるでしょうか？　それは「あなたが息絶えるまでに送ってきた人生が、どのようなものであったか」を何によって示すことができるか、ということなのです。

　これは、予測、推測、そして説明でもありません。ここでは「今までにあなたが何をして、これから何をしようとしているのか」ということを問題にしているのではないのです。ここで問題になっているのは「身近な人から、あなたはどのように見られたいと考えているのか」ということなのです。しかし、これは社会的に認められるかどうかについての質問ではありません。そうではなく、その質問に答えることによって、あなたの価値をより明白なものにしていこうとしているのです。あなたに対する質問は、たった1つです。

　　今、あなたは、自分の人生が象徴しているものを、自由に選択できるとします。
　　その象徴するものが何であったら、過不足なくそれを表現できるでしょうか？

　あなたは、この問いかけを自分にささやきかけるだけでも結構です。しかし、これは選択の問題なのですから、あなた自身が何について強く望んでいるかに対して、こころを開かねばなりません。

　　　　もし、あなたの人生が、あなたの願うようなものになるのだとしたら……
　　　　もし、嘲笑したり、無理だと切り捨てたりする人が誰もいないとしたら……
　　　　もし、あなたが内に秘めた大きな志に対して「大胆」であるとしたら……
　　　　　あなたは、一体どんな人間になりたいと願うでしょうか？

　　　　　　　　そして、そうであるなら
　　　　　　　それは、あなたの周りの人に対しても、
　　　　　　　　明らかにするべきではありませんか？

　さて、静かに自分に集中できる場所と時間を見つけてください。気を散らすようなものがないことを確かめて、十分な時間を取って、これからのシナリオを完全に頭に思い浮かべられるようにしてください。それから、次の質問に答えてください。

　時間をかけてこのエクササイズを行う際に、心がけておいてほしいことがあります。このエクササイズは強く感情を揺さぶるような体験になることがあります。しかし、それは「自分の死と向き合う」ということではありません。「あなたの人生に向き合うこと」なのです。いずれにせよ、いかなる価値も、人生の長さには限界があるという知識と無関係ではいられません。そして、この知識は、しばしば人が価値ある人生を送ることの妨げとなります。そして、このことを知ろうとしないことは、あなたがなりたい自分に完全になれなくなることを意味しています。また、それを達成するためのコストが高すぎるかどうかを知ることもできなくなります。もし、あなたが自分の感情が高ぶってしまって、このまま続けることができなくなったら、この本の中で今まであなたが使ってきたテクニックを思い出し、その1つか2つを使ってみてください。そして、あなたがこれから行おうとしているエクササイズが、とても強力で潜在的能力をもっていることを憶えておいてください。

　さあ、目を閉じて、数回、ゆっくりと深い呼吸をしてください。心静かに落ち着くことができたなら、自分が将来死んだところを想像してみてください。あなたの体は死体になり横たわっているのですが、何かの奇跡によってあなた自身は人からは見えない霊魂となり、あなた自身の葬儀を見守ることができます。葬儀がどこで執り行われ、どんなふうになるかを考えてください。しばらくの間、あなたの将来の葬儀の様子をはっきり頭の中に思い描いてください。

　葬儀に臨席している親族か友人かが促されて席を立ち、あなたの人生について二言三言語るところを想像してください。あなたの人生が拠って立つものは何であったか、あなたが生涯にわたって気にかけていたものは何であったか、そしてあなたが選んだ道はどんなものであったのか？　これから、以下の空欄に、これらの弔辞のことばを2通りのやり方で書いてください。

最初に、あなたが言われたくない、言われるのを恐れていることを書いてください。あなたの今の苦悩があなたの人生を引き続き支配し、あるいはさらに苦悩が増したとすれば、どうなるでしょうか？ あなたは自分の拠って立つところ、本当に欲していることから身を遠ざけ、代わりに回避、精神的な混乱、情動のコントロール、独りよがりの道を歩み続けたとしましょう。あなたの親族や友人たちを具体的に思い浮かべてください。彼らは何かを話すでしょうか？ それを一言ずつ書き込んでください。

さて、今度は、今まさに弔辞を話している人の頭の中を覗くことができると思ってください。検閲もなく、その場を取り繕う演技も何もなく、その人の考えを丸裸にして見ることができると思ってください。彼らはあなたについて何を考えているでしょうか？弔辞として人前で話したことのほかに、今度は人前では話さないような、ただこころの内に秘めていることばです。これを一言ずつ書き込んでください。

_____

_____

_____

_____

_____

_____

_____

_____

_____

_____

_____

_____

_____

_____

弔辞は、あなたが恐れていることと、そしておそらく、あなたの今までの過去（しかも、あまり公にされたくないもの）についての話だったはずです。今、あなたが書いたことが、書きたくないという気持ちを起こさせるならば、その苦痛を次のプロセスに向けてください。

しかし、そもそも、あなたの葬儀で話される弔辞が、あなたにとって、イヤなものである必要はありません。今ここから未来に向けて、あなたがもっとも大きな価値を置いている事柄に結びつけられた人生を送るのだと想像してみてください。ただし、これは、あなたのゴールのすべてが魔法のように達成できるという意味ではありません。そうではなく、あなたが自分の人生で目指している方向が明確で、一目瞭然であるということです。

今度は、あなたの葬儀に誰が参列しているかを想像してください。あなたの配偶者や子どもたち、そして身近な友人たちがきっと参列していることでしょう。おそらく職場や学校、あるいは団体（町内会や寺、教会などあなたがどこかに所属しているとして）の人も参列していることでしょう。あなたの好きなようにどんな人でも葬儀に参列してもらうことができます。制限はありません。子どものころの悪友や昔なじみ、連絡がとれなくなってしまった人たちなど、できることならば、あなたがこの場でもう一度、顔を見たいと思う人がいることでしょう。心配には及びません。彼らも皆、この想像上の葬儀に参列できるのです。あなたの人生にとって重要な、すべての人々を思い浮かべ、彼らをその場に参列させてください。そして、彼らの様子を見てください。彼らの顔を見てください。あなたの葬儀に彼らが参列している様子を見てください。

さて、誰か一人（あなたがその一人を選んでください）が、あなたについての弔辞を述べるところを想像してください。その弔辞はあなたについての話であり、葬儀の参列者たちはそれを聞いて「あなたの人生が、あなたの本来的な価値に沿ったものだったかどうか」を判断することでしょう。あなたの一生の来し方が明らかにしているあなたの拠りどころ、すなわち、あなたの人生のマニフェストはどのようなものであってほしいと思いますか？　もちろん、これはテストではありません。しかも、それによって、あなたが批判されることはまったくありませんし、あなたが考えていることは誰にも知られません。安心してください。

それでは、弔辞の内容がはっきりしたのであれば、数分間をかけて一言ずつそれを書き出してください。自分の弔辞について、あなたはどんなことばを聞きたいのか、あなたが過ごした人生についてどのように語ってほしいかを書いてください。内容は大胆に！　これは予測ではありません。自画自賛でもありません。これらのことばは、あなたが生み出したいともっとも望んでいた人生の意味を反映しています。あなたが地上で過ごした時間が意味する、生きる目的を反映するのです。あなたの親族または友人が、弔辞の原稿を準備しているところを思い描いてください。彼らはどんなことばから弔辞をはじめるでしょうか？　一言ずつ以下の空欄に書き込んでください。

この課題をすることは、どんなことに似ていますか？　自分の葬儀を見守ることはとても奇妙な感じがすることでしょう。それ以外には、どんなことが、このエクササイズの中で思い浮かんできましたか？

　さて、前に戻って書いたことを読み直してみましょう。もし、不十分だな、見当違いだな、と感じるところがあるなら、どうぞ書き直してください。この葬儀のシナリオを書いているのはあなた自身なのですから。

　「これで完成！」という感じがしたならば、あなたが書いたことばの中に、以前から内に秘めていた何かがあらわされていることに気がつくはずです。その中には、あなたの人生が明らかに指し示すもの、マニフェストのようなものが込められているでしょう。

　自分の人生が終焉を迎えるそのときに、自分のことがどのように他人の記憶にとどめられているか、それがどうあってほしいのかを考えることによって、あなたが今、もっとも大きな価値を感じている事柄が明らかになってくるはずです。もちろん、あなたの葬儀で誰が何を話すのかは誰にもわかりません。しかし、あなたが今ここでする行動が、これからのあなたの人生に多大な影響を与えることは確かだと言えるでしょう。あなたが大切に思っている人たちが、あなたについて記憶することは、あなたの思考や感情、身体感覚ではありません。そうではなく、あなたが何を選んだか、毎日の生活でどのようなふるまいをしたかについてです。自分の行動を選び取ることを、今日から、今ここから、はじめてはいかがでしょうか？

　人生を終わりから振り返るという方法をもう一度使って、あなたにとってもっとも大切な事柄をもう少し掘り起こすことができるかどうかを試してみましょう。今までに書いたことばのエッセンスを短いフレーズにまとめてみるのです。

　死者が墓地に葬られるとき、墓碑銘が置かれることがあります。「○○○○、ここに眠る。彼は仕事に身を奉じ、家族を大切にした」などと書いてあります。墓碑銘にあなたの名前が記されているとき、碑文にはどんなことが書いてあってほしいですか？　繰り返しになりますが、これはあなたについての解説や予測ではありません。これは、願望、憧れ、そして希望なのです。あなたが鏡の前に立ったとき、鏡の中に映っている人物とあなたが対話する内容のことです。あなたの一生全体が意味するものは、どんなものであってほしいと思いますか？

　しばらく考えてください。あなたの奥底に秘められた、もっとも大切な価値のエッセンスを引き出し、短い墓碑銘にまとめ、それを以下の墓石の絵に書き込んでください。

図 12.1：あなたの墓碑銘

さらにもう一歩：価値の 10 領域

　あなたが今終えたばかりの短いエクササイズは、大きな広がりのはじまりです。このエクササイズによって、あなたの中に秘められていた何かが奮い立ち、そして、あなたが大胆になり、本当になりたい自分の姿をはっきりと描けるようになるでしょう。しかし、あなたは生きているのです。死んではいません。あなたは、どのように生きたいですか？

　この問いかけを項目別にしてみましょう。次に挙げたのは一般に重要だと思われる 10 の価値の領域です。これらについて考えてみてください。

1．結婚／恋人／親密な対人関係
2．子育て
3．家族関係（「結婚／恋人／親密な対人関係」および「子育て」以外）
4．友人関係／社会的対人関係
5．キャリア／職業
6．教育／訓練／個人的な成長と進歩
7．レクリエーション／レジャー
8．スピリチュアリティ
9．社会貢献
10．健康

　この10個の領域についての簡潔な説明と、それぞれの領域であなたがもっている価値を書き込む欄が以下に用意されています。価値について書くとき、注意していてほしいことがあります。「価値」とは特定のゴールではありません。それは、あなたの人生が全般的に目指している方向です（具体的なゴールについては、次章以降で考えることになっています）。もし、あなたが空欄に書き込んでいるものが、マイホームのようなお金を出して買える物質的なものや、結婚のような儀式と書類によって得られる関係であれば、そこで書くのをやめてください。ここで問われているものが何なのかをもう一度考えてください。ここで答えなくてはいけないことは、あなたが向かっていく方向です。決まった方向に向かって歩んでいるあいだ、どの方向に向かっているかはつねに明らかです。そして、それは終わりのない道であり、どこかに到達することはありません。家を建てたら終わり、結婚したら終わり、というものではないのです。
　この本で今までに学んできた「価値」をこれからのエクササイズで使ってください。あなたが今、書いたばかりの弔辞と墓碑銘を思い出し、それらの中の要素が、10個の領域のどれかに当てはめることができるかどうか考えてみてください。
　ある領域はとても重要で、ある領域はそれほど重要ではない、ということに気がつくでしょう。今のあなたには、ほとんどかかわりがないという領域もあるでしょう。それは当たり前のことです。10個の領域のすべてをどれも同じぐらいに大事にしなければならない、ということはありません。人によって、大事に思うものが違って当然です。価値の記入が終わったら、それぞれの領域の価値についてあなた自身の点数をつけてみましょう。まず、ここでは10個の領域のそれぞれで、あなたが大切に思っている価値が何であるのかを見つけるようにしましょう。何も考えつかない領域があるのなら、そこは空白のままにしておいても結構です。
　領域によっては、他の領域との違いがわからないものもあるでしょう。たとえば、親密な対人関係と家族関係の区別がつかないと思う人もいるでしょう。レジャーと社会的

対人関係は一緒だと思う人もいるでしょう。10個の領域の説明をよく読んで、できるだけ領域の違いがはっきりするようにしてください。もし、領域同士で重なり合っていると思えたり、1つの価値を2つ以上の領域で同じように感じていたりするのならば、それはそれでかまいません。ただし、あまり重複させないようにしてください。

　これはテストではありません。この結果を、見せたくない相手に見せる必要はありません。自分に正直に、こころの奥に秘めていたことを書き出してみてください。あなたに今、与えられているのは、あなたが価値を置いているものをくまなく探すという機会なのです。友人や家族、社会があなたに期待していると思われることに基づいて答えを書いてはいけません。他の誰でもないあなたが価値を置いていることを書くのです。答えに「正しい／間違い」というものはありません。

◆結婚／恋人／親密な対人関係

　親密な対人関係は、多くの人にとってとても大切です。これはあなたとあなたの「一人の大切な人」との間にもつ関係のことです。あなたの配偶者や恋人、パートナーのことです。今のあなたに、このような相手がいなくても、このような間柄をもちたい、愛し合える相手が欲しいという気持ちがあるなら、この問いかけに答えることができます。

　どんなタイプの人と親密な時間を過ごし、恋をし、生涯を過ごしたいと思いますか？　相手と親密な時間を過ごしたいとき、恋人がほしいと思うとき、あなたがどのような具体的なふるまいをするかを考えると、答えが見つかりやすくなります。こういうとき、電話で長話をするのであれば、電話をする前に考えること、電話をした後に感じることを思ってください。具体的なアクションに伴う意図や気持ちはどんなものですか？　その意図や気持ちは、あなたが親密な対人関係において価値を置いているものをどのように反映していますか？　ここでは「結婚する」のような到達点のあるゴールを書いてはいけません。それは後の章で行います。

_____

_____

_____

_____

_____

◆子育て

子どもの親であるとは何を意味するのか考えてください。父親や母親として果たすべき役割として、自分はどうあるべきだと望んでいますか？ もし、あなたに子どもがいないとしても、この問いかけに答えることができます。他人の子どもを世話したり、教育したりするとすれば何に価値を置きますか？

_____

_____

_____

_____

_____

◆家族関係（「結婚／恋人／親密な対人関係」および「子育て」以外）

この領域は家族についてです。夫や妻、子どもについてではありません。家族生活の他の面を考えてください。人の息子や娘であること、おばやおじ、いとこ、孫、あるいは義父母などであることがあなたにとってどんな意味があるかを考えてください。あなたは家族関係に対してどうありたいと思っていますか。遠い親戚まで含めて考えてもよいですし、一緒に住んでいる家族に絞って考えてもかまいません。この領域において、あなたの人生が物語る価値とは、どのようなものでしょうか？

_____

_____

_____

_____

_____

◆友人関係／社会的対人関係

友人関係もほとんどの人が、個人的関係の領域で大切に思っていることです。あなたの友人にとって、あなたはどんな友人でありたいと思っていますか？ あなたの親友について思い出してください。その人との関係において、あなたの人生が物語る価値とは、どのようなものでしょうか？

_____

_____

_____

_____

◆キャリア／職業

仕事とキャリアもたいていの人にとって重要でしょう。なぜなら、この領域は、あなたが人生の中で大半の時間を過ごす場所だからです。仕事の大小や軽重にかかわらず、仕事の何に価値を置くのかに関する質問は変わりません。職場ではどんな職員や従業員でありたいですか？ あなたの仕事が意味するものは、何であってほしいと思いますか？ あなたは、自分の仕事を通して何を成し遂げたいと思っていますか？

_____

_____

_____

_____

◆教育／訓練／個人的な成長と進歩

　この分野は、あらゆる種類の学びや人格的成長を含んでいます。種々の学校での教育はそのひとつです。しかし、この領域は組織的な教育に限りません。あなたが学ぶことすべてを含んでいます。この本を活用して学ぶことも含まれています。どのような学び手になりたいと思っていますか？　あなたは、自分の人生の中で学び成長することにどうかかわっていきたいですか？

_____

_____

_____

_____

_____

◆レクリエーション／レジャー

　レクリエーションやレジャー、くつろぎ、息抜きはたいていの人にとって欠かせないものです。この領域でエネルギーを充電します。そして、この領域における活動は、しばしば家族や友人たちとかかわる場面でもあります。趣味、スポーツ、気晴らし、遊び、余暇、その他のレクリエーションについて、あなたにとってどんな深い意味があるのかを考えてください。この領域において、あなたの人生が物語る価値とは、どんなものでしょうか？

_____

_____

_____

_____

_____

◆ **スピリチュアリティ**

スピリチュアリティとは、神仏の意思や縁、宿命のようなものを感じることを言います。人智からは計り知れない不思議で超越的なものという意味で、あなたよりも大きいと感じるものすべてです。荘厳な風景に神の意思を感じたり、人の何気ない仕草の中に仏性を感じたりすることがあるでしょう。そのような体験は、たいていの信仰や宗教的儀式の中に含まれているものですが、この体験自体は無宗教の人にもあるものです。職業的科学者でも自分の専門を追究するなかで、人には計り知れない何かを感じるときがあるでしょう。この領域について、あなたの一生はどうあってほしいと望みますか？

_____
_____
_____
_____
_____

◆ **社会貢献**

あなたが所属する社会やコミュニティに対して、その一員としてどのようにかかわり、貢献したいと思いますか？ 社会／政治／慈善活動、地域コミュニティの領域で、あなたはどうなりたいと思っていますか？

_____
_____
_____
_____
_____

◆健康

人もまた、地球に生きる一個の生物です。食事や運動、健康的な生活習慣を通して身体を健康に保つことは、これまた重要な領域です。あなたの人生の中で、この領域について何が明確になっているとよいと思いますか？

_____

_____

_____

_____

_____

　プログラムのこの段階にきても、価値とは何かについて、まだ混乱している方もいるかもしれません。「自分の選び取った価値は、これです」と言いながら、実のところは、自分ではなく、他人の願望を口にしていることがよくあります。それぐらい価値というものは、他人の影響を受けやすいのです。

　あなたが選んだ価値はどうでしょうか？　今までのエクササイズを振り返り、あなたが選んだ価値について次の質問を自分自身にしてみてください。「もしも、私がやっていることが誰からも知られることがないとしても、それでも今やっていることを自分はやりつづけるだろうか？」と。もし、「やっぱり、そうする！」と即答できるくらいでなかったとしたら、前に戻って書き直してください。また、「こう書けば、良い人に思われるだろうな」とか「こう書くのが、普通だろうな」というのが強いと感じるときも、前に戻って書き直してみてください。というのも、あなたの価値のリストは、他の誰のものでもないからです。それは、あなたのものなのです。

価値のランキングとその検証

　ある価値が他の価値よりも大切だとしても、それはたいして重要なことではないかもしれません。このエクササイズであなたが書き記したことは、そのすべてがあなたの人生の部分であり、より完全な人生を生きるために追求したいと感じていることです。しかし、あなたの選んだ価値に沿った行動を実際に行うためには、これらの価値にランキングをつけることが役に立ちます。次の第13章はコミットメントを伴うアクションについてです。次章に移る前に、あなたが、まず何からコミット（関与）したいと思っているのか（つまり、その優先順位）を検討してみましょう。

　あなたが今終えたばかりのエクササイズを振り返ってみてください。ここで、10個の領域からそれぞれ主要な価値を1つだけ抜き出してください（もし複数あるならば、その中からもっとも重要だと感じるものを1つ選んでください）。そして次の表の価値の欄にあなたの選んだ価値を忘れないように書き込んでください。これから各領域を2つの方法で評価します。最初に、今現在、あなたにとって特定の領域がどれだけ重要かを10段階で評価してください。「1」は価値がもっとも低く、「10」はもっとも価値が高いものです。ここで大事なことは「現実の生活でそれぞれの領域がどう重要であるか？」ではなく「あなたが自分の望み通りの人生を送れるとしたら、どれが一番重要になるか？」を考えることです。これを「重要性」の欄に記入してください。

　次に、あなたの今の現実の生活や、今の行動からみて、それぞれの領域で価値をどこまで実現できているかを評価してください。「1」はあなたの今現在の行動には価値がまったく示されていないことを意味します。「10」はこれ以上になく価値が明確に示されていることを意味します。「実際」の欄に記入してください。

　最後に、「重要性」の点数から「実際」の点数を引き算し、あなたの「人生逸脱スコア」を計算してください。

　おそらく、一番右の数字が一番大切な数字です。その数字が大きければ大きいほど、この領域における、あなたの生活を、あなたの本当の価値に合わせて変えていく必要があることになります。人生逸脱スコアの数字が大きいことは、苦悩の原因とそのサインです。大きな数字について◯やラインマーカーで強調しておくのもよいでしょう。これは、あなたが価値を置いているものと現在の実生活とのあいだの隔たりが大きいことを示しています。

あなたの価値のランキング					
領域	価値	重要性	実際	人生逸脱スコア
結婚／恋人／親密な対人関係				
子育て				
家族関係(「結婚／恋人／親密な対人関係」および「子育て」以外)				
友人関係／社会的対人関係				
キャリア／職業				
教育／訓練／個人的な成長と進歩				
レクリエーション／レジャー				
スピリチュアリティ				
社会貢献				
健康				

コミットメントを伴うアクション

　次の第13章では、ここであなたが集めた価値についての情報を利用します。そして、この第12章で明らかにした価値を身につけ、それを追求していけるようにするためのテクニックを身につけられるようにします。価値のすばらしいところは、あなたはその価値を生きることができるということなのです。この章であなたが書き込んだことはすべて実現が可能なのです。また、ここでは、あなたの感情的な痛みを「癒す」ことを価値のひとつとして捉えませんでした。痛みを癒すことは、人生の価値ではないのです。今まで検討してきたように、価値とは自分が生きたいと望んでいる人生を生きることなのです。そのようなライフ（人生・生活）は、今すぐにでも生きることができます。あなたが「マインドという沼」から抜け出し「ライフという海」へと漕ぎ出すことができたとしたら、あなたのライフはどう変わるでしょう？

第13章

コミットメント&アクション

　あなたは自分がどうなりたいか、もうわかっていることでしょう。もしかすると、この本を開く前からあなたは知っていたのかもしれません。しかし、自分の弱さから逃げようとして、自分がどうなりたいかを隠していただけだったのかもしれません。

　大切な「何か」をもっているということは、とてもすばらしいことです。しかし、その大切な「何か」をもつことによって、人は新たな痛みを感じるようになります。あなたが誰かに好意を抱き、あるいは愛を感じ、その人への愛に自分を賭けたとしましょう。それは、その相手に振られたり、裏切られたり、関係を失ったりするかもしれないという危険に自分をさらすことにもなるのです。また、貧しい国の飢餓を撲滅したいと本当に願っているのなら、飢えに苦しむ子どもたちを目にするときに感じる特別な痛みに自分自身を開かなければなりません。

　「何も大切だと思わなければ傷つくこともない」という考え方は、価値を制限しようとするマインドの働きです。残念ながら、そのような考えに影響されて行動することは、何かを大切にするのではなく、かえってあなたを傷つけてしまうことになるのです。本来の自分とは違う生き方をすることで生じる痛みは、何かを大切にしようとしているときにも時々生じる、痛烈で、リアルな痛みとまったく違っています。それは、鈍くて重いもので、しかもずっと感じ続けなければならないものなのです。

　前章では「価値」について細かく検討しました。ここで、あなたにする問いかけは、この本の最初にしたものと同じです。

意識をもつ存在としてのあなたと、
これまであなたが格闘してきたあなたの内面的な体験とを
区別できていますね。

「今、この瞬間」、この状況において、
内的な体験のすべてを、
その体験が「語る」ようにではなく、

そのまま「あるがまま」に、
ウィリングネスをもって体験しようとしていますか？
そして、あなたが選んだ価値に向かって
実際にアクションしようとしていますか？

　この質問に対する答えは、イエスかノーのどちらかしかありません。イエスと答えることは、決めた道筋をたどることに対するコミットメントと、自分の行動を実際に変えることの両方を意味しています。今からしばらくしたら（もしかすると、ほんのわずかな後にも）、人生があなたに同じ問いをすることでしょう。何度も、何度も……そして、その度に、あなたはその問いにどう答えるかを自分で選択しなければならないのです。
　この問いかけをもう少し簡単にしてみましょう。

あなたのマインドがもたらす不快なものすべてを
ウィリングネスをもってアクセプトしますか？
そして、
第11、12章で見つけ出した価値に対してコミットし、
自分の行動を変えることに対してコミットしますか？

　この問いにイエスと答えたとしても、残念ながら、あなたの人生がいきなり楽になるということはありません。けれども、あなたの人生がより活き活きとしたものとなることは保証します。一方、この場合の「ノー」は、あなたがこれまでずっと体験してきたものをこのままずっと感じ続けることにつながっています（この本がずっと述べてきたように）。自分の情動的な苦痛をコントロールしようとする無益な試みのために、あなたがもともと望んでいた生き方を犠牲にすることが、どれだけ高くつくか、もうわかっていますね。不快感を引き起こすような思考や感情、癖、衝動、記憶、身体感覚と闘うことで、生きる意味と活力がそぎ落とされ、苦悩という牢獄に自分が押し込められてしまうことがどんなことなのかを……そして、自分のマインドに囚われ、自分の活力が無用に消耗されることが、どんな思いをもたらすかということも……。
　この章を本格的にはじめる前に、ACTの"C"である「コミットメント（commitment）」についてふれておきましょう。その動詞である"commit"は、ラテン語の"com（共に、すべてを）"と"mittere（送る）"から構成されています。そのため、語源的には「すべてを送る」、つまり「委ねる」という意味をもっているとされています。そして「委ねる」ということは、委ねる「相手」がいて、委ねる「モノ」があって、その見返りとなる「モノ」があるはずです。さらに「委ねる」際には「契約・約束」が取り交わされることとなります。古くは、その相手が「絶対的な神」であり、委ねる「モノ」は「自らの魂」であり、その見返りとなる「モノ」が「自分の幸福」だったとされ

ています。そこでは、神と「誓約」することになるのです。つまり「コミットする」とは、まずは「〜（すること）を誓約・公言する」を意味します。しかも、神と同等の重要な相手と誓約するのですから、それを破るわけにはいきません。そのため、「誓約内容」＝「実行内容」となるわけです。そこから派生して「責任をもった実質的な関与」という意味が生じてきます。しかし、その場合も、責任をもって関与するということを「明言・公言」するプロセスが必須となります。つまり、そのプロセスがない「関与」は、コミットメントとは言わないということになります（日本語としてのコミットメントは、その「明言・公言」という含意が弱いようですが……）。さらに、重要なのは、ACTにおけるコミットメントにおいて、誓約・明言する相手とは「神」でも「世間」でもなく〈あなた〉なのです。ジョン・レノンも言っているように「仕えるべきは〈あなた〉自身」なのです*。

　それでは本題に入りましょう。この章で検討していくのは、実際にアクションすることに関するものだけです。あなたの価値が示す方向に向かって、大胆かつ確実にコミットしたステップを踏んでいくことについてです。もし、痛みがあるのならば、痛みがあるにもかかわらず、というのではありません（「にもかかわらず」ということばは、戦うことを意味しています）。そうではなく、痛みがあるならば、その痛みとともにアクションしていきましょう。

大胆にステップを踏み出しましょう

　今こそ、あなたの人生を、あなたが望む方向に進めるべく、大胆にステップを踏み出すときです。前章において、あなたが何に価値を置いているかに関するいくつかのアイディアを探り、そして膨らませてきました。こうして明らかになった価値のすべてが、人生行路の計画を立てるときのコンパスとなるのです。次にやるべきことは、明らかになった方向に向けて歩みはじめることです。これは４つで構成されるプロセスであり、それぞれを無限に繰り返していく必要があります。そのプロセスとは、①あなたの価値にふれる、②価値ある方向に向かっていくためのゴールを決める、③このゴールを達成するための特定的なアクションを起こす、④アクションの妨げになる内面的なバリアにふれ、働きかける、の４つになります。

◆ロードマップを作りましょう：ゴールの設定

　第12章で作った最後のワークシートに戻ってみましょう。あなたの価値をリストにして、それぞれに重要性、実際の状況、人生逸脱スコアをつけました。ここでは、人生行路を今すぐに進みはじめるために、どの価値からはじめるかを決めましょう。最終的

---

*訳注）前章の「ボブ・ディラン」の訳注を参照のこと。

にはリストのすべてをすることになりますが、今は1つだけにしておきましょう。これがうまくいけば、他の価値を求めていくときの良いモデルとなります。最初にとりかかる価値は、人生逸脱スコアが高いものでもよいし、あまりにバリアが高すぎて乗り越えられそうにないと感じるなら、スコアが低いものでもかまいません。いずれにせよ、それらはすべて重要なのです。ただ、比較したときに重要性のレベルが違うだけです。どれからはじめるかは大事なことではありません。充実した人生を生きていきたいと願うならば、人生行路の中でリストのすべてを追求することになるでしょう。今のところは1つだけ選んではじめることにしましょう。下の空欄にあなたが決めた価値を書いてみてください。

　価値があなたの人生行路の方向を決めるコンパスならば、ゴールはその方向への道順を示すロードマップです。これまでも述べてきたように、ゴールと価値は異なるものです。ゴールは、実際的で手に入れることができる、具体的な出来事です。ゴールがあれば価値の方向に人生行路を向けることができます。ゴールが重要である理由は数えきれません。ゴールは価値を明確にあらわすために役立つ実際的な道具です。それは、行路のどこまで進んだかを教えてくれます。自分の価値についてよくわかっていたとしても、ゴールを知らなければ、現実の世界で価値に沿って生きることはできません。

　はじめる前に注意しておくべき危険なことが1つあります。ゴールは手に入れることのできるものです。このためゴールを設定することは危険も伴います。なぜなら、人の言語機能はとても結果志向的であり、一方、価値は本質的にプロセス志向だからです。

　あなたがスキーに行くとしましょう。あなたはリフトから降りたときに、リフトで一緒になった人に向かって、「ロッジまで滑り降りて、そこで友人と落ち合い、ランチをすることになっている」といった内容を話しました。それを聞いた人は、何を思ったか「お安いご用だ」と言って、頭上を旋回するヘリコプターに向かってさっと手を振りました。瞬く間にヘリが舞い降りてきて、あなたを機上に引っ張り上げ、麓のロッジにあなたを一気に連れていってしまいました。あなたが大声で文句を言うと、パイロットはいぶかしげな様子で「何の不満がある？　目的は、山頂からロッジに降りることだと言ったのは、ほかならぬ君じゃないか！」

　もちろん、ロッジに行くことだけが問題なのであれば、ヘリコプターのパイロットの言うとおりです。スロープをヘリで降りることは、スキーで降りるのとまったく同じ結果をもたらします。どちらも、あなたは頂上からスタートし、最後はロッジに行き着きます。そして、ヘリには顕著な利点さえあります。たとえば、寒い思いもしないし、疲れもしない、濡れもしないのです。しかし、これには1つだけ問題があります。ロッジに着くというゴールは、スキーをするというプロセスの要素のひとつでしかないのです。

ここでは、プロセスこそが本当の意味での「ゴール」なのです。

これが、第11章で述べた「結果＝プロセス。なぜなら、プロセスがそのまま結果になるから」という意味なのです。スキーでは、斜面の「上」にいるということよりも、「下」にいることに価値を置かなければなりません。そうでなければ滑り降りられません。明確なゴール（ロッジ）を目指すということは、斜面を降りる方向を決めるのに役立ちます。けれども、本当のゴールはゴール（ロッジ）に着くということではなく、ただ単にスキーをするということなのです。

これとまったく同じように、さまざまなゴールが目指す「本当のゴール」は、人生の一コマ一コマにおいて、あなたが価値ある人生を送れるように、あなたを価値の方向に向かわせることなのです。ACT を受けてすっかり回復した患者さんは、治療の最後のセッションでこう言いました。「自分の人生がこうあってほしいから、こうしたいだけなんです。結果のためだけじゃない。自分が死ぬまで、活き活きとしていたいからなんです」と。ゴールは、まさにそれを助けてくれるものなのです。でも、気をつけてください！　「本当のゴールは、ゴールそのものなんだ」とあなたのマインドは何度となく言い出すでしょう（そうやって結果を評価するために、マインドは進化してきたのですから）。そして、マインドは、あなたの誠実さを損なわせるように、人生がもつ価値を無視するように「近道を使って、ゴールまで行けば面倒がなくてよいじゃないか」と、あなたをそそのかすことでしょう。それは目的全体を台無しにしてしまいます。そして、もし近道の誘惑に負けてしまったら、ゴールを達成することはあなた自身を欺くことでしかありません。

◆ゴールを設定しましょう

ゴールを作るためには、短期と長期の両方のゴールを考える必要があります。短期的なゴールは、近い将来に達成可能な地図の一地点です。長期的なゴールは、道のずっと先にあります。短期と長期の両方のゴールがあると、1つの道標から次の道標まで、一定のペースで旅をすることができます。これはとても効率的な旅の仕方です。理論的には、目的が見つかるまで、あてどなくブラブラすることもできます。しかし、ご存じのように効率がよくはありません。ゴールを目指して旅行することのほうがずっと現実的です。

あなたがさきほど書いた価値を見直してみましょう。この価値の方向に向かう現実的な方法を1つ考えてください。これまでの章で、価値やゴールについていろいろ検討してきました。その中にはゴールの例になるものもたくさん含まれています。具体的な結果は何かという点から考えるのを忘れないでください。また、実現不可能なものは避けてください。

あなたが50歳の営業職で、社会に貢献することに価値を置いているとしましょう。あなたが内閣総理大臣になることは、とても無理な話です。このようなことをゴールに

決めてはいけません。あなたの価値の方向に合わせた実現可能なステップをゴールに選んでください。50歳の営業職でありながら、実際的で実現可能な方法で社会貢献する方法は他に何百とあります。たとえば、あなたの地域の福祉施設でのボランティアがあるでしょう。あなたと同じ考えをもつ人の選挙への出馬を支援することもできます。

これは、大胆にステップをあなたが踏むのを諦めさせようとしているのではありません。大胆でいいのです。しかし、現実的でいてください。自分に甘くなりすぎないでください。地に足をつけて、あなたが達成できそうなことを決めてください。

ゴールがはっきりと決まったのならば、以下の空欄に書いてください。

_____

_____

_____

_____

_____

それでは、次の項目で、あなたのゴールをチェックしてみましょう。

- 現実的なものですか？

- 手に入れられそうですか？

- 今のあなたの状況にかなったものですか？

- このゴールは価値の方向にあなたを向かわせますか？

これらの質問の答えがすべてイエスであれば、ゴールの設定に成功したと言えます。最初に書いたものが何であれ、質問に対してイエスと答えることができなかった場合は、第11、12章に戻り、ゴールとは何かをよく理解するようにしてみてください。次のステップは、これが長期的なゴールか短期的なゴールか、そしてそのゴールに到達するために他のゴールを追加する必要があるかどうかを決めることです。

次に、あなたの人生の時間軸の上に、今書いたゴールがどこにあるのか、印をつけてください。時間軸の一番左側が今日からはじまるあなたの人生です。時間軸の最後は人生の終点（あなたの死）です。日本人の平均寿命のような一般的な年数を設定してください。そして、今書いたゴールは、時間軸のどこにありますか？

●———————————————————————————●
今現在　　　　　　　　　　　　　　　　　　　　　　　　　人生の終点

　今現在と、時間軸に書き込んだゴールとの間の距離から、今のゴールが長期的なものか短期的なものかを判断することができます。ゴールが長期的なものならば、そこに行き着くまでの短期的なゴールを用意する必要があります。ゴールが短期的なものならば、そのゴールはどこに向かっていくものなのか、そしてそのゴールを達成した後にどの方向に行きたいのかを考えてみてください。いずれにしても、あなたが決めた価値の方向に歩むための、長期的・短期的ゴールの良い組み合わせができたと自分で満足するまで繰り返して行ってください。それでは、次のエクササイズで、今までに検討してきた「価値とゴール」をまとめてみましょう。

エクササイズ　ゴール・ワークシート

価値：_____

この価値は、以下の長期的ゴールで明らかになる：

1. _____
_____
_____

それはまた、以下の短期的ゴールでも明らかになる：

1. _____
_____
_____

2. _____
_____
_____

3. _____
_____
_____

この価値は、以下の長期的ゴールでも明らかになる：

2. _____
   _____
   _____

それはまた、以下の短期的ゴールでも明らかになる：

1. _____
   _____
   _____

2. _____
   _____
   _____

3. _____
   _____
   _____

　このやり方を繰り返していくと、納得のいく「価値とゴール」の組み合わせが出来上がります（すべてを網羅する必要はありません。後からでも、組み合わせを足したり、減らしたりできます）。

　ゴールの数には「これだけ必要だ」というような厳格なルールはありません。これは、あなたの人生なのです。数字にあまりこだわらなくてけっこうです。長期的ゴールを1つ選び、それから考えていくと、短期的なゴールが考えやすくなることがあります。逆

に、短期的ゴールからはじめれば、スタートが切りやすくなります。「正しい方法でする」ために番号をつけたり、長期的・短期的を区別したりしているのではないのです。もし「これは正しい方法だろうか？」とあなたが考えはじめているとしたら、それは、あなたのマインドがあなたに話しかけてきているのです。順番が正しいかどうかは問題ではありません。これまでの章で学んできた方法を使ってみてください。正しいかどうかではなく、あなたが望む生き方の方向にコンパスを向けてみてください。

　ゴールを設定することは、実行可能性を検討することにもなります。あなたの人生に与えられた条件の中で実行可能なゴールを設定できなければ、価値に沿った人生行路を先のほうまでたどっていくこともできないでしょう。あなたの人生に見合った、達成可能で、入手可能な結果を選んでください。背伸びをすれば、かえって価値に合った人生を日々過ごすことが難しくなってしまいます。ここでの真のゴールは、価値に向かうプロセスとして日々の生活に集中できるようになることです。たとえ小さく控えめなものでも、そのゴールをひとつひとつ達成していくことが、あなたを人生行路に導くのです。あなたの命が続く限り、その人生行路に終わりはありません。活き活きと充実した人生を送るということは、いつも何か新しいゴールが準備されていて、それを達成することでつねに1つの方向の価値を追求している、ということなのです。ゴールを1つ達成したということは「終わり」なのではなく「新たなはじまり」なのです。ゴールにたどり着いたとき、あなたは自分の旅をリフレッシュし、新しい旅をはじめるのです。道標は重要ですが、それに囚われてはいけません。ゴールに着いたら、達成したことを祝い、そして「休まず続けていくこと」を続けるのです。

◆歩み続けましょう：ゴールを達成するためのステップとしてのアクション

　あなたは自分が欲しいと思うものすべてを口に出して言うことができます。ただし、自分で歩み続けなければ、あなたの人生は活き活きとしたものにはなりません。この本の中で検討してきたことは大切なことです。それでは、あなたはそれに対して、具体的に何をしようとしていますか？　もし、あなたが自分の行きたいところを知りながら、歩みを進めようとしないのなら、知識があっても何の役にも立ちません。ACTとは、アクションすることなのです。人生に変化を起こしたいのならば、アクトする必要があります。

　ゴールを達成するために、どんなアクションを起こそうとしていますか？　あなたの価値のコンパスが示した方向に向かう、最初のゴールを達成するためには、あなたは何をする必要がありますか？

　さきほどのリストから短期的ゴールを1つ選んで、以下の空欄に書いてみてください。

エクササイズ　具体的なアクションを積み重ねてゴールを達成する

　人生とは、プロセスです。そのため、物事は一度に1つのステップしか進みません。あなたは、何に価値を置くか、そして何がゴールであるかをわかっているのです。ですから、どのステップを最初にするべきかを選べるはずです。コンパスもロードマップもすでに用意されています。今度は、具体的なステップに集中していきましょう。こういうときにはマインドはとても役に立ちます。ですから、この最初の部分は簡単なはずです。少なくとも、アクションの可能性が、アクションそれ自体のバリアを作り出してしまうまでは……（このことについては、この後すぐに説明します）。

　以下にあるワークシートに、先ほど書いた短期的なゴールを1つ書いてください。それを書き写したら、そのゴールを達成するために必要な具体的なアクションをはっきりさせてみてください（5つのスペースを残しておきましたが、それより多くても少なくてもかまいません）。実際に自分ができることを書くということを忘れないでください。

　曖昧なものはゴールとしてふさわしくありません。たとえば「よりよく行動する」というのでは、何をしたら到達したことになるのかわかりません。また、アクションによって直接コントロールできないようなことも同様です。たとえば「よりよい気分になる」などとは書かないでください。どこで、何を、どうするのかを、具体的な状況も含めて設定したアクションを書くようにしましょう。はじまりと終わりがあり、観察可能であり、具体的な文脈があるアクションです。たとえば「友情関係を築く」は具体的なアクションではありません。「友人に電話をする」では、どうでしょう？　ちょっと良くなりましたが、それでもまだ曖昧さがあります。では「サラに電話で近況を話す」では、どうでしょう？　それならOKです。はじまりと終わりがあり、観察可能であり、具体的な文脈があります。少なくとも、今日できることを1つは入れるようにしてください。

　たとえば、「友人を気にかけていることを周りの人たちに知らせる」という長期的ゴールを達成するために、旧友に連絡をすることにしました。具体的なアクションの例として、長い間連絡が途絶えていた、古い友人の一人であるリサに電話をすることにしましょう。このアクションには、他のアクションも必要です。最初にすることは、彼女への連絡方法を調べることです。そのためには、彼女を知っている他の友人たちに電話をする、ネットで調べる、電話帳で探す、あるいは彼女の家族に連絡をして、今どこにいるか聞くなどが必要でしょう。これらの方法のどれであっても、「旧友とコンタクトを取る」というゴールに向かって進むワンステップを、具体的なアクションで書きあらわしたものになっています。このように、アクションと下位アクションを、できるだけ具体的に書き出すようにしてください。それらを全部書き出すことが終わったら、ゴール達成の可能性はかなり高く、おそらく確実なものとなるでしょう。

短期的なゴール：＿＿＿＿＿＿＿＿＿＿＿＿＿＿＿＿＿＿＿＿＿＿＿＿＿＿＿＿

アクションと下位アクション

1. ＿＿＿＿＿＿＿＿＿＿＿＿＿＿＿＿＿＿＿＿＿＿＿＿＿＿＿＿＿＿＿＿＿
   ＿＿＿＿＿＿＿＿＿＿＿＿＿＿＿＿＿＿＿＿＿＿＿＿＿＿＿＿＿＿＿＿＿
   ＿＿＿＿＿＿＿＿＿＿＿＿＿＿＿＿＿＿＿＿＿＿＿＿＿＿＿＿＿＿＿＿＿

2. ＿＿＿＿＿＿＿＿＿＿＿＿＿＿＿＿＿＿＿＿＿＿＿＿＿＿＿＿＿＿＿＿＿
   ＿＿＿＿＿＿＿＿＿＿＿＿＿＿＿＿＿＿＿＿＿＿＿＿＿＿＿＿＿＿＿＿＿
   ＿＿＿＿＿＿＿＿＿＿＿＿＿＿＿＿＿＿＿＿＿＿＿＿＿＿＿＿＿＿＿＿＿

3. ＿＿＿＿＿＿＿＿＿＿＿＿＿＿＿＿＿＿＿＿＿＿＿＿＿＿＿＿＿＿＿＿＿
   ＿＿＿＿＿＿＿＿＿＿＿＿＿＿＿＿＿＿＿＿＿＿＿＿＿＿＿＿＿＿＿＿＿
   ＿＿＿＿＿＿＿＿＿＿＿＿＿＿＿＿＿＿＿＿＿＿＿＿＿＿＿＿＿＿＿＿＿

4. ＿＿＿＿＿＿＿＿＿＿＿＿＿＿＿＿＿＿＿＿＿＿＿＿＿＿＿＿＿＿＿＿＿
   ＿＿＿＿＿＿＿＿＿＿＿＿＿＿＿＿＿＿＿＿＿＿＿＿＿＿＿＿＿＿＿＿＿
   ＿＿＿＿＿＿＿＿＿＿＿＿＿＿＿＿＿＿＿＿＿＿＿＿＿＿＿＿＿＿＿＿＿

5. ＿＿＿＿＿＿＿＿＿＿＿＿＿＿＿＿＿＿＿＿＿＿＿＿＿＿＿＿＿＿＿＿＿
   ＿＿＿＿＿＿＿＿＿＿＿＿＿＿＿＿＿＿＿＿＿＿＿＿＿＿＿＿＿＿＿＿＿
   ＿＿＿＿＿＿＿＿＿＿＿＿＿＿＿＿＿＿＿＿＿＿＿＿＿＿＿＿＿＿＿＿＿

> このリストの中にあるもので、今すぐ（今日）にできるものは、どれですか？　できそうなものに着目するようにしましょう。準備も整っていたら、それ以上にすばらしいことはありません。さぁ、やりましょう、今すぐに！

◆いくつかのバリア

残念ながら、物事は多くの場合、そう単純ではありません（もし単純であったなら、この本は必要ないかもしれません）。バリア（壁）は必ず生じてきます。バリアは、あなたが価値の方向に進むとき、目に見えるはっきりとした壁として立ちはだかることになるでしょう。しかし、バリアに対処していくときに気をつけなくてはならないことがあります。そのバリアは、あなたが今まで避けようとしてきた体験や、あなたがフュージョンしていた思考の形をとってあらわれてくるのです。

つまり、このバリアとは、この本のはじめで検討していたこと、そのものなのです。ここで、再び、そのバリアがあなたの行く手に立ちはだかってくるのです。

さきほど書き出した、今日できる具体的なアクションに焦点を当ててみましょう。その具体的なアクションに対して、心理的な抵抗を感じるものを1つ選んでください。そして、それを以下の空欄に書いてみてください。

_____

_____

_____

今すぐ上記のことをしようとしたとき、腰が引けてしまう心理的なバリアになりそうなものが、何かありましたか？　直面することが難しいような思考、感情、身体感覚、記憶、衝動などを思い浮かべてください。もし、はっきりしないならば、目を閉じて、この行動をしているところを思い浮かべ、バリアを思い起こすような事柄に注意を払ってください。そして、このプロセスを行っているときに回避しないようにしてください！　あなたのマインドが忍び込んできたり、「もう、こんなことなんか、どうだっていいさ！」と思ったり、突然おなかが空いたり、トイレに行きたくなったとしたら、要注意です!!　回避は、いろんな形態をとってやってきます。このプロセスに集中し、以下の空欄にあなたが考えつくバリアを1つずつ書き出してみてください。

1.
2.
3.
4.
5.

さぁ、これでアクションすることに対するバリアとなるかもしれないものが出揃いました。これまで、この本で学んだ方略を思い出してください。脱フュージョン、マインドフルネス、アクセプタンスの方略がありました。もし、あなたのお得意のやり方があるなら、是非それを使ってみてください。この本の前のほうに戻ってみるのも役に立つでしょう。もし、何も思いつかないようなら、この本のはじめのほうに戻って、読み返してみてください。

　ACT アプローチでは、バリアを「乗り越える」ことはしません、「迂回する」こともしません。バリアを「打ち破る」ことすらしません。バリアと「仲良くなる」のです。ACT で回復したクライエントは、それを次のように表現しました。「昔は、痛みから逃げていました。今は、痛みを吸い込んでしまっています」

エクササイズ　予測できるバリア

　価値が示す方向へあなたが歩むときに出くわす可能性のあるバリアを、簡単な短いことばで左側の欄に書いてください。それらのバリアをマインドフルに、脱フュージョンし、アクセプトするための方略を右側の欄に書いてください。

バリア	ACT方略

　バリアを想像上で「吸い込んで」しまうエクササイズもできます。しかし、バリアに取り組むもっとも良い方法は実際にアクションすることです。ここで1つ注意してほしいことがあります。それは、あなたのマインドが「今、選んだ方略はバリアを取り除く方法だ」とささやくことです。しかし、そのバリアが取り除かれることは、まず「ない」と言っていいでしょう。取り除くという考えは、今までの古い考え方です。そうで

はなく、このエクササイズの目的は、あなた自身の利益のために、あなたのアクションを妨害する心理的な問題を、脱フュージョンし、新しい「場所」をつくることなのです。

さまざまな旅のマップたち

　これまでは、単一の価値が示す方向に向かって歩むことを考えてきました。しかし、第12章では10個の異なる価値の領域について検討しました。それぞれの領域で、あなたは1つ以上の価値を書き出したはずです。さらに、これまで検討してきたカテゴリーに当てはまらない価値も思いついたかもしれません。もし、たった1つのことだけに価値を置いたとしたならば、人生はとてもシンプルなものになるでしょう。しかし、実際はそう単純ではありませんし、たくさんの異なる物事に価値を置くことで、人生は充実したダイナミックなものになるのです。もし価値がたくさんあるとしたら、それは、この先にワクワクするような旅が待っている、ということなのです。

　それぞれの旅には、それに対応した異なる地図が必要となります。しかし、物理的な目的地に向かっているわけではないので、同時に多くの異なる旅をすることができます。つまり、異なる領域の異なる価値を同時に追い求めることができますし、そうすべきなのです。このような多様性がなかったら、人生はその豊かさを削がれてしまうでしょう。

　それでは、この章で今までやってきた作業を次の表にまとめてみましょう。

　このフォームを使って、この章のはじめに、あなたが自分の価値とゴールについて集めてきた情報を要約することができます。さらに、価値が指し示す方向に合わせたロードマップを作り出すための手段としても、この章の他の質問に答える手段としても、このフォームを使うことができます。

　このフォームを何枚かコピーし、第12章で考えた価値と見合わせてください。第12章での価値の1つを選び、用紙の一番上の項にそれを書き、全体をもう一度やり直してみてください。こうすることで、あなたが大切にしているさまざまな領域において歩むべき行路が明らかになり、次に踏むべきステップを明確にするための完全な旅のプランが作成されるでしょう。

　別々の価値の示す方向がうまく組み合わされることもあれば、逆にうまくいかないこともあります。そうしたときには、次の曲がり角はどこにするか、自分の人生の方向性をどうしたいかを選択する必要があるのです。あらかじめ用意された答えなどはありません。どういう選択がベストだというアドバイスは誰にもできません。その選択はつねに、あなたのものなのです。あなたが選択するのです。もちろん、それは簡単なことではありません。しかし、自分で、何かを、どれかを選ぶことが必要なのです。

価値フォーム				
価値：_____			
ゴール	アクション	バリア	ACT方略

効果的なアクションのパターンを築きましょう

　本質的には、私たちが苦悩する問題の多くは「セルフコントロール」の問題なのです。ここでの「セルフコントロール」とは、目先の小さな利益と将来の大きな利益を天秤にかけたとき、後者を選び取ることを意味しています。人は、回避とフュージョンによって、将来の大きな利益を犠牲にして、目先の小さな利益を優先するようなパターンを選択する場合があります。しかし、あなたが価値の示す方向に歩みはじめていくにつれて、このような近視眼的なアクションのパターンが減り、大きな利益をもたらす効果的なアクションのパターンがだんだんと増えていくでしょう。

　動物をモデルとした基礎研究によれば、大局的で全体的な行動パターンがしっかりできあがれば、近視眼的で衝動的な行動が少なくなります。あなたの利益を最大化するために、この実験的行動分析による研究成果を役立てることが可能です。ここでは、大局的なアクションのパターンを築いていく方法と、それを実行するときに生じるバリアについて検討していきましょう。

◆あなたが築いていく大局的なアクションのパターンに対して実行責任をもちましょう

　人生には「タイム！（待った！）」はありません。リハーサルもありません。あなたは、いつ、いかなる瞬間も、自分の行動パターンをつねに築いているものなのです。知らず知らずのうちに、自分の行動パターンが築き上げられている、ということを認識するようになれば、あなたに利益をもたらす大局的な行動パターンも確立されやすくなるでしょう。

　たとえば、あなたは「自分の健康にもっと気をつけたい」と思っているとしましょう。体重を減らし、食事のバランスを保ち、運動しようと計画したとします。1週間に2回、毎回1時間はジムに通う、酒や嗜好品を1カ月間控える、そして、食事の記録を取って1日の摂取カロリーを1800 kcal以下にすると決めました。

　1週目はうまくいきました……。「このまま頑張っていくぞ」と誓いました。しかし、2週目に入り、誓いは破られはじめます。飲み会でハシゴ酒をし、まだ運動はしておらず（もう木曜日になったというのに）、2日間の食事記録を取り忘れてしまったので、何キロカロリーを食べたのかを「勘（カン）算」（「換算」ではなく……）することしかできません。

　あなたはイライラしてきます。「（またもや）失敗かぁ」という気持ちになっていき「ギブアップしちゃおうかなぁ」と考えている自分がいます。

　「これ以上、うまくやれるのかなぁ？」「あんた、できるの？」「そもそも、できないことなんじゃないの？」といった感じで、自分のマインドがよりネガティブな内容で埋

め尽くされていきます。

　これは別のレベルから見れば、単なる行動パターンなのです。

- コミットメントを誓う→そのコミットメントを破る

　昔から、あなたのパターンは、こうだったでしょう。そして、それが中断の原因のひとつなのかもしれません。しかし、他のパターンも見え隠れしています。

- コミットメントを誓う→そのコミットメントを破る→コミットメントそれ自体をやめる

もしくは

- コミットメントを誓う→そのコミットメントを破る→コミットメント自体をやめる→やめてしまったことに罪悪感を覚える

もしくは、さらに

- コミットメントを誓う→そのコミットメントを破る→コミットメント自体をやめる→やめてしまったことに罪悪感を覚える→コミットメントするのが怖くなる→コミットメントを回避する

　この行動パターンは、まだしっかりとできあがったものではないかもしれません。しかし、この行動パターンが固定したものになってしまうのも、あるいはそうならないのも「あなたの行動（アクション）」次第です。それ以外の何も関係しません。行動パターンができあがって固定してしまったとき、そうなってしまった理由づけをし、正当化することもパターンの一部なのです。正当化し、そして正当化したことに対して罪悪感を覚えることも、同様です。

　このような状態のときは、あなたのマインドから一歩離れてみましょう。そして、パターンが確立される様子を眺めてみましょう。もし今、それが確立されつつあるのならば、あなたの行動を通じて、あなたが望む方向に再び確立することができます。もし、今、確立されつつある行動パターンについて、違う形であってほしいのなら、今までと違う行動をしなければなりません。もし「コミットメントをする→そのコミットメントを破る」ことが、あなたの昔からのパターンで、今もまたコミットメントを破ってしまったのなら、今が絶好のチャンスです。今までと違うパターンを創り出すチャンスが到

来したのです！

コミットメントを誓う→コミットメントを破る→コミットメントを守る

　このパターンが一度できたならば「コミットメントを破る」のスペースを狭くしていくことができます。「**コミットメントを誓う**→コミットメントを破る→**コミットメントを守る**→**コミットメントを誓う**→コミットメントを破る→**コミットメントを守る**」のような感じです。こうして「コミットメントを破る」ことを徐々に（雑草を摘み取っていくように）除去していくことができます。そのすべてを取り除いてしまえることはないでしょうが（雑草のすべてを摘み尽くすことができないように）、未来の遠いゴールを達成することが強められるのです。

　行動パターンを築いていくプロセスには、自分の行動パターンそれ自体に気づくことや、自分の利益にもっともかなう、より大局的な行動パターンを築いていくことに対して「実行責任（応じることができること；responsibility）」をもつことも含まれます。あなたは、上記のような自分の行動パターンに気づいたときに罪悪感を覚えることがあるでしょう。もしそうなら、今ここで、効果的で、より大局的な行動パターンを新しく築くためには、その罪悪感の「役割」を変化させる必要があります。そのため、まず、その罪悪感を認め、次に、その「役割」を変化させることに対して実行責任をもつ（応じることができる）ことが、あなたに求められているのです。また、自分自身に自信がもてないときも、その自信のなさを自覚し、その「役割」を変化させることに実行責任（応じることができる）が求められます。コミットメントしても破ってしまうかもしれないという心配のためにコミットメントをすることに臆病になってしまうときも、その自覚と、その変化に対する実行責任（応じることができる）が求められます。自信がありすぎるときも、同じことが求められます。自分がすごくうまくやれるとホラを吹いているときも、同じです。そして、何もかもが面倒に思えたときも、同じことなのです。

　良くも悪くも、自分のした（する）ことは、自分自身に返ってくるのです。おわかり？　（今の言い方が尊大に聞こえてしまったのなら、お詫びいたします。申し訳ございません……おっと、これも同じ行動パターン！）

◆あなたの利益にならない柔軟性を欠いたアクションのパターンを崩しましょう

　回避、認知的フュージョン、そして概念化された自己などの最大の問題は、それらが相互に影響し合って、凝り固まり、柔軟性のない行動パターンに発展していくことにあります。言外の意味を想定しないで字義どおりに理解する、あらゆることに対して何らかの理由づけをする、感情のコントロールをしようとするといった文脈や状況は、ユビキタスなもの、つまり生活のいたるところにあるものです。それは、言語コミュニティ（私たちがつねに取り囲まれている言語主導の世界）では、言語が必要でないときでさ

え、つねに言語を使うことを推奨しているからです。言語が使われる文脈や状況がユビキタスなものであるために（いたるところにあるために）、それに影響された行動もどこにでもあることになります。あなたの言語マシーンは、ライフ（人生や生活）を隅から隅まで占領しはじめているのです。

おそらく、読みはじめたころに、この本がわかりにくく感じられたのは、

あなたの習慣的な言語パターンを崩そう

としていたからなのです。つまり、この本では、ほとんどの人が、ほとんどの時間、遵守している言語ゲームのルール（そのルールは流動的で顕在化しないものです）に挑戦してきたからなのです。

新しいものを生じさせるには、古いものを崩さなければなりません。ACTのクライエントの中には、これを「逆向きのコンパス」と呼ぶ人がいます。ある習慣や癖が「北」を向いているなら、それは「南」に向かうときだと考えるようにするのです。第10章のエクスポージャーのエクササイズ（「『今、この瞬間』をアクセプタンスする」）を思い出してみましょう。そこでは「あなたのマインドができない」と言ったことを逆に積極的に行ってみることをしました。たとえば、通りがかりの人に「今は、何月ですか？」と聞いてみることをしました。これは、この逆向きのコンパスのことだったのです。

大きく、古く、柔軟性を欠いたパターンを崩すときが、あなたにとって必要な新しいパターンを確立するチャンスなのです。新しいパターンは、それ自体が一貫した固いものになることもあります（たとえば、あなたのコミットメントを守るのに役立つものは一貫性のあるもののほうがうまくいきます）。逆に、柔軟性のあるものが必要なら、柔軟性のあるパターンも（簡単ではありませんが）作り出すことができます。

パターンを壊していきましょう

いくつかの「パターン破壊」ゲームの例を挙げてみましょう。

あなたは、飲み会に行くと、いつもお酒を１、２杯飲んでいたとしましょう。酒乱というわけではありませんが、「他人がいる場ではお酒を飲んで気分を盛り上げないと、人と気楽に接することができない」というパターンをあなたは持っているとします。その一方で「人とかかわるのは好きではないという感情をもたないようにしよう」という言語的なパターンも持っているとします。そして、この２つのパターンを変えたいと考えています。しかし、それらを一挙に変化させるような、より大きなパターンを身につけるには、いろいろなコストがかかるということもわかっています。このような状況だとしたら、あなたはどうしますか？　おそらく、まず、そのような大きなパターンを、あなたが理解している範囲の小さな課題に分解するでしょう。次に、それにひとつひとつ取り組むことによって、それを扱えるようにしていくのではないでしょうか？

では、次の飲み会で、お酒をまったく飲まずに参加してみませんか？　冗談半分に、ちょっと試してみませんか？　社交という車輪のための潤滑油であるアルコールを飲まなかったら、どんな感じになるのかということを試してみるのも、また「乙」なものかもしれません。隅っこの席に行ってひとりにならないで、初対面の人としっかり向き合って、実のある会話をしてみては？　当たり障りのないことばかりではなく、ちょっとプライベートなことも言ってみては？　こうしたちょっとした、いつもと違うことをしてみると、お酒という「杖」がなくても大丈夫だし、コストだって何てことはない小さいものであったということに気づくでしょう。
　人と一緒にいるときに「自分を良く見せる」とか「正しくある」ことをしたがることに気づいたとしましょう。表面的には、こうした努力は、何の負担もないように見えます。しかし、これは「自分が小さい人間だと感じないようにする」という、より大きな行動パターンの一部なのです。言い換えれば、「小さい人間だという思いが恐ろしく、人からそう見られないようにする」という大きな行動パターンがあるのです。そうならば、あなたが作るべき新しい大きなパターンは「自分が実際に小さいという考えをアクセプトする」ということです。このことに気づいたら、意図的に社会的な不快を生じさせるようなことを（その目的のためだけに）やってみてもよいでしょう。
　たとえば、左右の違う靴下を履いてみてください。でも、そのことについて誰にも話さないでください。まったく化粧をしないか、逆にわざと派手な化粧をして外出してみてください。センスのないジョークをわざと言って、その説明はしないでください。自分が知っている事実を故意に間違えて言って、本気で信じているふりをしてください。友人に自分の恥ずかしい話をしてください。支払いを全部小銭でしてみてください。安い日用品（たとえば制汗スプレーなど）を買って、そして返品してください。
　なぜ、こんなことをするのか、わかりますか？　もちろん、そのゴールはアホやマヌケになることではありません。パターンを一旦壊すことで、新しい行動が可能となるからなのです。あなたが大切にしている人生の中に、いつの間にか「箱」ができあがり、その箱からあなたが出られなくなっています。そして、その箱こそがあなたが作り上げた柔軟性を欠いたパターンなのだと気がつきます。ここでのゴールは、そんな箱のような大きな行動パターンに向き合うことなのです。
　たとえば、制汗スプレーを返品することができたら、今までしたいと思っていたけれど、できなかった行動もしやすくなっているでしょう。たとえば、知らない家のドアをノックして、地震災害被災者のために募金をお願いしやすくなるでしょう（ただし、それがあなたのゴールや価値とリンクする「アクション」のリストの上位にある場合に限ります）。あるいは、旅先で出会った人に電話をかけてデートに誘うことなどが、しやすくなるはずです（ただし、それがあなたのゴールや価値とリンクする「アクション」のリストの上位にある場合に限ります）。
　役に立たない大きな行動パターンを壊す方法のひとつに、まったく新しいことを規則

的にすることがあります。絵を描いたことがないのならば、絵画教室に通いましょう。ダンスを習うのもよいです。カラオケバーで歌う、地域の青年団に加わる、料理教室に通う、日曜大工をはじめる、詩を書く、日記をはじめる、などなど……。これは、「自分がとにかく何もしないこと」という状態が、失敗を回避するための大きな行動パターンの一部であるときにとくに有用です。

「失敗するのが恥ずかしいので、乾杯の音頭をとることはしない」ということは、表面的には、とても納得のいく理由であり、音頭をとらなくても何ら問題はないように思えます。そもそも、乾杯の音頭をとることなど、そうそう機会があるわけではなく、やりたい人にやらせておけば、それでよいのです。しかし、そうすることが、大きな行動パターンに「栄養」を与えているとしたらどうでしょう？　もし、それが「小さい人間だという思いを恐れて避けてしまう」という大きな行動パターンの一部だとしたら、こうした些細な選択によって、あなたは自分を箱の中に閉じ込めてしまうことになるのです。「概念化した自己」（たとえば「自分は、とにかく社交的なことをするのが上手じゃない」や「自分はひどい心配性だ」）に栄養を与えてしまい、あなた自身がもっている生きる力を狭めてしまっているのです（概念化した自己についての考察は、第7章参照）。もし、そうならば、今こそ、そのようなパターンを壊すことによって、概念化した自己を「亡き者にする」ときなのです。ACT が「その日ごとに（その日の）自分自身を亡き者とせよ」とアドバイスしているのは、その意味においてなのです。

以上の例で明確にしてきたのは、言語が助長するような大きな行動パターンの中で「鍵となるもの」でした。それらは、体験の回避、認知的フュージョン、そして概念化した自己への固執などです。こうした行動パターンを引き起こしてしまう出来事が生じているにもかかわらず、それとは違う何かをあなたがしたならば、あなたは心理的柔軟性をさらに高めていることになります。当然といえば当然なことなのですが、これこそが ACT の究極的なゴールなのです。つまり、あなたがそうしたいと願う大きな行動パターンに、自分自身の行動を創造的にフィットさせていく能力を援助していくことです。別のことばで言えば、この本の究極的なゴールは「心理的な解放」なのです。あなたの人生は、あなたのマインドが「こうしたほうがいいよ」と言うものから、どのくらい多く影響を受けていますか？（あなたが「そうであってほしい」と望んでいるものからではなく）

第10章の「『今、この瞬間』をアクセプタンスする」エクササイズに戻ってみてもよいでしょう。全項目について終わっていないのなら、今がそうする良いときでしょう。また、取り掛からなければいけないリストがあるのなら、今がまさにはじめるときでしょう。

◆あなたがそう言ったから……（「言行一致」を確立・維持する）

自分の利益に役立つ大きな行動パターンを確立することに実行責任をもち（応じるこ

とができ)、そうでない行動パターンを壊していこうとしているとき、その2つに共通する「中核的なもの」から目を離してはいけません。ここで、重要となるのは、

あなたは「『する (つもりだ)』と言ったこと」をすることができますか？
(あなたは「言行一致」できますか？)

ということです。「言行一致」という行動パターンをしっかり確立しておくことは、何よりも重要なことなのです。「自分がそう言ったから」というそれだけの理由で、小さなコミットメントを守り続けることにつねに取り組むということは良いアイディアです。以下に、その理由を説明していきましょう。

自分がすると言ったことをあなたができないのなら、価値に沿った大きな行動パターンを確立することもできるはずはありません。また、あなたが「自分がすると言ったことをする」という行動パターンそれ自体に、自分で何かの制限を加えてしまったら、危うさはより深刻なものになります。つまり、あなたのマインドが、何が価値で、何が価値でないのかについて混乱させることを言い出したら、どうなるでしょう？「これは、価値があまりなさそうだから言行一致しなくてもいいかなぁ」とか「それには、言行一致するほどの価値があるのかなぁ」などと、価値があるものと価値がないものとのギャップについて、あれこれ考えはじめてしまうでしょう。コミットメントをしたにもかかわらず、それがあまり重要ではないかもしれないと考え直し、何が大切か再考しはじめたとしたら、コミットメントを果たすまで、その行動のパターンを維持することができないでしょう。

価値があるものと価値がないものとのギャップについて考えなくてすむ良い方法は「自分がそうすると言ったから」というだけの理由で、それを実行するのを選択することです。人類の歴史のある時期においては「自分がそうすると言ったからする」というのは当たり前のことでしたし、道徳的な修練と捉えられていました。現在でも、どこかの部活動 (特に運動部) や宗教団体において行われています。たとえば、宗教団体なら、早寝早起きをする、嗜好品は食べない、断食をする、滝に打たれる、写経をするなどが挙げられるでしょう。それらは「自分がそうすると言ったからする (言行一致)」という理由のためだけに行われることがあるのです。

こうしたコミットメントは、具体的で客観性があり、かつタイムリミットが設定されるべきです。具体的で客観的である必要性については、今さら言うまでもないでしょう。ここでは、タイムリミットの設定が必要な理由を述べたいと思います。その理由は、適当なところで終わらせることにしてしまうと、あなたのマインドが「もう十分やったから、この辺りで、終わりにしようよ」とささやくからなのです。つまり、結果的にコミットメントが破られることになり、マインドの僕(しもべ)に逆戻りすることになるのです。

以上のような理由で、コミットメントはあまり重要でないものからはじめるのがよい

でしょう（そうすれば、重要さに固執してしまうことから脱フュージョンすることができます）。ここで重要なのは、ライフ（生活や人生）の中に、コミットメントの遵守（言行一致すること）が有用であるということを、より多く、事実として組み込んでいくことなのです。そして、この言行一致というものも、繰り返し練習して、確立していくという以外に近道はありません。

　しかし、この言行一致というパターンは、確立するだけではなく、維持していかなければなりません。コミットメントを守ること（言行一致）が、とても難しいこともあるでしょう。でも、安心してください。そもそも、それは難しいものなのです。もし、この言行一致というパターンが簡単なものなら、もっと簡単に確立や維持することができていますから。実は、それが難しいのは、コミットメントを守らないという昔からの強いパターンがあるからなのです。あるいは「守らなければ、自分の身に災いが起こる」ときにだけ、それを守るという強いパターンがあるからなのです。そうであれば、なおのこと、この言行一致というパターンを維持することに努力していく必要があるのです。

◆「まだ取り組めていない」という焦りや罪悪感を脱フュージョンしましょう

　有益でない自分の行動パターンのすべてに、一挙に取り組んでいこうとすることは、誰にもできません。ひとつひとつ取り組んでいくしかないのです。しかし、「ひとつひとつ取り組んでいくこと」と「後になって問題となる柔軟性を欠いた新しいパターンを生み出してしまうこと」との間には、雲泥の差があります。たとえば、あなたに不安や不眠の問題があり、それを取り除くために、時々薬を使ったり、飲酒したりするとしましょう。そうしたとしても、あなたが、体験の回避を減らすように努め、薬や酒の役割を理解している限り、害は起こらないでしょう。

　しかし、薬や酒を使うことが「例外」とフュージョンしてしまうと危険です。「不安時の頓服薬はお守り。不安が強いときは特別。薬がなければやっていけない。薬を飲むことが後々どう影響するかまで考えても仕方ない」と言うとき、頓服することがあなたの価値にどう影響するかを無視して、対処法として必要かどうかを先に判断していることになります。このまま先に進み、しばらく経つうちに、不安時の頓服や酒が、実は大きな回避の行動パターンであるとわかったら、どうなるでしょうか？　このようにして確立された認知的フュージョンはとても難しいバリアを生み出していくことでしょう。取り組む準備がまだできていないというものに対しては「すぐに動かず、成り行きを見守る」という柔軟な姿勢をとることのほうがずっと良いのです。

　「もし母がいなくなったら、私はもう壊れてしまう！」や「私は過去の虐待を受けた体験と向き合うなんてできない。思い出したくもない！」のような認知的フュージョンを起こした発言は、あなたにとって有益ではないうえに、危険です。あなたが価値を置く方向に進むことは、あなたの好きなようにしていいということではありません。一度に1つのステップをこなすと考えることのほうが役立ちます。自分の価値を選ぶことが

もっとも大事なことなのです。「役立つものと、そうでないものをあらかじめ見分けておかなければならない」というのは、実現不可能な幻想でしかないのです。また、あなたが直面しているものに対して、ウィリングネスをもてないこともあるでしょう。そんなときは、今のままでよいのです。そうすることによって失われていくものをしっかり見つめてください。そして開かれ、脱フュージョンした状態を保つようにしてみてください。

◆分かち合ってみましょう

人生のおそらくすべてのものは、他人と分かち合うことで、より活き活きとしたものとなっていきます。親密さとは、あなたの価値と脆弱さを大切な人との間で分かち合うことです。もし、あなたが新たなパターンを築き、古いものを壊しているのならば、そのプロセスを他人と分かち合ってください。もし自分が回避していることに気づき、それをやめる準備ができたなら、それを誰かに伝えましょう。それはまるで、あなたが隠れていた暗いほら穴に、光が差したようなものです。誰か一人にでも、自分のしている無益なゲームのことを知られれば、ほら穴に隠れていることが魅力的ではなくなります。新しいコミットメントをしたのなら、それも分かち合ってください。コミットメントが実行力をもったものになります。しかし、他人が新しい何かをしてくれると期待してはいけません。そして、分かち合うことで、あなた自身が行動を起こすという実行責任（応じることができること）から逃れようとしてもいけません。

◆自分の価値に敏感であり続けましょう

大きなパターンを作る一番良い方法は、それに対して敏感であることです。次のワークシートが大いに役立つでしょう。一度に4カ月分の記録を残せるので、あなたが価値の検証作業を行った10領域のそれぞれに対する進展の大きなパターンを見ることができます（この用紙を開発したDavid Chantryが掲載を許可してくれたことに感謝します）。

エクササイズ　価値ある生活

これから数週間の記録をとどめるために、以下のチャートを使って、10の生活領域それぞれが、あなたにとって、どのくらい重要かを評価してください（その評価は、さして変化がないかもしれません）。また、あなたのアクションが、その価値それぞれと、どのくらい一貫していたかを評価してください。毎週、適切な欄に重要度の評価を、たとえば赤のスラッシュ（／）で、そして一貫性の評価を、黒の逆スラッシュ（＼）を入れて、記録してください。

結婚／恋人／親密な対人関係

点数

10																
9																
8																
7																
6																
5																
4																
3																
2																
1																
	1	2	3	4	5	6	7	8	9	10	11	12	13	14	15	16

週

子育て

点数

10																
9																
8																
7																
6																
5																
4																
3																
2																
1																
	1	2	3	4	5	6	7	8	9	10	11	12	13	14	15	16

週

家族関係（「結婚／恋人／親密な対人関係」および「子育て」以外）

点数

10																
9																
8																
7																
6																
5																
4																
3																
2																
1																
	1	2	3	4	5	6	7	8	9	10	11	12	13	14	15	16

週

友人関係／社会的対人関係

点数

10																
9																
8																
7																
6																
5																
4																
3																
2																
1																
	1	2	3	4	5	6	7	8	9	10	11	12	13	14	15	16

週

キャリア／職業

点数

10																
9																
8																
7																
6																
5																
4																
3																
2																
1																
	1	2	3	4	5	6	7	8	9	10	11	12	13	14	15	16

週

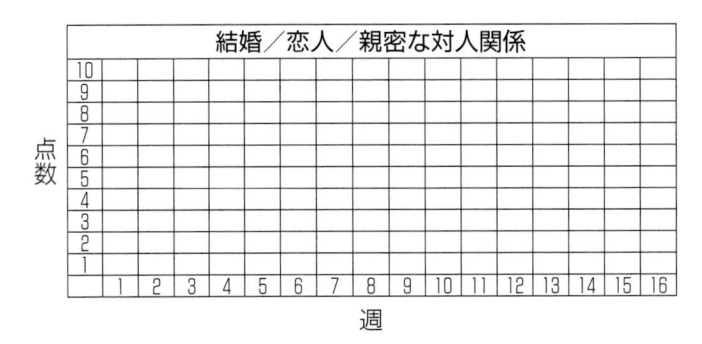

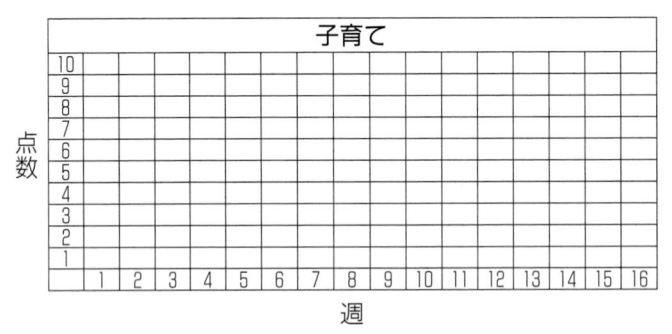

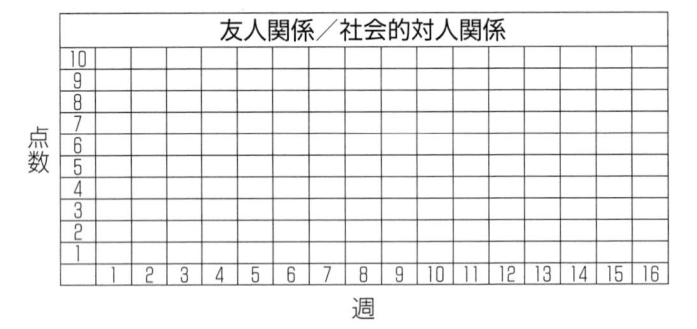

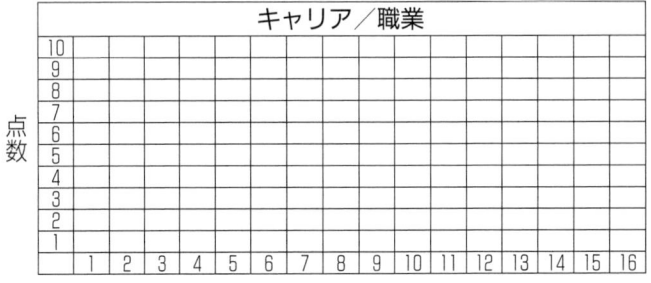

教育／訓練／個人的な成長と進歩

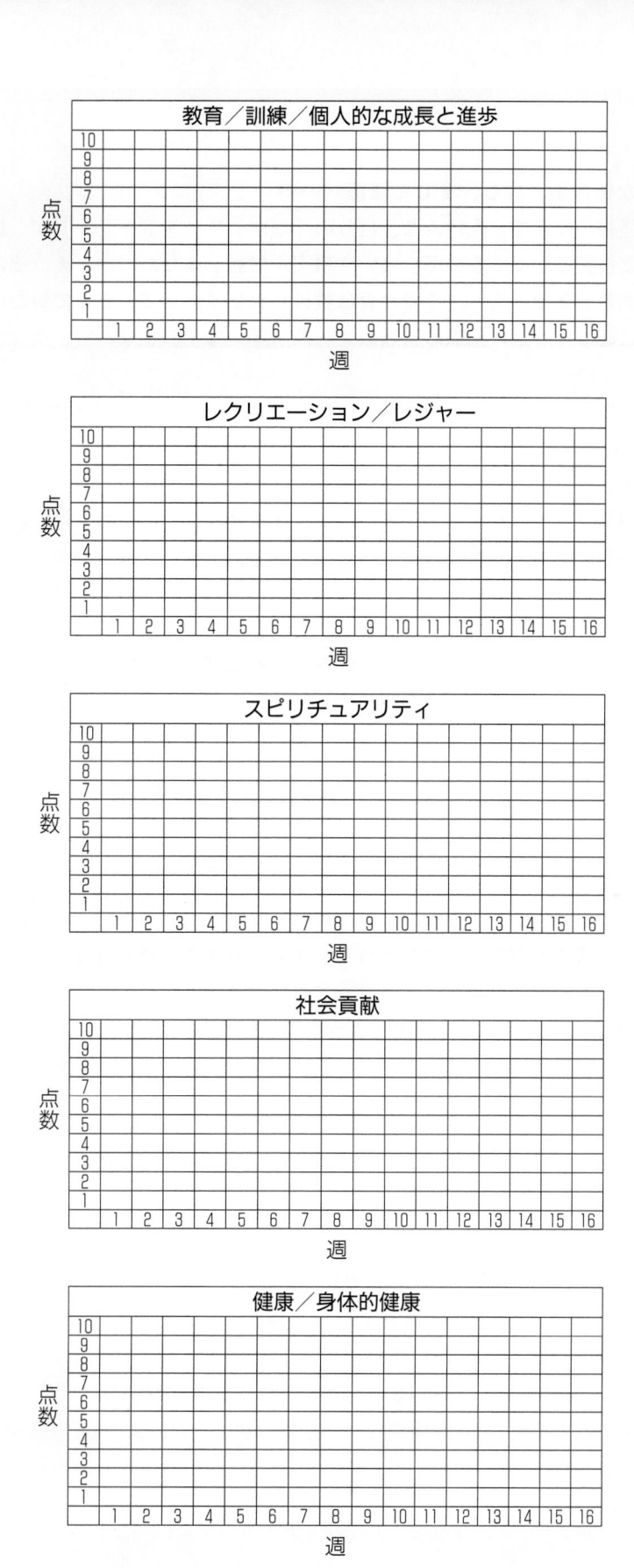

点数（縦軸）：1〜10
週（横軸）：1〜16

レクリエーション／レジャー

点数（縦軸）：1〜10
週（横軸）：1〜16

スピリチュアリティ

点数（縦軸）：1〜10
週（横軸）：1〜16

社会貢献

点数（縦軸）：1〜10
週（横軸）：1〜16

健康／身体的健康

点数（縦軸）：1〜10
週（横軸）：1〜16

◆絶望的な徒労感、許し、そして修復へ……

　この本の最初のほうで、人はみな、自分の「理由」や「ストーリー」が「真」であり続けるために投資をしているのだ、という事実を検討しました。たとえ、その根底に苦痛や限界があるときでさえも、その投資は続けられます。さて、ここで新たに向き合うのは、成長に必ず伴う別の種類の苦痛のソース（源）です。すなわち、それは、

　　　　　今まで時間と機会を浪費してきたことに対する絶望的な徒労感

のことです。

　人間には（残念ながら）マニュアルがついてきません。そのため、ほとんどの人は、ノーマルな心理的プロセスがどのようにしてトラップ（罠）となるかを（一度はトラップにはまることで）身をもって学んでいくことになります。ACTの研究が明らかにしてきたのは、この本で説明してきたプロセスが、あなたの人生を変える強力な原動力にもなりうるということです。しかし、それを体験的に理解していけばいくほどに、今までの人生の悩ましい出来事、心身をボロボロにするようなつらい出来事は、そもそも最初から、そんなに悩んだり、苦しんだりする必要がないものだったという事実にすぐに突き当たることになります。

　　　　　　　　　　　「あぁ、なんてこと……」

　この徒労感が呼び寄せる、新たな「防衛機制」は、とても強力です。極端な場合、それは今までの進歩を台無しにしてしまうことすらあります。それは「こうするより他に、何もできなかったんだ」というストーリーを維持することによって……。たいていの場合、このようなパターンは、人が次のようなことを実感したときに生じます。それは「回避のせいで、認知的フュージョンのせいで、概念化した自己を維持してきてしまったせいで、今までどれほど深く傷ついてきたことか……」ということを実感したときに……。

　　　　　　結婚生活が、明確な理由なく、破綻し、
　　　　　　親権も、明確な理由なく、剥奪され、
　　　　　　親として失格だと、周りから激しく、罵倒され、
　　　　　　やり直す機会は、永遠に、消失。
　　　　　　場合によっては、それを謝罪することすらできない。
　　　　　　なぜなら、謝罪するべき相手はすでに、死亡し、
　　　　　　あるいは、相手はそんな事実がまったくなかったかのように、無関心。

「あぁ、なんてこと……」

　こうした状況こそ、これまで説明してきたプロセスがもっとも必要とされるときなのです。今こそ、あなたがもっている「ありったけ」の優しさと思いやりを自分自身に注ぎ込むのです。苦痛を伴う感情をアクセプトし、自己批判的な思考を脱フュージョンし、あなたの本当の価値に注目することが必要なのです。そのためには、自分に対して優しくなければなりません。そうすれば、苦痛さえも、自己肯定的で、価値に沿った、あなたの新しい人生の行路の一部となることでしょう。自分を責めるようにそそのかす、あなたのマインドからの「お誘い」は、謹んで辞退しましょう。そもそも最初から与えられてもいないマニュアルの中に、何が書いてあろうと、こっちとしても「知ったこっちゃない」ことですから。そして、新しい合理化（防衛機制）とフュージョンすることで、今までのことを自己弁護する必要はありません。あなたは、これまで、できる限りのことをしたのですから。今は、以前よりも、多くのことがわかってきただけのことです。
　多くの場合、成長のプロセスには、今、見てきたような自分に対する「許し」だけでなく、他者に対する「許し」も必要とされます。たとえば、あなたが、まだ本当に小さいときに虐待を受け、それによって引き起こされたネガティブな感情が自分の人生を破壊するほどの力をもってしまったとしましょう。しかし、あなたは、アクセプタンス、脱フュージョン、マインドフルネス、価値に基づいて人生を方向づけるというスキルを学び、実践してきました。ですから、①自分の人生がメチャクチャだと確認することで、虐待者にもっとも責任があると考えようとしてきた、②たとえ虐待を受けた過去があろうとも、価値が示す方向に人生を向けて前に進めていく能力が自分にはある、ということに気づきはじめたことでしょう。
　これはとてもつらいことです。あなたの人生がうまくいってしまえば、虐待者は自分の責任を認めることもなく、あなたの傷の大きさを知って傷つくこともなく、あるいはあなたを傷つけたという事実を知ることすらなく時間が流れていくことになります。まるで、あなたは、虐待者の「フック（留め金）を外して」自由にしてあげた（受けるべき報いから無罪放免してあげた）ように思えるでしょう。たとえば、あなたを虐待してきた親が、あなたの新たな変化を知って「ほら、私はそんなに悪いことをしてきたわけではないでしょう」と考えるかもしれません。「あぁ、なんてこと……」
　けれども、その「フック」は、自分自身を先に留めていたのです……その後で、あなたのマインドが、虐待者のほうにも「フック」をかけていたのです。ということは、翻って、虐待者の「フック」を外し、その人を自由にすることは、自分もその「フック」から自由になることを意味するのです。それは「自分の受けてきた仕打ちは正しいことだったのだ」と捉えるべきだという意味ではありません。そうではなくて「前に進み、自分がもっとも興味があるものに尽力すべきだ」という意味なのです。
　「許し（forgiveness）」ということばの語源は「以前に起こったことを与える」とい

うものです。「許し」とは、本当はあなた自身への贈り物（gift）なのです。「情けは人の為ならず」という諺(ことわざ)にあるように、情けは相手のためではなく、あなたのためにかけるものなのです。

　こうしたプロセスが深まっていくと、おそらく今までとは逆の状況に直面することもあるでしょう。回避や認知的フュージョンが、いかに他人への破壊的なアクションに向かわせるか、ということに気づくようになるでしょう。これまであなたは、自分本位の正義を振り回していた、あるいは誠実さを欠いていたかもしれません。自分が愛する人たちから距離を置いていた、あるいはそばに寄り添ってこなかったかもしれません。あなたの抱える恐怖心のために、子どもたちは本来受けるべき愛情を受け損なってきたかもしれません。あなたの依存的傾向のために、雇い主は仕事に見合った給料よりも多く支払っていたかもしれません。

　「許し」という「コインの裏側」は「責任（応じることができること）」です。自分の破壊的なパターンを発見したときに、責任をとるということは、過去の騒ぎをきちんと整理しようとし、できるところから系統的に修復していくことを意味します。このステップを飛ばして、あなたが価値を置く方向に向かって進んでいこうとするのなら、結局空しさだけが残るでしょう。

誰のライフですか？（再び）

　人生とは、厳しいものです。人生はまた、いろいろなことが起こります。つまるところ、あなたの人生は、あなたが選んでいくものなのです。マインドという言語マシーンが支配的な力をもってしまうと、あなたの人生は一方向にしか進まなくなります。逆に、マインドが、数ある情報源のうちの１つにすぎないときには、あなたのライフ（人生や生活）はいろいろな方向に進むことができます。選択すること自体は、必ずしも簡単なことではありません。しかし、選択することができるということは、なんともすばらしいことだと思いませんか？

これは、あなたのライフなのです。
言語マシーンの人生なんかではありません。
たとえ（いや、もちろん）マインドのヤツが
あなたに何と言おうとも……
あなたのライフ！

おわりに
ライフの海へ！

　自分自身の問題の核心に直面するとき、あなたは次の頁の図が示すような分岐点にいます。右手には、コントロールと回避の古い道があります。第11章のバスの比喩（ひゆ）を思い出してください。バスの運転手はあなたで、乗客たちは「あなたのマインドが語りかける、さまざまなネガティブな内容」です。そして、その図にある右の道は、そのネガティブな乗客たちが、運転手であるあなたに行かせたい道です。それは、論理的で、理由づけがあり、敏感で、言語的な道です。あなたのマインドは、危険、リスク、そして脆（もろ）さについて、ペチャクチャとしゃべり、そして対処方法として回避を勧めるでしょう。

　あなたは、今まで何度も何度も、この回避という道を選択してきました。そうしてきたことは、あなたの落ち度ではありません。どんな理性的な人でも、そのような選択をしてしまうものです。しかし、今のあなたには、その選択が、効果がなく、しかも生きる意欲を奪い取るような道だとわかっています。

　確かに、そうしてきたことは、あなたの落ち度ではありません。しかし、その「責任」はあなたにあります。ライフ（人生や生活）は、あなたを傷つけるかもしれないし、これからも、実際に傷つけることもあるでしょう。あなたを傷つける何かについて、あなたは選ぶことができません。それは、とにかく「訪れる」ものだからです。交通事故に遭い、身体的な苦痛を味わうことになるかもしれません。病気になり、何らかの障害をもつようになるかもしれません。誰かの死があなたに喪失感をもたらすかもしれません。しかし、そんなどうしようもない運命に対しても、あなたはそれに反応することができる（「応じる-ことが-できる」＝責任）のです。

　あなたのライフ（人生・生活）で起こったことは、あなたが実際にしてきたさまざまなアクションによって生じたものです。そして、ライフに影響を与えるようなアクションのほとんどについて、この本の中で検討してきました。ですから、他の誰でもない、あなたが、次のどちらを選ぶのかを決めるだけなのです。

　　　　　　　　回避する　―　アクセプトする
　　　　　　　フュージョンする　―　脱フュージョンする

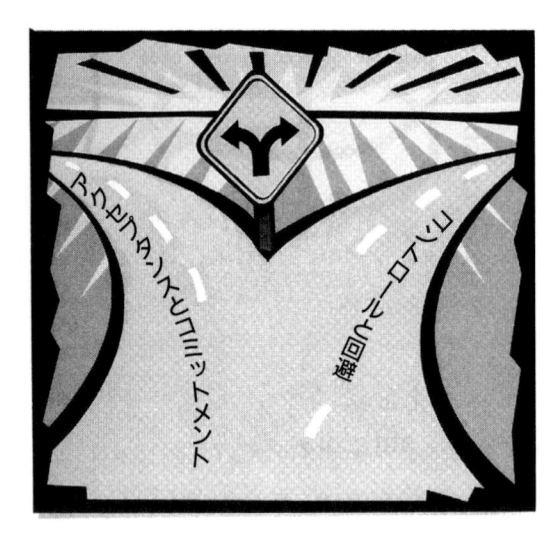

図 14.1：重大な分岐点

　　　マインドの中で生きる　ー　「今、この瞬間」を生きる
　　　概念化した自己を生きる　ー　観察者としての自己を生きる

　どちらを選ぶにしても、あなた以外の誰にも、あなたの価値を選択することはできません。選ぶのは〈あなた〉なのです。
　あなたの行く手には大切な分岐点があります。左右のどちらを行くか、あなたが決めなければなりません。左の人通りの少ない道は、アクセプタンス、マインドフルネス、脱フュージョン、そしてあなたが本当に大切にしている価値、という道です。この道の先は、脆くて、崩れやすく、リスクを伴っています。しかし、その道には、今までとは違う「何か」があります。
　この2つの道が行き着く先はとても対照的です。一方の道が問題へと続く道で、もう一方がそうではない、ということではありません。一方が苦痛へと続く道で、もう一方がそうではない、ということでもありません。どちらも、問題へつながり、苦痛へつながっているのです。右の道が行き着く問題は昔からある馴染みのものです。左の道は新しく、冒険的なものですらあります。右の道の苦痛は、死ぬことよりもつらく、息がつまるようなものです。左の苦痛は、苦くて甘い、まさに人間らしいものなのです。
　分岐点を見下ろしている自分を想像してみてください。高いところから見れば、目の前にある分岐点（つまり、この選択）は、もっと大きな選択全体のごく一部であることがわかります。そして、あなたは今、まさに分岐点にさしかかり、どちらかに一歩を踏み出そうとしているのです。左に行けば、アクセプタンスとコミットメントのサイクルに、右に行けば、コントロールと回避のサイクルに入っていくことになります。その2

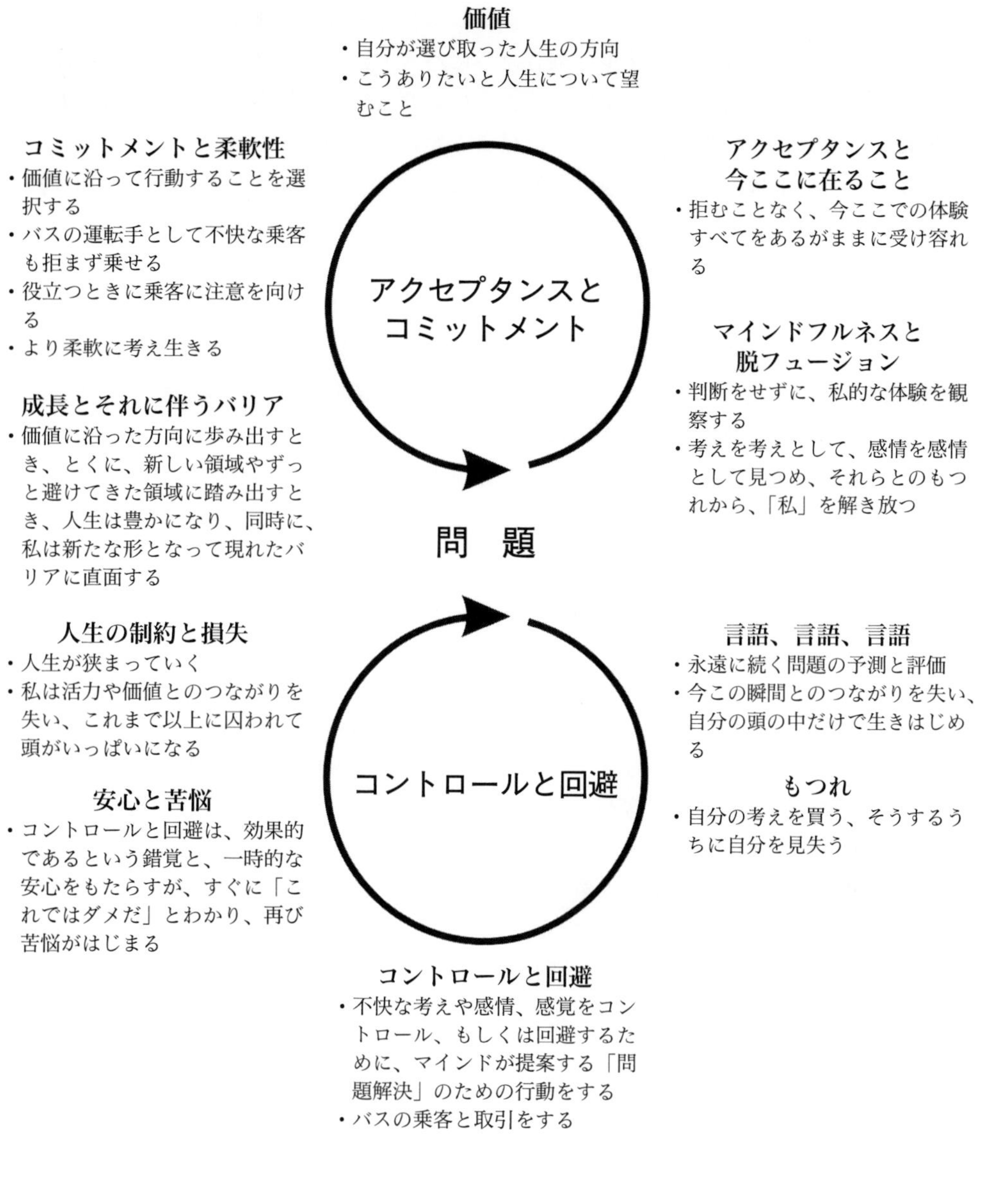

おわりに：ライフの海へ！　313

価値
・自分が選び取った人生の方向
・こうありたいと人生について望むこと

コミットメントと柔軟性
・価値に沿って行動することを選択する
・バスの運転手として不快な乗客も拒まず乗せる
・役立つときに乗客に注意を向ける
・より柔軟に考え生きる

成長とそれに伴うバリア
・価値に沿った方向に歩み出すとき、とくに、新しい領域やずっと避けてきた領域に踏み出すとき、人生は豊かになり、同時に、私は新たな形となって現れたバリアに直面する

人生の制約と損失
・人生が狭まっていく
・私は活力や価値とのつながりを失い、これまで以上に囚われて頭がいっぱいになる

安心と苦悩
・コントロールと回避は、効果的であるという錯覚と、一時的な安心をもたらすが、すぐに「これではダメだ」とわかり、再び苦悩がはじまる

アクセプタンスと今ここに在ること
・拒むことなく、今ここでの体験すべてをあるがままに受け容れる

マインドフルネスと脱フュージョン
・判断をせずに、私的な体験を観察する
・考えを考えとして、感情を感情として見つめ、それらとのもつれから、「私」を解き放つ

言語、言語、言語
・永遠に続く問題の予測と評価
・今この瞬間とのつながりを失い、自分の頭の中だけで生きはじめる

もつれ
・自分の考えを買う、そうするうちに自分を見失う

（中央）アクセプタンスとコミットメント　→　問　題　→　コントロールと回避

コントロールと回避
・不快な考えや感情、感覚をコントロール、もしくは回避するために、マインドが提案する「問題解決」のための行動をする
・バスの乗客と取引をする

図 14.2：アクセプタンスのサイクルと回避のサイクル

つのサイクルを図 14.2 に示します。
　もし、コントロールと回避のサイクルを選択したとしたら、どうなるでしょう？　ライフは、あなたのマインドからの「ささやき」に埋め尽くされ支配されることになります。あなたは、ことばによる物事に対する予測と評価に囚(とら)われるようになります。今までずっと、そうしてきて、結果的には良い結果は得られないことがわかっていたとして

も、マインドが言うとおりに、あなたは行動しはじめてしまいます。あなたが運転していた「人生のバス」は、メンタルな乗客たちにバス・ジャックされてしまい、どんどんと「コントロールと回避」に進んでいくようになります。しばらくの間、それでも気分が楽になります。少なくとも、行く手は見えるわけですから。

　しかし、この道は、以前にも何度も通ったことがあり、そのたびになんとか通り抜けてきました。けれども、遅かれ早かれ、あなたはスタート地点に戻ってきてしまいます。以前にスタート地点に着いたときと、何も変わっていないようですが、あなたは前よりも弱っています。ライフがほんの少し小さくなっています。時がかなり過ぎたのに、あなたのライフはまだ何もはじまっていないかのようです。なんとかしなくてはならない問題は相変わらず残っています。そして、相も変わらず同じ問題にかかわっているのに、それは小さくなるどころか、さらに大きくなっています。

　このサイクルがいつまで続いていくのでしょうか？　これまで戦ってきた問題を考えてみてください。いつからはじまりましたか？　この問題が、これからの5年間も、これまでの5年間と同じだったら、どうしますか？　これから、10年間も同じだったら……。

　では、逆に、アクセプタンスとコミットメントのサイクルを選択したとしたら、どうなるでしょう？　その展開は、まったく違ったものになります。マインドのおしゃべりが続いているのは同じです。しかし、おしゃべりの内容には囚われなくなります。あなた（自覚的なバスの運転手）と、マインド（運んでいる乗客）との区別はしっかりついています。他のマインドの乗客が、新たに乗り込んできても、大丈夫。実際に、乗車拒否をせずに、アクセプトします。ただし、脱フュージョンするのです。そして、道路に目を向け、あなたが本当に価値を置いているものとつながっていこうとします。あなたは、その価値が示す方向に運転していきます。その結果、あなたのライフは少し成長し、少し活き活きとして、柔軟性のある「しなやかな」ものになっていきます。

　とはいえ、あなたが成長していったとしても、再び問題にぶちあたることもあるでしょう。そうだとしても、そのなじみのある古い問題は、以前とまったく同じということはありません。少し違っているはずです。しかし、その問題は、新しく、おそらくハードルがさらに高くなったようにも見えるでしょう。たとえば、恋愛の方向に向かうとしたら、以前なら単に疎外感だけを感じていた12月24日に今度は実際に傷つくことにもなるかもしれません。その日にデートできるかどうかは事実としてはっきりしますから。仕事に貢献するという方向に向かうとしたら、以前なら自分が部外者、あるいは無用者であると感じないようにしてきただけだったのに、今度は具体的にうまく仕事をこなすことができるかどうかということが気になるようになります。このように、場合によっては、新しい問題が、古い問題よりも、何か恐ろしいものであるように見えることもあります。とくに、それが新しく、より強いもののように感じる場合、あなたのマインドは「あなたはひどい間違いを犯したのだ！」と恐怖で叫び声をあげることでしょう。そ

価値に沿った柔軟で
活き活きした人生

アクセプタンスとコミットメントのスパイラル

コントロールと回避のスパイラル

問　題

苦悩に縛られ狭く
凝り固まった人生

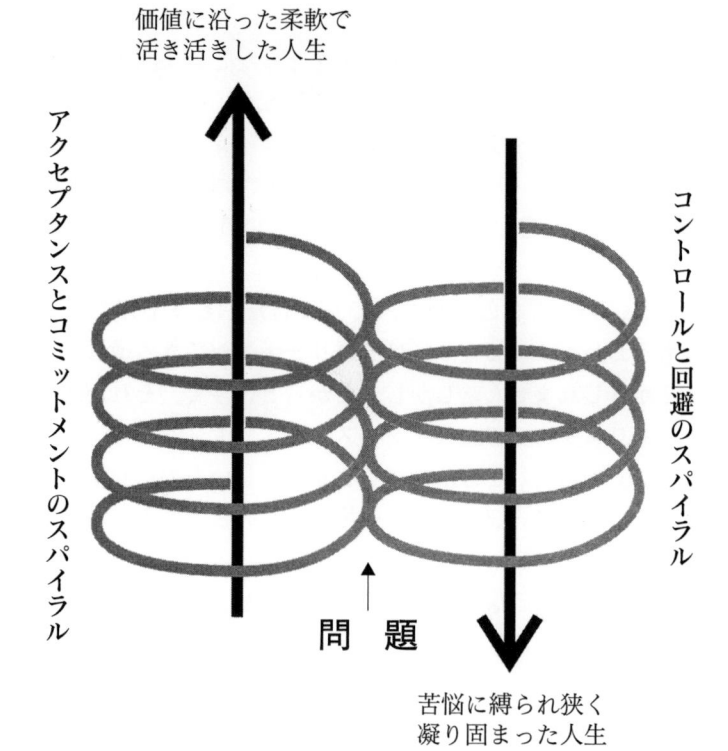

図14.3：活き活きとした人生と狭く凝り固まった人生の2つのスパイラル

して、あなたは、その叫び声に、たじろいでしまうかもしれません。

「振り出し」に戻る……また分岐点に戻ってしまいました。

はい。それでは、もう一度、最初から……

　たとえ、あなたがいつも左のスパイラルを選んでも、人生は決して簡単にはなりません。しかし、活き活きとしたものにはなります。進歩はつねに起こっています。ちょうど、図14.3のようなものです。アクセプタンスとコミットメントのサイクルの中で人生のバスを走らせ続ければ、あなたは新しい方向へと動いていくことになるでしょう。図14.2の円のように見えるサイクルは、実はスパイラル（らせん）だったのです。問題はこれからも起こります。それも大きな問題です。問題は絶えず起こります。けれども、進歩もつねに起こっています。価値に沿った柔軟で活き活きとしたライフを生きるのです。逆に、右の道を選んだときも、あなたはスパイラルの中にいます。しかし、それは狭く、苦悩に縛られ、柔軟とは言えないライフを下向きにスパイラルし、落ちてい

きます。

　アクセプタンスとコミットメントのサイクルをとったとき、問題の存在や、おそらくその頻度や強度は、もう一方の道と変わらないでしょう。いや、大きいときすらあるかもしれません。左回りのスパイラルでは、あなたはマインドから抜け出し、ライフに入るのです。あなたは傷つき、そして、生きていくのです。一方、右回りのスパイラル（つまり、コントロールと回避）では、人間の苦悩という精神的な戦争の沼に沈んでいきます。

　これまであなたは、いつも右の道をとってきました。もう十分ではありませんか？ その先の結果はもうおわかりでしょう。はっきりと予測ができる道は、とても「安全」な選択肢に見えるかもしれません。しかし、だからといって、それがあなたを痛めつけることに変わりはありません。アクセプタンスとコミットメントは、どこへたどり着くのかわかりません。その目新しさは、それをより恐ろしいものにしますが、同時により活き活きとしたものにもしています。次の引用が、このことをよく示しています。

> 　コミットメントするまでは、ためらい続け、チャンスは消え、やることなすこと、いつも無駄になっていた。イニシアティブ（自ら進んでアクションすること）にかかわるすべての行動について考えていくと、１つの基本的な真実に突き当たる。これを知らないがゆえに、数えきれないほど多くのアイディアが消え、終わりのない計画が消えていくのだ――「人がはっきりとコミットメントした瞬間に、神の摂理も動く」。それまでは、決して起こりえなかったありとあらゆることが、その人を助けるために生じる。その決断から、さまざまな出来事がはじまり、流れとなり、川となる。誰も夢に見なかったような出来事や出会い、物質的な援助が予想できないかたちで、その決断を支えるためにあらわれる。あなたにできること、あるいは夢見ていることがあれば、今すぐはじめなさい！　向こう見ずな大胆さは、天才であり、力であり、魔法なのだ。さあ、今すぐはじめなさい。
> 　　　　　　　　　　　　　――マーレー（1951）、一部ゲーテの文章を引用*

---

*訳注）マーレーとは、William Hutchinson Murray（1913-1996）のこと。登山家。『スコットランド・ヒマラヤ探検隊』（1951）の著者。／ゲーテとは、Johann Wolfgang von Goethe（1749-1832）のこと。ドイツの詩人、劇作家、小説家、科学者、哲学者、政治家。

ライフとは、選択なのです。

ここでの選択は
苦痛を
もつか、
もたないか、
ではありません。

ここでの選択は
価値と意義のあるライフを
生きるか、
生きないか、
なのです。

あなたは、もう十分に悩んできたのですから……

さぁ！
マインドという沼から抜け出し
ライフという海へと漕ぎ出しましょう。
マインドの沼から
ライフの海へ！

付録

ACTの背景にある価値とデータ

　ACTは、実証的臨床心理学の一部であり、行動療法から発している。それゆえ、ACTの開発者は、①技法に関する科学的評価、②技法開発を促し、技法の有効性を説明する原理と理論の発展に対するコミットメントを堅持している。本書は一般向けに書かれたものであるが、この付録によって読者や専門家がより科学的な資料にふれる機会を作りたい。科学に対するコミットメントをACTの開発者がどのようにして維持しているかを理解していただければ幸いである。

▶理論と基本原則

　本書のいくつかの箇所で、関係フレーム理論（RFT）[22]と呼ばれる人の言語・認知的プロセスの性質に関する包括的な基礎研究がACTの基礎であることを言及した。私たちはこの研究成果が利用しやすくなるようにできるかぎりの努力をしてきた。この理論は一般向けの本で説明するにはあまりに専門的かつ広範囲で、難解である。RFTに関する研究論文はすぐに100を超えるだろう。研究方法やコンセプトは複雑であり、専門家にとっても難解である。さらに、この理論は行動分析学の一部であり、自然主義的かつ文脈主義的な哲学的基盤をもっている。そのため、一般的な素人心理学に慣れ親しんだ人から見れば、まるで外国語のように見えるだろう（たとえ日本語に翻訳されたとしても）。

　本書では、この問題に対処するために、この理論の発展のために使われてきた行動分析学の用語とは全く異なった日常言語で研究結果を説明するようにした。たとえば、「恣意的に適応可能で、派生的に生じた関係づけ反応というレパートリー」の代わりに「マインド」や「精神的プロセス」と表記した。専門的に正確な用語は一般の方には意味不明であり、そのような用語を使えば、本書が解読不能になると考えたからである。科学的な文脈では私たちは異なる書き方をしたであろう。しかし、私たちは「重要なのは使われること」と信じている。ACTを生み出し、支えている科学的伝統からみれば学術用語として不適切であったとしても、より効果的だと考えられることばを使うようにした。

　本書のどの文でも学術的な説明は可能である。少なくとも私たちはそうできると信じている。行動科学の同僚たちがそれを望むならば、いつでも翻訳をする準備はできてい

る。同様に学術的な文献もすでに数多く出版されている（文献 21 を参照）。私たちのアプローチの弱点は（行動主義の同僚の中には驚く人があるという事実以外に）、本書が基にしている科学的根拠が薄弱なものに見えたり、言語や認知の機能に関する「常識的な」理解に基づいているように見えたりすることである。この分野について深く知りたいと考える科学者には、そのような誤解は生じないと信じている。RFT に関する文献は ACBS（Association for Contextual and Behavioral Science）のホームページから入手できる（http://contextualpsychology.org/）。

　同様に RFT に基づく、そして ACT の基盤となる臨床理論（精神病理学と変化のプロセスの理論）も科学的根拠に基づく。ACT の研究者は体験の回避と認知的フュージョンの影響について広汎に研究してきた。理論の別の側面（さまざまな自己に関する捉え方、今ここでの瞬間、価値、心理的柔軟性、マインドフルネス、などなど）もまた研究テーマとして注目を集めてきた。これまでのところ、データは理論を支持しており、また、媒介要因の分析（理論が治療に成功する鍵であるとしているプロセスによって ACT の臨床的成果が得られているのかどうかを調べる分析）も、同様に支持している[25]。この研究プログラムは始まってまだ日が浅く、はっきりした結論を得るには将来のデータを待たなければならない。しかし、大筋において人間の問題に関するこの分析は科学的な支持を得ていることは明らかだと言える。関連する研究論文は、上記の ACBS のホームページから入手できる。

▶治療のアウトカム

　良い臨床成果を出せないのであれば治療の意味はない。ACT の本[27]が初版されてから数年経ち、ACT の成果研究は急増した。最近、書かれた ACT に関する成果研究のレビューは、今では遅れたものになっている（文献 25、26 参照）。

　臨床研究の科学者は ACT のような技術の影響をさまざまな方法で調べる。これらの中でもっとも重要な研究は無作為化比較試験（randomized controlled trial；RCT）と統制された時系列分析である。今のところ、ACT に関するこうした統制研究の数は 20 を超えている。これらのほとんどが心理学の専門雑誌に掲載されている。

　今までのところ、すべての研究が ACT のプラスの効果を支持している。私たちの知る限り、変化のプロセスを調べるようにデザインされた研究のすべてが ACT の基盤理論をある程度まで支持している。また、ACT と実証的根拠をもつ他の確立された治療法とを比較した研究もいくつか行われている。

　これまでのところ、公開された比較研究のほとんどすべてが、ACT は他の有効な治療法と同等か、いくつかの研究ではより優れた効果をもつとしている。不安やストレス、強迫性障害や強迫スペクトラム障害、うつ、喫煙、薬物乱用、スティグマ、偏見、慢性疼痛、新しい手法の学習意欲や能力、精神病に対する対処、糖尿病の疾病管理、癌やて

んかんに対する対処、従業員の燃え尽き症候群、などの分野について肯定的な統制研究がある。現在のエビデンスについてもっと知りたい方は、ACBSのホームページを見ていただきたい。

　こうしたデータの領域が広範にわたっているという事実自体が、私たちが本書を広い対象に向けて投げかけた理由のひとつである。ACTの根底をなす理論は、人間の言語プロセスの核心を対象にしている。もし、それが正しければ、私たちが対象としているプロセスはすべての人間のあいだで共通するはずである。それゆえ、本書は特定の症候群を対象としないようにした。私たちは、これらのプロセスが何らかの特定の問題に苦しんでいる人だけの問題ではなく、人間一般に関係のある問題だと感じている。

▶本書について

　実証的評価にこだわる科学者にとっては、「治療者-患者」関係という文脈以外の場でも、技法の有用性が証明されていることが重要である。このタイプのセルフヘルプ本は一般的に有用であることが知られている。本書の特定の構成要素のいくつかは、ほぼ本書の中で記されたままの形で有用性が試されている。たとえば、ACTのマテリアル（本書で示したエクササイズとほぼ同じ）から引用したものとほぼ同じ短文を読み上げてオーディオテープに録音したものを聞かせる、研究助手が読み聞かせる、対象者に資料を読み上げるように指示する、などの方法で研究参加者に対する影響を調べた実験がある。

　典型的には、こうした研究は、参加者がさまざまな不快感、たとえば炭酸ガスによって誘発されたパニック発作様症状や極端な冷たさや暑さ、電気ショックなどに耐えられる能力に焦点を当てている。困難あるいは侵入的な認知や臨床的な不安による苦痛に焦点を当てた研究も少数ながら存在する。研究の対象者は、実際の患者である場合もあるし、ノーマルな人の場合もある。

　これまでのところ検討されてきたACTの特定的な構成要素は脱フュージョン、アクセプタンス、マインドフルネス、価値である。技法については、エクササイズ、比喩、理論的な説明などがあり、それらのいくつかは本書でも取り上げている（例；「お茶、お茶、お茶」、「空き缶モンスター」、「流れに漂う葉っぱ」、流砂のメタファー、チャイニーズ・フインガー・トラップのメタファーなど）。したがって、本書の中の少なくともいくつかは、本書で示したとおりに使われる場合において、「治療者-患者」関係以外の場面でも有用であると言って差し支えない。

　この種の研究は、次の論文で見つけることができる。その論文とは、文献14、18、27、36、39、42、58である（その他の文献については、ACBSのホームページのリストを参照のこと）。部分的な検証だけでは、本書の全体の有用性を主張することはできない。そのような主張ができるのは、本書をそのままの形で現実に適用したときの効果

を検証したときだけである。そのような分析も現在、進行中である。それまでの間は、本書が応用されるであろう特定の問題について効果を立証することは不可能である。そのため、序章で述べたように、読者はそれが自分たちに有効かどうか見るためには、自分の体験で試す必要がある。

ACTのセラピー

本書の読者の中には自分を治療してくれるACTセラピストを見つけたいと思う人がいるだろう。確かに本書は1人でできるマニュアルとしても、また専門家による心理療法の一部としても使えるようにデザインされている。数千人以上の治療者が何らかのACTのトレーニングを受けているが、ACTセラピストを網羅したリストは存在していない。そしてACT関係者の間では、硬直化したり、集権化してしまったりすることを恐れて、ACTセラピストの認定をしないことにしている。ACBSのホームページにはACT治療者のリストがある。しかし、ボランティア的なものであり、網羅的ではない。これで不十分ならば、次の方法を試してほしい。

アメリカ行動・認知療法学会（Association for Behavioral and Cognitive Therapies；ABCT）のホームページに行動療法家や認知行動療法家のリストがある。インターネットで検索すれば見つかるだろう。世界中の主要な国のほとんどで同じような団体が同じようなリストを作っている。彼らは実証的証拠を重視するセラピストであるはずだから、私たちがそうであるようにエビデンスに基づいた治療を受けるべきだと思う人にはよいだろう。

ACTは、この研究分野において次第に知られてきているので、ACTについて見聞きしたことのある人もいると思われる。地域のセラピストもしくは地域の大学に所属しているセラピスト（この方がおそらく良いだろう）を見つけてほしい。電話をかけ、ACTもしくは他の「第三世代」あるいは「第三の波」の行動的・認知行動的介入の経験のあるセラピストを知っているかどうか尋ねてみるとよい。これがセラピストを探すのに一番適切な方法だろう。もし誰も知らない場合は、あなたが抱える問題の治療に役立つ他の治療方法やセラピストを見つける方法について助言をもらうとよい。

ACTにおけるトレーニング

本書でACTに出会った専門家の中には、この手法のトレーニングを受けたいと思う方もいるだろう。ACTのトレーニングによって治療者の技術がより効果的なものになるとする統制研究のエビデンスもある[57]。私利私欲からではなく、ACTのトレーニングを受けることを薦めることもできる。トレーニングは独立して行われるワークショップの他に、ABCTなどの行動療法関連の学会や団体で定期的に行われている。ACT/

RETのコミュニティはこの理論と技術の開発をオープンなものにしようと心がけており、私たちもまた一般に利することを第一としている。

　セラピストや治療施設を援助するため、ACBSのホームページでトレーナーのリストとトレーニング資料を公開している。それらは日々充実してきている。行動的なアプローチをする保健衛生の専門家のためのメーリングリストもACTとRFTの双方について用意されている。サイトへのリンクはACBSのホームページを見てほしい。ACTとRFTは日々成長、発展しつつある行動分析学のアプローチである。決してこれらは生易しいものではない。ACTは知的にも個人的にも難しいが、やりがいもあるものである。行動療法の経験がない場合は、ACTはとくに難しいと感じられるだろう。これは誰もがもっている常識的な思い込みとは折り合いが悪く、そして基礎をなす理論や技術についてマスターするのに時間がかかるためである。あなたがACTを学びたいと考える専門家であるならば、より適切な科学的心理学の発展を通じて、人の苦悩を和らげることを使命とした、支持的で、人を分け隔てなく扱う、価値に基づいた科学的なコミュニティへの入口をみつけることができるだろう。

▶専門的な心理的介入の補助としての利用

　本書の各章の構成は、通常のACTの進め方に合わせてある。ACTの進め方には一定の決まりはない。本としての性格上、章立ての順序はあるが、クライエントに対してセラピストが異なった順序で読むように指示したとしても、内容についていけるようになっている。たとえば、価値に関する作業を先に進めたい場合は、価値に関する第11〜13章を先に読んだとしても、おそらく混乱は生じないだろう。クライエントに対しては、理解できない部分は飛ばしてもかまわないと伝えるだけでよいだろう。

2010年10月にACBSの日本支部（ACT Japan：The Japanese Association for Behavioral and Contextual Science）が正式に発足しました。日本語によるACTおよびRFTに関する情報は、ACT Japanのホームページをご参照ください。ホームページのURLは、http://act-japan-acbs.jp/です。

文　献

1) Barks, C. 1997. *The Illuminated Rumi*. New York: Broadway.
2) Barnes-Holmes, Y., D. Barnes-Holmes, and P. Smeets. 2004. Establishing relational responding in accordance with opposite as generalized operant behavior in young children. *International Journal of Psychology and Psychological Therapy* 4:531-558.
3) Barnes-Holmes, Y., S. C. Hayes, and S. Dymond. 2001. Self and self-directed rules. In *Relational Frame Theory: A Post-Skinnerian Account of Human Language and Cognition*, ed. S. C. Hayes, D. Barnes-Holmes, and B. Roche, 119-139. New York: Plenum Press.
4) Begotka, A. M., D. W. Woods, and C. T. Wetterneck. 2004. The relationship between experiential avoidance and the severity of trichotillomania in a nonreferred sample. *Journal of Behavior Therapy and Experimental Psychiatry* 35:17-24.
5) Bond, F. W., and D. Bunce. 2003. The role of acceptance and job control in mental health, job satisfaction, and work performance. *Journal of Applied Psychology* 88:1057-1067.
6) Brown, R. A., C. W. Lejuiz, C. W. Kahler, D. R. Strong, and M. J. Zvolensky. Forthcoming. Distress tolerance and early smoking lapse. *Clinical Psychology Review*.
7) Chiles, J. A., and K. D. Strosahl. 2004. *Clinical Manual for Assessment and Treatment of Suicidal Patients*. Washington, DC: American Psychiatric Association.
8) Cioffi, D., and J. Holloway. 1993. Delayed costs of suppressed pain. *Journal of Personality and Social Psychology* 64:274-282.
9) Dahl, J., K. G. Wilson, C. Luciano, and S. C. Hayes. 2005. *Acceptance and Commitment Therapy and Chronic Pain*. Reno, NV: Context Press.
10) Dahl, J., K. G. Wilson, and A. Nilsson. 2004. Acceptance and Commitment Therapy and the treatment of persons at risk for long-term disability resulting from stress and pain symptoms: A preliminary randomized trial. *Behavior Therapy* 35:785-802.
11) Deikman, A. J. 1982. *The Observing Self: Mysticism and Psychotherapy*. Boston: Beacon Press.
12) Donaldson, E. J., and F. W. Bond. 2004. Psychological acceptance and emotional intelligence in relation to workplace well-being. *British Journal of Guidance and Counselling* 34:187-203.
13) Dugdale, N., and C. F. Lowe. 2000. Testing for symmetry in the conditional discriminations of language trained chimpanzees. *Journal of the Experimental Analysis of Behavior* 73:5-22.
14) Eifert, G. H., and M. Heffner. 2003. The effects of acceptance versus control contexts on avoidance of panic-related symptoms. *Journal of Behavior Therapy and Experimental Psychiatry* 34:293-312.
15) Feldner, M. T., M. J. Zvolensky, G. H. Eifert, and A. P. Spira. 2003. Emotional avoidance: An experimental test of individual differences and response suppression during biological challenge. *Behaviour Research and Therapy* 41:403-411.
16) Gifford, E. V., B. S. Kohlenberg, S. C. Hayes, D. O. Antonuccio, M. M. Piasecki, M. L. Rasmussen-Hall, et al. 2004. Acceptance theory-based treatment for smoking cessation: An initial trial of Acceptance and Commitment Therapy. *Behavior Therapy* 35:689-705.
17) Gregg, J. 2004. Development of an acceptance-based treatment for the self-management of diabetes. Ph.D. diss., University of Nevada, Reno.
18) Gutiérrez, O., C. Luciano, M. Rodríguez, and B. C. Fink. 2004. Comparison between an acceptance-based and a cognitive-control-based protocol for coping with pain. *Behavior Therapy* 35:767-784.
19) Hayes, S. C. 1987. A contextual approach to therapeutic change. In *Psychotherapists in Clinical Practice: Cognitive and Behavioral Perspectives*, ed. N. Jacobson, 327-387. New York: Guilford Press.

20) Hayes, S. C. 2004. Acceptance and Commitment Therapy, Relational Frame Theory, and the third wave of behavior therapy. *Behavior Therapy* 35:639-665.
21) Hayes, S. C., and D. Barnes-Holmes. 2004. Relational operants: Processes and implications. A response to Palmer's review of "Relational Frame Theory." *Journal of the Experimental Analysis of Behavior* 82:213-224.
22) Hayes, S. C., D. Barnes-Holmes, and B. Roche, eds. 2001. *Relational Frame Theory: A Post-Skinnerian Account of Human Language and Cognition*. New York: Plenum Press.
23) Hayes, S. C., R. Bissett, Z. Korn, R. D. Zettle, I. Rosenfarb, L. Cooper, et al. 1999. The impact of acceptance versus control rationales on pain tolerance. *The Psychological Record* 49:33-47.
24) Hayes, S. C., V. M. Follette, and M. Linehan, eds. 2004. *Mindfulness and Acceptance: Expanding the Cognitive Behavioral Tradition*. New York: Guilford Press.
25) Hayes, S. C., J. Luoma, F. Bond, A. Masuda, and J. Lillis. 2006. Acceptance and Commitment Therapy: Model, processes, and outcomes. *Behaviour Research and Therapy*.
26) Hayes, S. C., A. Masuda, R. Bissett, J. Luoma, and L. F. Guerrero. 2004. DBT, FAP, and ACT: How empirically oriented are the new behavior therapy technologies? *Behavior Therapy* 35:35-54.
27) Hayes, S. C., K. D. Strosahl, and K. G. Wilson. 1999. *Acceptance and Commitment Therapy: An Experiential Approach to Behavior Change*. New York: Guilford Press.
28) Hayes, S. C., K. D. Strosahl, K. G. Wilson, R. T. Bissett, J. Pistorello, and D. Toarmino. 2004. Measuring experiential avoidance: A preliminary test of a working model. *The Psychological Record* 54:553-578.
29) Hayes, S. C., K. G. Wilson, E. V. Gifford, V. M. Follette, and K. Strosahl. 1996. Emotional avoidance and behavioral disorders: A functional dimensional approach to diagnosis and treatment. *Journal of Consulting and Clinical Psychology* 64:1152-1168.
30) Karekla, M., J. P. Forsyth, and M. M. Kelly. 2004. Emotional avoidance and panicogenic responding to a biological challenge procedure. *Behavior Therapy* 35:725-746.
31) Kessler, R. C., K. A. McGonagle, S. Zhao, C. B. Nelson, et al. 1994. Lifetime and 12-month prevalence of DSM-III-R psychiatric disorders in the United States: Results from the National Comorbidity Study. *Archives of General Psychiatry* 51:8-19.
32) Kirsch, I., T. J. Moore, A. Scoboria, and S. S. Nicholls. 2002. The emperor's new drugs: An analysis of antidepressant medication data submitted to the U.S. Food and Drug Administration. *Prevention & Treatment* 5 (July 15), http://journals.apa.org/prevention/volume5/pre0050023a.html.
33) Krause, J. 1992. Spinal cord injury and its rehabilitation. *Current Opinion in Neurology and Neurosurgery* 5:669-672.
34) Kreider, R. M., and J. M. Fields. 2001. Number, timing, and duration of marriages and divorces: 1996. *Current Population Reports*. Washington, DC.: U.S. Census Bureau.
35) Langer, E. 1989. *Mindfulness*. Reading, MA: Addison-Wesley.
36) Levitt, J. T., T. A. Brown, S. M. Orsillo, and D. H. Barlow. 2004. The effects of acceptance versus suppression of emotion on subjective and psychophysiological response to carbon dioxide challenge in patients with panic disorder. *Behavior Therapy* 35:747-766.
37) Lipkens, G., S. C. Hayes, and L. J. Hayes. 1993. Longitudinal study of derived stimulus relations in an infant. *Journal of Experimental Child Psychology* 56:201-239.
38) Litman, G. K., J. Stapleton, A. N. Oppenheim, M. Peleg, and P. Jackson. 1984. The relationship between coping behaviors, their effectiveness and alcoholism relapse and survival. *British Journal of Addiction* 79:283-291.
39) Marcks, B. A., and D. W. Woods. 2005. A comparison of thought suppression to an acceptance-based technique in the management of personal intrusive thoughts: A controlled evaluation. *Behaviour Research and Therapy* 43:433-445.

40) Marx, B. P., and D. M. Sloan. Forthcoming (a). Peritraumatic dissociation and experiential avoidance as predictors of posttraumatic stress symptomatology. *Behaviour Research and Therapy*.

41) Marx, B. P., and D. M. Sloan. Forthcoming (b). The role of emotion in the psychological functioning of adult survivors of childhood sexual abuse. *Behavior Therapy*.

42) Masuda, A., S. C. Hayes, C. F. Sackett, and M. P. Twohig. 2004. Cognitive defusion and self-relevant negative thoughts: Examining the impact of a ninety year old technique. *Behaviour Research and Therapy* 42:477-485.

43) McCracken, L. M., K. E. Vowles, and C. Eccleston. 2004. Acceptance of chronic pain: Component analysis and a revised assessment method. *Pain* 107:159-166.

44) Melamed, S., Z. Grosswasser, and M. Stern. 1992. Acceptance of disability, work, involvement and subjective rehabilitation status of traumatic brain-injured (TBI) patients. *Brain Injury* 6:233-243.

45) Mennin, D. S., R. G. Heimberg, C. L. Turk, and D. M. Fresco. 2002. Applying an emotion regulation framework to integrative approaches to generalized anxiety disorder. *Clinical Psychology: Science and Practice* 9:85-90.

46) Murray, W. H. 1951. *The Scottish Himalaya Expedition*. London: J. M. Dent & Sons.

47) *New York Times*. 1993. June 17, p.1.

48) Previti, D., and P. R. Amato. 2004. Is infidelity a cause or a consequence of poor marital quality? *Journal of Social and Personal Relationships* 21:217-230.

49) Purdon, C., and D. A. Clark. 1993. Obsessive intrusive thoughts in nonclinical subjects. Part I. Content and relation with depressive, anxious and obsessional symptoms. *Behaviour Research and Therapy* 31:712-720.

50) Riegal, B. 1993. Contributors to cardiac invalidism after acute myocardial infarction. *Coronary Artery Diseases* 4:215-220.

51) Roemer, L., K. Salters, S. Raffa, and S. M. Orsillo. 2005. Fear and avoidance of internal experiences in GAD: Preliminary tests of a conceptual model. *Cognitive Therapy and Research* 29:71-88.

52) Schwartz, M. S., and N. M. Schwartz. 1995. Problems with relaxation and biofeedback: Assisted relaxation and guidelines for management. In *Biofeedback: A Practitioner's Guide*. 2nd ed. Edited by M. S. Schwartz. New York: Guilford Press.

53) Shoal, G. D., and P. R. Giancola. 2001. Cognition, negative affectivity and substance use in adolescent boys with and without a family history of a substance use disorder. *Journal of Studies on Alcohol* 62:675-686.

54) Sloan, D. M. 2004. Emotion regulation in action: Emotional reactivity in experiential avoidance. *Behaviour Research and Therapy* 42:1257-1270.

55) Streater, S. 2003. Drug found in area fish stirs concern. *Fort Worth Star-Telegram*, October 17.

56) Strosahl, K. 1994. Entering the new frontier of managed mental health care: Gold mines and land mines. *Cognitive and Behavioral Practice* 1:5-23.

57) Strosahl, K. D., S. C. Hayes, J. Bergan, and P. Romano. 1998. Does field-based training in behavior therapy improve clinical effectiveness? Evidence from the Acceptance and Commitment Therapy training project. *Behavior Therapy* 29:35-64.

58) Takahashi, M., T. Muto, M. Tada, and M. Sugiyama. 2002. Acceptance rationale and increasing pain tolerance: Acceptance-based and FEAR-based practice. *Japanese Journal of Behavior Therapy* 28:35-46.

59) Teasdale, J. D., R. G. Moore, H. Hayhurst, M. Pope, S. Williams, and Z. V. Segal. 2002. Metacognitive awareness and prevention of relapse in depression: Empirical evidence. *Journal of Consulting and Clinical Psychology* 70:275-287.

60) Wegner, D. M. 1994. Ironic processes of mental control. *Psychological Review* 101:34-52.

61) Wegner, D. M., M. Ansfield, and D. Pilloff. 1998. The putt and the pendulum: Ironic effects of the mental control of action. *Psychological Science* 9:196-199.

62) Wenzlaff, R. M., and D. M. Wegner. 2000. Thought suppression. *Annual Review of Psychology* 51:59-91.

著者

Steven C. Hayes, Ph.D.（スティーブン・C・ヘイズ）
所属・役職：ネバダ大学リノ校心理学科臨床心理学専攻 教授（Foundation Professor）
経歴（最終学歴）：1977 年 ウエスト・ヴァージニア州立大学大学院臨床心理学科実験心理学（学習）専攻修了　博士（臨床心理学）／元・行動認知療法学会（Association for Behavioral and Cognitive Therapies：ABCT）会長ほか
専門：アクセプタンス＆コミットメント・セラピー、関係フレーム理論および言語・認知に関する行動分析学
主な著書：
Hayes, S.C., Barnes-Holmes, D., & Roche, B.（2001）. Relational Frame Theory：A Post-Skinnerian Account of Human Language and Cognition. New York：Kluwer Academic/Plenum Publishers.
Hayes, S.C., Strosahl, K., & Wilson, K.G.（1999）. Acceptance and Commitment Therapy：An Experimental Approach to Behavior Change. New York：Guilford Press.
関連 URL：http://www.unr.edu/psych/faculty/shayes.html

Spencer Smith（スペンサー・スミス）
カリフォルニア州サンタクローザを拠点に活動する著述家・編集者。『メモリー・ドクター 楽しく学べる物忘れ防止トレーニング』（星和書店、2006 年）の共著者

訳者

武藤 崇(むとう たかし)
所属・役職：同志社大学心理学部 教授、公認心理師・臨床心理士
経歴（最終学歴）：1998 年 筑波大学大学院博士課程心身障害学研究科修了　博士（心身障害学）
ネバダ大学リノ校客員教授として、S・C・ヘイズ博士の研究室に所属（2007〜2008 年）
専門：応用行動分析学（臨床行動分析）

原井宏明(はらい ひろあき)
所属・役職：原井クリニック 院長、精神科専門医、精神保健指定医
経歴（最終学歴）：1984 年 岐阜大学医学部医学科卒業
専門：物質依存、気分障害、不安障害の治療、行動療法、EBM、精神症状評価、薬効評価、動機づけ面接

吉岡昌子(よしおか まさこ)
所属・役職：愛知大学文学部 准教授
経歴（最終学歴）：2007 年 立命館大学大学院文学研究科博士課程修了　博士（文学）
専門：応用行動分析学

岡嶋美代(おかじま みよ)
所属・役職：東京 TBC 代表、TBC センター東京 心理療法士
経歴（最終学歴）：2004 年 熊本大学大学院医学研究科医科学専攻修士課程修了
専門：不安障害の行動療法、臨床催眠、遺伝カウンセリングにおける認知行動療法

ACT(アクセプタンス&コミットメントセラピー)をはじめる
2010年12月6日　初版第1刷発行
2025年1月17日　初版第5刷発行

著　者　スティーブン・C・ヘイズ、スペンサー・スミス
訳　者　武藤　崇、原井宏明、吉岡昌子、岡嶋美代
発行者　石澤雄司
発行所　㈱星和書店
　　　　〒168-0074　東京都杉並区上高井戸1-2-5
　　　　電話　03(3329)0031(営業部)／(3329)0033(編集部)
　　　　FAX　03(5374)7186
　　　　http://www.seiwa-pb.co.jp

印刷・製本　株式会社 光邦

Printed in Japan　　　　　　　　　　　　　　　　ISBN978-4-7911-0755-1

・本書に掲載する著作物の複製権・翻訳権・上映権・譲渡権・公衆送信権(送信可能化権を含む)は
　(株)星和書店が管理する権利です。
・JCOPY 〈(社)出版者著作権管理機構 委託出版物〉
　本書の無断複製は著作権法上での例外を除き禁じられています。複製される場合は，そのつど事前に
　(社)出版者著作権管理機構(電話 03-5244-5088, FAX 03-5244-5089, e-mail：info@jcopy.or.jp)
　の許諾を得てください。

アクセプタンス&コミットメント・セラピー（ACT）第2版
マインドフルな変化のためのプロセスと実践

S・C・ヘイズ，K・D・ストローサル，K・G・ウィルソン 著
武藤 崇，三田村仰，大月 友 監訳
A5判　640p　定価：本体4,800円＋税

1999年にヘイズらによりACTに関する初めての書が出版された。2012年に大幅に内容が改訂された第2版が出版。本書は、その第2版の翻訳である。ACTの神髄を体得できる基本マニュアルである。

ACT（アクセプタンス&コミットメント・セラピー）をまなぶ
セラピストのための機能的な臨床スキル・トレーニング・マニュアル

J・B・ルオマ，S・C・ヘイズ，R・D・ウォルサー 著
熊野宏昭，高橋 史，武藤 崇 監訳
A5判　628p　定価：本体3,500円＋税

本書は、ACTの基礎を学ぶのに欠かせないワークブックである。豊富な事例を含む解説や実践エクササイズで、ACT臨床家として必要な姿勢や技法を身につけることができる。

ACT（アクセプタンス&コミットメント・セラピー）を実践する
機能的なケース・フォーミュレーションにもとづく臨床行動分析的アプローチ

P・A・バッハ，D・J・モラン 著
武藤 崇，吉岡昌子，石川健介，熊野宏昭 監訳
A5判　568p　定価：本体4,500円＋税

アクセプタンス&コミットメント・セラピーを実施する上で必要となるケース・フォミュレーションを主として解説。また、行動を見るための新鮮な方法も紹介。

発行：星和書店　http://www.seiwa-pb.co.jp

教えて！ ラス・ハリス先生
ACT（アクセプタンス＆コミットメント・セラピー）がわかるQ&A
セラピストのためのつまずきポイントガイド

ラス・ハリス 著　武藤 崇 監修
大屋藍子，茂本由紀，嶋 大樹 監訳
A5判　360p　定価：本体3,500円＋税

ACT（アクセプタンス＆コミットメント・セラピー）のトレーナーとして著名なラス・ハリスが、ACTを実践するセラピストのために、つまずきがちな問題への解決法を150のQ&Aで鮮やかに回答した。

よくわかるACT〈改訂第2版〉
（アクセプタンス＆コミットメント・セラピー）
明日から使えるACT入門

上巻　A5判　336p　定価：本体3,300円＋税
下巻　A5判　320p　定価：本体3,200円＋税

ラス・ハリス 著　S・C・ヘイズ 序文
武藤 崇，嶋 大樹，坂野朝子 監訳

より明快に、より実践的に！　ACT初学者、実践家に贈る書。

使いこなすACT（アクセプタンス＆コミットメント・セラピー）
セラピーの行き詰まりからの抜け出しかた

ラス・ハリス 著　武藤 崇 監修
三田村仰，酒井美枝，大屋藍子 監訳
A5判　264p　定価：本体2,800円＋税

ACT実践家のために、セラピーの行き詰まりから抜け出す方略を示した臨床家向けガイドブック。初心者だけでなくすべてのセラピストが行き詰まりから解き放たれ、ACTをうまく使いこなし、効果的にセラピーを行うために。

発行：星和書店　http://www.seiwa-pb.co.jp

マインドフルネスそしてACT(アクト)へ
二十一世紀の自分探しプロジェクト

熊野宏昭 著
四六判　164p　定価：本体1,600円＋税

「ACT＝アクセプタンス＆コミットメント・セラピー」と、マインドフルネスという2600年前にブッダが提唱した心の持ち方を結びつけながら、今を生きるためのヒントを探る。

セラピストが10代のあなたにすすめるACT(アクト)ワークブック
悩める人がイキイキ生きるための自分のトリセツ

J・V・チャロッキ, L・ヘイズ, A・ベイリー 訳　S・C・ヘイズ 序文
武藤 崇 監修　大月 友, 石津憲一郎, 下田芳幸 監訳
A5判　216p　定価：本体1,700円＋税

最新の科学的な心理療法 ACT に基づいて、心理的な苦悩に対処し、自分らしい価値ある人生を生きるためのスキルを教える。若い人向けに分かりやすく解説され、楽しい練習課題が満載のワークブック。

10代のための人見知りと社交不安のワークブック
人付き合いの自信をつけるための認知行動療法とACT(アクト)の技法

ジェニファー・シャノン 著　ダグ・シャノン イラスト
C・A・パデスキー 序文　小原圭司 訳
B5判　136p　定価：本体1,200円＋税

認知行動療法やアクセプタンス＆コミットメント・セラピーを基礎にしたトレーニングで、人見知りや社交不安を克服。豊富なイラストや事例、エクササイズは、10代の若者向けに工夫されている。

発行：星和書店　http://www.seiwa-pb.co.jp